Ganzheitliche Heilkunde für Körper, Geist und Seele

Gesundheit und Wohlbefinden bis ins hohe Lebensalter

von

Dirk Ohlsen
(Heilpraktiker – München)

Ohlsen, Dirk:
Ganzheitliche Heilkunde für Körper, Geist und Seele
München, September 2009
Zweite, überarbeitete Auflage: Januar 2010

Wichtiger Hinweis für den Leser

Zweck der in diesem Buch angebotenen Informationen ist unter anderem, bestimmte Behandlungsalternativen bei unerklärbaren oder chronischen Erkrankungen aufzuzeigen. Ziel ist es auch, bestehende medizinische Denkmodelle zu hinterfragen und diese um neue Erkenntnisse zu erweitern. Das Buch ist alleine zu Informationszwecken bestimmt und ersetzt daher keine Behandlung von Krankheiten durch Therapeuten und Ärzte. Es entbindet den Leser keinesfalls von der Verpflichtung, selbst die Verantwortung für seine Gesundheit zu übernehmen und diese Informationenen konstruktiv kritisch zu prüfen. Viele der aufgezeigten Therapieoptionen beruhen auf Erfahrungen des Autors und sind im derzeitigen Medizinbetrieb noch relativ unbekannt.

Der Verfasser übernimmt keinerlei Gewähr für die Richtigkeit, Vollständigkeit oder Qualität der bereitgestellten Informationen. Haftungsansprüche gegen den Verfasser, die sich auf Schäden materieller oder ideeller Art beziehen, welche durch die Nutzung oder Nichtnutzung der dargebotenen Informationen bzw. durch die Nutzung fehlerhafter oder unvollständiger Informationen verursacht wurden, sind grundsätzlich ausgeschlossen, sofern kein vorsätzliches oder grob fahrlässiges Verschulden vorliegt. Für Schäden oder Unannehmlichkeiten, die durch eine Eigendiagnose, den Gebrauch oder Missbrauch dieser Informationen entstehen, kann der Verfasser nicht zur Verantwortung gezogen werden. Die dargestellten Patientenfälle dienen der Verdeutlichung von Sachverhalten und stellen insofern keine eigenständige Werbeaussage dar.

Der Einfachheit halber wurde durchweg die männliche Form anstatt schwerfälliger Formulierungen wie „er/sie“ oder „man“ gewählt. Der Verfasser versichert an dieser Stelle, dass dieser Begriff jederzeit auch in seiner weiblichen Form gemeint ist. Frauen und Männer sind somit immer gleichrangig angesprochen.

Bibliographische Information der Deutschen Bibliothek
Die Deutsche Bibliothek verzeichnet diese Publikation in der Deutschen Nationalbibliographie; detaillierte bibliographische Daten sind im Internet unter http://dnb.ddb.de abrufbar.

Umschlaggestaltung: Juliane Dabs – Design und Fotografie
www.julianedabs.com

ISBN 978-3-940445-78-0

Das ist der größte Fehler
bei der Behandlung von Krankheiten,
dass es Ärzte für den Körper
und Ärzte für die Seele gibt,
wo beides doch nicht getrennt werden kann.

Platon

Wohin du auch gehst,
geh mit deinem ganzen Herzen.

Konfuzius

Inhalt

Vorwort

Mit dem vorliegenden Buch werden Ansätze und Ideen aufgezeigt werden, wie vor allem bei chronischen Erkrankungen Hilfe für Betroffene geleistet und vielleicht eine vollständige Heilung erreicht werden kann. Hierbei betone ich ausdrücklich, dass es sich hauptsächlich um meine persönlichen Schlussfolgerungen handelt, zu denen ich aufgrund zahlreicher Erfahrungen im Laufe meines Lebens gekommen bin. Wenn Sie, als Leser, mit einigen meiner Argumente nicht einverstanden sind, dann ist das vollkommen in Ordnung und wünschenswert. Jeder einzelne Leser soll zu seiner eigenen, individuellen Bewertung kommen, nachdem er die vielfältigen Informationen gelesen und interpretiert hat.

Ich habe als Autor und Heilpraktiker – wie jeder andere Mensch auch – eine rein subjektive Wahrnehmung der Realität. Deshalb kenne ich nicht die ganze "Wahrheit". Aus den unterschiedlichen Auffassungen verschiedener Menschen dürfte am Ende ein vollständigeres Weltbild entstehen, als ein Einzelner es jemals beschreiben könnte. Da jeder Mensch ein Individuum ist, dürften bestimmte Bereiche des Buches mal mehr und mal weniger interessant wirken. Im Mittelpunkt stehen Krankheitsbilder, welche mit den herkömmlichen schulmedizinischen Methoden lediglich symptomatisch behandelt werden können und deren Ursache unbekannt erscheint. Ich konzentriere mich besonders auf neuere Ansätze der Muskel-/Schmerztherapie und die Therapiekonzepte einer energetischen Medizin, welche die Macht des Unterbewusstseins als körperliche Steuerungszentrale mit einbeziehen. Auf wirksame naturheilkundliche Verfahren, wie sie bevorzugt Heilpraktiker häufig einsetzen, werde ich trotz ihrer unbestrittenen Wirksamkeit im Rahmen dieses Buches nicht tiefer eingehen.

In den nachfolgenden Kapiteln wurden zur besseren Darstellung und Erklärung Dinge getrennt, die an sich untrennbar miteinander verbunden sind. Die Aufteilung, die hier vorgenommen wurde, ist die Beschreibung sowohl einer körperlichen, einer geistig-emotionalen und einer spirituellen Ebene. Dies sollte beim Lesen der verschiedenen Teilbereiche berücksichtigt werden. Jede dieser Ebenen wird immer gleichzeitig die anderen beiden Bereiche mit beeinflussen. Sofern bestimmte Dinge als zu einseitig dargestellt erscheinen, so bitte ich um Verständnis, dass es dann scheinbar genau diese Erfahrungen sind, die ich tendenziell in meinem Leben anziehe. Vielleicht ein wenig mit einem Radio vergleichbar, bei dem eine bestimmte Empfangsfrequenz eingestellt wird.

Seit über 20 Jahren beobachte ich leidenschaftlich die Faszination der Natur des menschlichen Lebens. Hierbei liegt der Schwerpunkt auf chronischen Erkrankungen und insbesondere deren Ausheilung. Die Schulmedizin als System spezialisiert sich immer weiter und wirkt immer tiefer auf körperliche Prozesse ein – und verliert dabei manchmal das große Ganze etwas aus den Augen. Deshalb hat der in diesem Buch aufgezeigte therapeutische Ansatz seine besondere Heilkraft darin, den Menschen in seiner Ganzheit und mit seinen wirklichen Bedürfnissen zu betrachten. Hierbei interessiert besonders, was dem Auftreten einer Befindlichkeitsstörung überhaupt erst die Grundlage bereitet. Nicht in allen Fällen ist hier die Verantwortung alleine beim Betroffenen zu suchen. Manchmal wird auch das soziale Umfeld miteinzubeziehen sein.

Vieles, was hier beschrieben wird, kommt ursprünglich aus meiner eigenen Lebenserfahrung. Zudem gibt es zahlreiche Aspekte, die mir persönlich oder durch Bücher von anderen Therapeuten und Lehrer vermittelt wurden. Zu diesem Kreis gehören selbstverständlich auch die Patienten, über deren körperliche und emotionale Reaktionen bei der Behandlung nutzbringende Weisheit entstand. An dieser Stelle möchte ich mich daher bei allen Personen bedanken, die mich in der Vergangenheit mit ihren Worten und Taten bei meinem persönlichen Wachstum unterstützt haben. Im Bereich der Heilkunde gilt dieser Dank in besonderem Maße der Inspiration, die in den letzten Jahren vom britischen Therapeuten Malcolm S. Southwood ausging, mit dem ich einige Zeit intensiv zusammen arbeitete. Ohne ihn hätte ich wohl einige meiner heutigen Therapieansätze nie in der Praxis umgesetzt. Er konnte mit seiner rund 25-jährigen Therapeutenerfahrung anschaulich darlegen, wie einfach es zuweilen sein kann, mittels eines neueren medizinischen Weltbildes zahlreichen chronischen Erkrankungen die Grundlage zu entziehen.

Alle Therapieansätze, die in diesem Buch erwähnt werden, konnte ich in der Praxis an Patientenfällen hilfreich anwenden. Die dahinter stehenden theoretischen Erklärungsmodelle dürften jedoch immer noch unvollständig sein. Daher wünsche ich mir, dass diese zukünftig von anderen Menschen noch weiter entwickelt und bestätigt werden. Auf einzelne Krankheitsbilder wird in diesem Buch nicht detailliert eingegangen. Vielmehr ist mein Anliegen, möglichst allgemein aufzuzeigen, welche Einflüsse das Immunsystem und körperliche Vorgänge so verändern können, dass nachfolgend Krankheitssymptome entstehen. Dies schließt den Bereich der psychosomatischen Erkrankungen mit ein.

Der Anfangsteil dieses Buches wendet sich mit vielen Informationen besonders an das logisch-rationale Bewusstsein des Lesers, um einige traditionelle Denkmodelle der Medizin grundsätzlich in Frage zu stellen. In vielen Bereichen werde ich aufzeigen, dass die Wissenschaft hier in den letzten Jahren große Fortschritte gemacht hat, die derzeit noch ungenügend in der Schulmedizin umgesetzt werden. Die späteren Kapitel richten sich anschließend mehr und mehr auch an die Ebene des Herzens, der Spiritualität in uns. Persönlich bin ich von einer Schöpferkraft überzeugt, welche über alle Konfessionen und religiösen Konzepte hinweg das Wunder des menschlichen Lebens überhaupt erst möglich macht. Mir ist bewusst, dass gerade dieser Bereich sehr individuell zu betrachten ist, halte diesen jedoch für den wichtigsten überhaupt. Heutzutage neigen viele Menschen vielleicht ein bisschen zu sehr zu einer analytischen Betrachtung und wollen alles logisch erklärbar machen. Ich meine, dass so viel Menschlichkeit verloren geht und eine Weltanschauung extrem einseitig werden kann. Hierdurch können ebenfalls zahlreiche Erkrankungen und Ängste begünstigt werden – neben einem als unglücklich empfundenen Leben.

Die Erfahrung zeigt, dass vielfältige Gesundheitsprobleme und zahlreiche Verhaltensauffälligkeiten durch einen Kontakt mit dieser spirituellen Kraft in uns verbessert werden. Diese Energie kann als bedingungslose Liebe bezeichnet werden. Sie ist letztlich ein Ausdruck der Schöpfung, welche echte Heilung hervorbringen oder komplettieren kann. Hier liegt die Quelle unserer Selbstheilungskraft und Lebensfreude. Wie echte, spirituelle Intuition und Führung von rein angstgetriebenen Gefahrvermeidungsstrategien des Unterbewusstseins unterschieden werden können, wird ebenfalls angesprochen.

Am Schluss des Buches wird auf die grundsätzlichen Voraussetzungen einer erfolgreichen Heilbehandlung bei chronischen oder schweren Erkrankungen eingegangen. Hier wird auf die Bedeutung einer wünschenswerten Zusammenarbeit zwischen Schulmedizinern und alternativen Therapeuten hingewiesen, um die entsprechenden Problemfelder abzudecken, in denen die jeweiligen therapeutischen Stärken liegen.

Diese beiden „Parteien“ haben einen großen gemeinsamen Nenner, und dabei handelt es sich um den Wunsch, Mitmenschen bei Erkrankungen zu helfen. Im Moment scheinen jedoch sowohl die politischen als auch die wirtschaftlichen Voraussetzungen für eine respektvolle Zusammenarbeit beider Seiten leider etwas schwierig. Viele Patienten sind hiervon benachteiligt, und deshalb dürfte ein Umdenken gefragt sein. Dieses wird nicht zuletzt wohl nur durch Druck der Patienten auf das derzeitige Gesundheitssystem erreicht werden.

Ich trete dafür ein, im Bereich der Heilkunde auf eine ausschließlich logisch-rationale Beurteilung von Sachverhalten zu verzichten – zu Gunsten einer umfassenderen, ganzheitlichen Sichtweise, die auch geistige und spirituelle Aspekte mit einbezieht. Aus meiner Sicht besteht ein Mensch aus Körper, Geist und Seele – wobei die beiden letzteren Aspekte in der Schulmedizin scheinbar immer noch weitgehend ausgeklammert scheinen. Die Spiritualität in uns dürfte sich jedoch nur über die Ebene des Gefühls erschließen lassen und nicht über den logisch-rationalen Verstand, der anderen nützlichen Zwecken dient.

Aus diesem Grund kann die Gesundheitslehre niemals eine vollkommen exakte Wissenschaft sein. Sie sollte vielmehr als Heilkunst angesehen werden, die kreativ und individuell gemeinsam mit einem Patienten wirkt, dessen Selbstheilungskapazitäten im Mittelpunkt stehen müssen.

Viel Freude beim Lesen.

Herzlichst,

Dirk Ohlsen
Heilpraktiker

Die Wahrheit liegt nicht in den Worten,
sondern zwischen ihnen.

Platon

Ein Mensch ist keine Maschine

„Die Bandscheibe ist verschlissen und muss ersetzt werden“ oder „Sie benötigen ein neues Hüftgelenk“ sind machtvolle Sätze, die Menschen mit chronischen Schmerzen tagtäglich in Arztpraxen zu hören bekommen. Vorausgegangen ist häufig eine radiologische Momentaufnahme, die es so aussehen lässt, als wären diese Dinge regelrecht in Stein gemeißelt. Plötzlich sind sich alle Beteiligten einig, dass hier ein Schaden vorliegt, der durch einen Eingriff behoben werden muss. Diese Aussagen verängstigen Patienten selbstverständlich. Sie beruhen häufig auf einem traditionellen, immer noch weitgehend mechanistisch geprägten Weltbild der Schulmedizin. Der Körper wird hier mehr oder weniger mit einer Maschine verglichen, in den einfach neue Ersatzteile eingebaut werden können.

Doch ist das wirklich so einfach, und ist es sinnvoll, so vorzugehen? Ist die Ursache wirklich gefunden und dann behoben? Gibt es Verschleiß tatsächlich und falls ja, warum gibt es ihn? Wie kann der Körper dazu angeleitet werden, diesem auf Dauer wirkungsvoll zu begegnen?

Um das zu beantworten, möchte ich Sie auffordern, einmal den Beginn des Lebens zu betrachten. Aus lediglich zwei Zellen, einer Samenzelle und einer Eizelle, bildet sich innerhalb von etwa 40 Wochen ein vollkommen perfekter Mensch. Für die Wissenschaft ist heute ein kleiner Teil der Einzelschritte beobachtbar und erforscht. Doch das Wunder des menschlichen Lebens bleibt zum Großteil unerklärbar.

Offensichtlich gibt es in diesem „biologischen System“ Mensch eine höhere Intelligenz, welche alle Abläufe steuert und die den jeweiligen Ursprungszellen vermittelt, ob diese sich als Lunge, Herz, Gehirn oder Muskelzelle ausdifferenzieren sollen. All dies geht mit einer bemerkenswerten Genauigkeit und Perfektion vonstatten – ohne dass künstliche Eingriffe von außen erforderlich sind. Selbst (kleinere) Missbildungen, die in der Schwangerschaft relativ häufig entstehen, werden normalerweise innerhalb kurzer Zeit wieder selbständig in Ordnung gebracht.

Hier wird das Grundprinzip jeglichen Lebens ersichtlich:

Ein biologisches System funktioniert, kann sich selbständig korrigieren und ist auf Selbsterhaltung ausgelegt.

Diese Eigenschaften verschwinden selbstverständlich nicht mit der Geburt, sondern werden sogar weiterentwickelt. Sie enden erst mit dem Tod des Körpers.

Hierzu einige Zahlen:

- Rote Blutkörperzellen (Erythrozyten) werden innerhalb von etwa 120 Tagen komplett ersetzt
- Knochen haben eine Halbwertzeit von wenigen Wochen, nach einigen Monaten ist der Knochen vollständig erneuert
- Muskeln bauen sich innerhalb von wenigen Tagen um
- Die Magenschleimhaut erneuert sich alle drei Tage
- 75 % der Schleimhautzellen des Dünndarms entstehen täglich neu
- Das Protein im Gehirn baut sich innerhalb eines Monats fast komplett neu auf

Einige Zellen erneuern sich seltener, doch es kann davon ausgegangen werden, dass sich der gesamte Körper innerhalb weniger Jahre vollständig erneuert. Es wird geschätzt, dass etwa 90 % des Körpers innerhalb eines Jahres komplett ersetzt wird. Alleine pro Sekunde werden etwa 10 Millionen Zellen neu gebildet. Dies gilt grundsätzlich für ältere wie für jüngere Menschen in gleichem Maße. Es ist bemerkenswert, dass die Mehrzahl der Zellerneuerungen auch bei einem älteren Menschen noch genauso schnell ablaufen wie in der Jugend. Selbst Zähne werden permanent umgebaut und wieder mit Mineralien aufgefüllt. Im Körper gibt es faktisch keinen Verschleiß, sondern lediglich Phänomene, bei denen aus irgendeinem Grund nicht mehr auf die Selbsterneuerungskapazität zurückgegriffen wird. Häufig wird dies als „chronische Erkrankung" bezeichnet.

In diesem Bereich sehe ich eine meiner therapeutischen Aufgaben, um mit einem ganzheitlichen Ansatz Menschen zu helfen. Hierbei ist mir das Patientenverständnis wichtig, grundsätzlich die Möglichkeit der vollständigen Heilung einer Befindlichkeitsstörung in Betracht zu ziehen. Dies ist die Grundvoraussetzung der Ausheilung einer chronischen Erkrankung – es muss zumindest als möglich erachtet werden, selbst falls die Eintrittswahrscheinlichkeit gering erscheint. Deshalb werde ich nachfolgend immer und immer wieder gängige „pessimistische" Gesundheitsprognosen der medizinischen Lehrmeinung in Frage stellen.

Perfekte Regeneration im Körper

Zu was die Selbstheilungskräfte in der Lage sind, soll folgende persönliche Erfahrung zeigen:

Seit meiner Jugend hatte ich eine starke chronische Hauterkrankung (Neurodermitis). Ständiges Kratzen und offene Wunden im Gesicht waren mein Begleiter über die Schulzeit hinweg. Diese Hauterkrankung gilt in der Medizin als nicht ursächlich therapierbar. Lediglich die Symptome lassen sich mit Medikamenten, wozu vor allem Cortisonpräparate zählen, lindern. Im Jahre 1989, im Alter von 18 Jahren, bereitete diese Neurodermitis die Grundlage für eine schwere Infektion (durch Bakterien und Viren), die den gesamten Kopf- und Oberkörperbereich in Mitleidenschaft zog. Aufgrund einiger Fehldiagnosen verschlimmerte sich die Erkrankung so stark, bis eine starke Sepsis (Blutvergiftung) eintrat und meine Haut in vielen Bereichen nur noch rohes, vereitertes Fleisch war. Ich sah aus wie ein Verbrennungsopfer. Die Schmerzen waren fast unerträglich, und mein Sehvermögen lag gerade noch bei etwa zehn Prozent. Die meisten Ärzte und hinzugezogene Professoren gaben mir nur noch maximal 24 Stunden Lebenszeit, was mir auch direkt mitgeteilt wurde. Selbst für den unwahrscheinlichen Fall des Überlebens, so die Aussagen, wäre das Augenlicht wohl verloren und die Haut voller entstellender Narben.

Mit dieser Situation konfrontiert, blieb mir überhaupt nichts anderes übrig, als mir vorzustellen, dass alles vorübergehen und ich vollkommen gesund werden würde. Ich hatte ein tiefes, spirituelles Gefühl, dass es nun noch nicht an der Zeit war zu sterben. In der darauffolgenden Nacht hatte ich eine „Nahtodeserfahrung", die mit Worten nicht zu beschreiben ist. Es handelte sich für mich um eine sehr intensive, spirituelle Erfahrung. Gleichzeitig leitete einer der behandelnden Ärzte unter Inkaufnahme persönlichen Risikos – entgegen dem Rat anderer Therapeuten – eine extrem hoch dosierte, medikamentöse (Antibiotika-)Therapie ein. Als ich am nächsten Tag morgens erwachte, war ich sicher, dass es geschafft war. Es war einfach ein tiefes, inneres Gefühl – obwohl es am Körper noch nicht zu erkennen war. Ich erholte mich schnell. Innerhalb weniger Wochen war die Erkrankung ausgeheilt und die Sehfähigkeit wieder vollständig hergestellt. Selbst Narben sind nicht zurückgeblieben. Hautärzte beschrieben das später als sehr bemerkenswert. In diesem Zusammenhang ist zum vollen Verständnis wichtig, dass die eingesetzten Medikamente lediglich für einen Teilbereich der Infektion wirksam waren. Unabhängig von diesem Ereignis blieb die ursprünglich vorhandene Neurodermitis jedoch weiterhin bestehen.

Aus Sicht der Ärzte war meine „wundersame“ Genesung (wie selbstverständlich) vor allem auf die Errungenschaften der medikamentösen Intervention zurückzuführen. Für mich dagegen handelte es sich intuitiv eher um das Wunder des menschlichen Lebens. In mir war in diesen Wochen viel mehr passiert als ein „technischer“ Erkrankungsvorgang, der mit konventioneller Medizin geheilt wurde.

Ich meine, dass Erfahrungen solcher Art nur schwer mit Worten zu beschreiben sind und die Persönlichkeit extrem prägen. Zumindest galt das für mich in hohem Maße. Viele Menschen mit ähnlichen schweren Erkrankungen, wie beispielsweise einem Herzinfarkt oder einer Komaerfahrung, beschreiben ebenfalls häufig eine große Veränderung in ihrem zukünftigen Leben. Selbstverständlich war die schulmedizinische Intervention zum damaligen Zeitpunkt auch ein wichtiger Teil des Therapieerfolges. Diese alleine hätte aus meiner Sicht jedoch nicht ausgereicht, da die Rahmenbedingungen aufgrund der eher pessimistischen Prognose der Ärzte insgesamt nicht gut waren. Für mich ist diese Erfahrung von damals die Basis, warum ich für eine gesunde Balance zwischen Schulmedizin und alternativen Ansätzen zur Aktivierung von Selbstheilungskräften eintrete.

Der erste Kontakt mit spiritueller Heilkunde

In meiner Jugend beschäftigte ich mich viel mit alternativen Therapien, denn die Schulmedizin hatte außer der Symptombekämpfung mittels Cortisonpräparaten keine Antwort auf die Frage nach der Ursache meiner Neurodermitis. Es gab fast nichts, was ich nicht ausprobierte – von Diäten oder Homöopathie bis hin zu vielen Arten von Naturheilverfahren. Ich las praktisch alles, was zum Thema Hautallergien an Büchern auf dem Markt war. So wurde ich ein regelrechter Experte, allerdings auf rein theoretischem Gebiet. Der praktische Nutzen war in meinem Fall leider ausgeblieben. Letztlich sollte sich dies zu meinem Vorteil erweisen, um mein – zu diesem Zeitpunkt noch sehr eng – definiertes Weltbild anschließend enorm zu erweitern.

Nach meinem Krankenhausaufenthalt war ich für ein „neues Denken" bereits etwas offener geworden. Im Rahmen der Nahtodeserfahrung kam ich mit einer spirituellen Form von liebevoller Energie in Kontakt, die mein bisheriges Vorstellungsvermögen weit überstieg. Gleichzeitig wünschte ich mir sehr, dass auch die bestehende Neurodermitis geheilt werden könnte. So ergab es sich „zufällig" kurze Zeit später, dass eine Freundin von einem „Wunderheiler" berichtete, der unter anderem die Hände auflegte. Gefangen in meinem alten Weltbild, belustigte ich mich zu diesem Zeitpunkt noch darüber. Doch ich fiel aus allen Wolken, als ich wenige Wochen später den früher ebenfalls an Neurodermitis erkrankten kleinen Sohn dieser Bekannten wiedersah, denn er hatte wieder eine schöne Babyhaut bekommen und kam mir freudestrahlend entgegen gelaufen. Seine Mutter war mit ihm zu diesem „Wunderheiler" gefahren. Meine anfänglichen Zweifel an Heilmethoden dieser Art wandelten sich deshalb innerhalb von Minuten in eine hoffnungsvolle Erwartungshaltung.

Ich begab mich daraufhin umgehend zu diesem Heiler, der zugleich auch Facharzt für Neurologie war und somit ein ausgebildeter Schulmediziner. Als dieser mir die Hand auflegte und etwas davon murmelte „das hat mit der Schwangerschaft/Geburt zu tun“, durchzuckte meinen ganzen Körper ein Stromstoß und innerhalb von wenigen Tagen verschwand die Neurodermitis vollkommen. Ich war überglücklich, aber auch ziemlich verdutzt. Diese Erfahrung war die Grundlage dafür, dass ich mich in den darauffolgenden Jahren immer stärker mit alternativen und derartigen energetischen Behandlungstechniken beschäftigte. Anschließend erlernte ich sie. Dies übte ich mit der Leidenschaft eines Hobbys aus, während ich beruflich zu diesem Zeitpunkt noch eine Bankkarriere vorantrieb.

Fehlender Zweckoptimismus

Meine damalige Lebenserfahrung zeigt auf, wie „pessimistisch“ zahlreiche Schulmediziner (damals und bis heute) bezüglich des Potentials der Selbstheilungskräfte eingestellt sind. Es erscheint nachvollziehbar, denn sie haben jeden Tag mit Sterbefällen zu tun und mit chronischen Erkrankungen, deren Ursache sie nicht kennen und die sie deshalb oftmals lediglich symptomatisch behandeln können. Gleichzeitig sind Ärzte aus verschiedenen Gründen manchmal regelrecht gezwungen, nach einem vorgegebenen Standard-Therapieschema zu therapieren. Allgemeinmediziner haben zudem selten Zeit, sich wirklich intensiv mit einem Patienten und seinen psychischen Belastungen auseinanderzusetzen. Das Entlohnungssystem der Krankenkassen erscheint zudem sehr auf die Linderung von Symptomen und Diagnostik ausgerichtet. Zeitintensive Therapiesitzungen außerhalb der Psychotherapie sind faktisch kaum abrechnungsfähig.

Deshalb möchte ich mit der Erwähnung meiner persönlichen Erlebnisse zeigen, welches Gesundungspotential aus einer Kombination von schulmedizinischen Therapien (wie einer Antibiotikatherapie), einem tiefen Glauben des Patienten an seine eigenen Selbstheilungskräfte und einer „energetischen Alternativmedizin" erwachsen kann. In meinem Fall erachte ich die Tatsachen, dass ich mich nicht durch Aussagen wie „Sie haben nur noch wenige Stunden zu leben" in die Enge treiben ließ, sondern nur noch umso stärker an meine vollständige Gesundung glaubte, sowie die spirituelle Nahtodeserfahrung als entscheidend bei der Genesung im Krankenhaus. Die Liebe meiner Familie, der Freunde sowie des behandelnden Klinikpersonals trugen sicherlich ebenfalls stark zu dem schnellen Heilungserfolg in der Akutsituation bei.

Bereits um 400 v. Christus sagte Hippokrates von Kos:

„Medicus curat, natura sanat"
„Der Mediziner behandelt, die Natur heilt".

Selbstverständlich ist Medizinern dies bekannt, und als Gesellschaft sollten wir ihnen Dankbarkeit für ihr Engagement und ihre Fachkenntnis entgegenbringen. Doch in der Praxis der Schulmedizin gehen die menschliche Komponente sowie ein gesunder Zweckoptimismus gerade bei chronischen oder schweren Erkrankungen oft in der diagnostischen Abklärung über viele Facharztgruppen hinweg scheinbar zu häufig verloren. Darunter leiden die Patienten oftmals psychisch sehr.

Hinzu kommen bürokratische Hindernisse, die oftmals keine ausführlichen Gespräche und zeitintensiven Therapien mehr zulassen. Die durchschnittliche Verweildauer bei Allgemeinärzten liegt in Deutschland unter acht Minuten – meist zu wenig, um sich wirklich mit einer Person und der Ursache ihres Problems auseinanderzusetzen.

Insofern ist das beschriebene Problem im Regelfall nicht in einem einzelnen Mediziner zu suchen, sondern in der Art des Gesundheitssystems, welches wir als Gesellschaft erschaffen haben und derzeit (noch) tolerieren.

Die von mir an manchen Stellen des Buches geäußerte Kritik an bestehenden medizinischen Vorgehensweisen ist immer konstruktiv gemeint. Sie soll die in Einzelfällen bestehenden Dogmatismen hinterfragen und gegebenenfalls deren Veränderung anregen. Mein großes Anliegen ist es, dass eine gesunde Balance zwischen der offiziellen Schulmedizin und der Energie-/Alternativmedizin besteht.

Zudem ist wichtig, das (Kollektiv-)Bewusstsein dafür zu sensibilisieren, dass die Heilkunde wieder mehr im Sinne einer Heilkunst verstanden wird, die ihr Fundament primär in der Nächstenliebe hat. Jedes therapeutische Handeln, dass nicht auf diesem Grundsatz beruht, wird niemals sein maximales Potential entfalten können.

Wer die Natur betrachtet, wird vom Geheimnis des Lebens gefangen genommen.

Albert Schweitzer

Der Körper regeneriert sich selbst – ständig

Was mein Körper damals genau tun musste, um die Defekte zu heilen, ist mir im Detail unbekannt – es wurde mir auch nicht von Ärzten oder Therapeuten gesagt. Durch diese Erfahrung habe ich jedoch keinen Zweifel mehr daran, dass er augenscheinlich zu einer perfekten Reparatur in der Lage ist. Diese grundsätzliche Fähigkeit hat nach meinem Weltbild jeder Mensch – mehr oder weniger unabhängig von der Art der Erkrankung.

Hier kollidiert meine Überzeugung mit Teilen des derzeitigen schulmedizinischen Weltbildes, wie folgende Erfahrung zeigen soll:

Kreuzbandregeneration

Auf einem Kongress für Radiologie im Jahre 2004 fragte einer der vortragenden Ärzte das Publikum, ob auf einem gezeigten Bild ein intaktes vorderes Kreuzband des Knies zu sehen sei. Praktisch alle Anwesenden bejahten dies. Das anschließende Bild zeigte den gleichen Patienten, etwa ein Jahr zuvor. Hier war ein Riss des Kreuzbands eindeutig zu erkennen. Der Referent warnte das etwas verblüffte Publikum anschließend. Es sei kein neues, intaktes Kreuzband gewachsen, sondern es handle sich lediglich um Narbengewebe, welches natürlich nicht die Funktion des Kreuzbands ersetzen könne.

Offensichtlich sah es dennoch genau wie ein „echtes" Kreuzband aus. Obwohl eine Regeneration des Kreuzbands in der Lehre der bisherigen Orthopädie unwahrscheinlich erscheint, neige ich zu der Auffassung, dass es sich zumindest in diesem Fall um ein vollständig erneuertes und funktionsfähiges Kreuzband handelte.

Insbesondere bei älteren Menschen sprechen Ärzte vorschnell von Verschleißerkrankungen, mitunter leiden schon 30-jährige unter sogenannten „verschlissenen Gelenken". Auch der Bandscheibenvorfall in jungen Jahren zählt mittlerweile sogar juristisch (bei Verneinung eines Anspruchs an eine Unfallversicherung) grundsätzlich zu den degenerativen Erkrankungen. Für den betroffenen Patienten bedeuten solche Aussagen nichts anderes, als dass der Körper wohl nicht mehr in der Lage sein soll, einen eventuellen Schaden – sofern überhaupt vorhanden – zu reparieren. Damit wird ihm gleichzeitig jeglicher noch vorhandener Glaube an seine eigenen Selbstheilungskräfte abgesprochen. Dies kann große Folgen haben, denn wie ich später ausführen werde, kann der Gedanke „mein Körper wird sich nicht selbst heilen" zu einer Art selbsterfüllender Prophezeiung werden. Oft wird im Rahmen einer ärztlichen Behandlung auch die Verantwortung für die Gesundung vom Patienten zurück auf den Arzt verlagert, der dann in diesem Fall manchmal operativ auf „Ersatzteile" zurückgreift, denen oft wichtige Eigenschaften für den Körper fehlen.

Aus meiner Sicht muss jedoch die Verantwortung für die Gesundung in erster Linie beim Patienten bleiben. Dieser spielt eine aktive Rolle im Heilungsprozess, die häufig weit unterschätzt wird. Dies ist eine Grundvoraussetzung, um das Selbstheilungspotential vollumfänglich zu nutzen.

Erwähnenswert ist im Zusammenhang mit dem Kreuzband, dass dieses nach meiner Ansicht weniger die Aufgabe hat, das Knie zusammenzuhalten, sondern vielmehr über darin eingearbeitete Messfühler die Bewegungen der Kniemuskulatur steuert. So wird die gesamte Kniestruktur in ihrer Führung stabil gehalten. Dieser Aspekt wird derzeit medizinisch kaum berücksichtigt, ist jedoch von enormer Tragweite in der Therapie derartiger Probleme. Ein künstlicher Kreuzbandersatz, der nach einer entsprechenden Kreuzband-Verletzung manchmal eingesetzt wird, kann diese überaus wichtige Aufgabe nicht erfüllen und wird deshalb im Vergleich zu einer natürlichen Heilung immer die zweite Wahl sein. Dies zeigt deutlich, dass die Aktivierung körpereigener Selbstheilungsmechanismen immer an oberster Stelle einer Therapie stehen sollte. Die selbständige, körpereigene Heilung ist in den meisten Fällen perfekt und sollte lediglich geeignet medizinisch unterstützt werden – sofern überhaupt erforderlich.

Verschleißerkrankungen

Medizinern ist beispielsweise bekannt, dass bei Kindern mit Armbrüchen, die über einige Wochen eingegipst werden, häufig eine Ellenbogengelenksarthrose auftritt. Dieser Knorpelabbau bildet sich innerhalb weniger Wochen, nachdem der Gips abgenommen wurde, durch die alltägliche Bewegung wieder vollständig zurück.

Wenn dagegen bei einem älteren Menschen eine Hüftgelenks- oder Kniearthrose diagnostiziert wird, ändert sich die zuvor positive Einschätzung meist in Richtung einer Verneinung des natürlichen Selbstheilungspotentials, und es wird am Ende häufig zu künstlichen Prothesen geraten. Doch grundsätzlich ist auch in diesen Fällen der Körper immer noch zur Selbstheilung und Wiederaufbau von Knorpel befähigt. Der sogenannte Verschleiß ist meistens umkehrbar, wenn die entsprechenden Voraussetzungen dafür rechtzeitig geschaffen werden. In einem späteren Kapitel werde ich die Zusammenhänge bei Arthrose detailliert erläutern.

Wie aber kommt es nun dazu, dass Mediziner, die bei jungen Menschen noch meist davon überzeugt sind, dass der Körper eine Erkrankung wieder selbst heilen kann, dann plötzlich bei Älteren anderer Meinung sind?

Der Grund dürfte im Alterungsprozess des Menschen liegen, der vielfach mit der Alterung einer Maschine verglichen wird. Es ist allgemeine Lebenserfahrung, dass Maschinen mit zunehmendem Alter immer weniger leistungsfähig sind, ständig kaputt gehen und irgendwann ersetzt werden müssen. Dieser vorschnell auf den Menschen übertragende Gedanke führt nach meiner Ansicht zu einem großen Missverständnis in der Medizin.

Über den Alterungsprozess des Menschen

Alterungsprozesse können in allen biologischen Systemen beobachtet werden. Nicht nur beim Menschen, sondern auch im Tier- und Pflanzenreich. Offensichtlich ist das Altern in das biologische System implementiert und ganz natürlich. Wenn wir uns nun diesem Alterungsprozess bewusst widersetzen, handeln wir gegen unsere innere Natur und werden diesbezüglich nicht erfolgreich sein. Das kann zu großer Frustration führen, da uns durch Medien und Werbung suggeriert wird, dass wir immer jung bleiben können. In gewissen Grenzen ist dies auch beeinflussbar, aber gegen den in unserem Körper innewohnenden Alterungsprozess können wir uns nicht stemmen. Dies sollten wir auch nicht, denn er hat wohl einen Nutzen. Immerhin ist er in allen biologischen Systemen der Natur über die Evolutionsstufen erhalten geblieben.

Nach meiner Ansicht liegt ein Nutzen des Alterungsprozesses jeglicher Dinge darin, dass wir die Polarität von Vergangenheit und Zukunft im Alltag beobachten können. Wir sehen in vielen Dingen über deren jeweiligen natürlichen Alterungsprozess den Verlauf der Zeit. Dies scheint Teil eines biologischen Veränderungsprozesses zu sein. Alles wandelt sich – nichts im Leben bleibt konstant. Diesem Prozess kann man sich nicht widersetzen. Nur so können die Konsequenzen des Handelns erfasst und Lebenserfahrungen gesammelt werden.

Die philosophische Sinnfrage bezüglich des Alterns soll an dieser Stelle nicht weiter thematisiert werden. Für den Einzelnen dürfte es weit wichtiger und interessanter sein, zu lernen, wie er sich bis ins hohe Alter fit und gesund halten kann. Die meisten Menschen haben kein Problem mit dem Alterungsprozess an sich, solange die körperliche und geistige Leistungsfähigkeit erhalten bleibt. Hier gibt es eine positive Nachricht, die ich an den Anfang stellen möchte: Ein Mensch ist in vielen Bereichen bis ins hohe Alter selbständig in der Lage, seine Agilität aufrechtzuerhalten und körperlich-geistiges Wohlbefinden zu fördern.

In diesem Zusammenhang möchte ich den Japaner Keizo Miura erwähnen, der noch im stolzen Alter von 99 Jahren eine 24 Kilometer Skiabfahrt vom Mont Blanc absolvierte. Im Alter von 77 Jahren hatte er den Kilimandscharo bestiegen und war damit der Älteste, der bislang auf dem Gipfel war. Ein anderer Mann, der 101-Jährige Buster Martin, lief in London einen Marathon. „Zur Ermutigung der Alten und als Inspiration für die Jungen" bestieg im Jahre 2008 der Nepalese Bahadur Sherchan im Alter von 75 Jahren den Mount Everest.

Grundsätzlich unterscheidet sich die Regenerationsfähigkeit älterer Menschen nur kaum von Jüngeren. Bei dem für die Regeneration erforderlichen Ausgangsmaterial für das Zellneuwachstum greift der Körper auf verschiedene

Systeme zurück, bei denen auch Stammzellen eine Rolle spielen. Bislang unterstellte die Medizinwissenschaft weitgehend, dass diese bei Älteren nicht mehr oder nicht mehr in ausreichendem Maße verfügbar sind. Nun finden sich aber langsam mehr und mehr Beweise, dass auch Ältere noch so viele Stammzellen in Organen verfügbar haben, dass eine ausreichende Zellerneuerung gewährleistet ist.

Ich frage mich, warum der Körper denn nicht in der Lage sein sollte, alle seine Zellen zu erneuern – wie uns die Wissenschaft es lange suggeriert hat. Für mich gibt es keinen Zweifel daran, und regelmäßig erscheinen Publikationen, die von Zellerneuerungen sprechen, die man lange als unmöglich angesehen hatte. Ich halte es deshalb in meinem Leben so, dass ich ein mögliches Ziel nicht schon deshalb aufgebe, weil noch kein wissenschaftlicher Beweis für dessen Existenz gefunden wurde. Der größte Teil des menschlichen Daseins ist bislang nicht erforscht. Vieles von dem, was real beobachtbar ist, kann derzeit über chemisch-physikalische Prozessmodelle noch nicht erklärt werden.

Defektheilungen und Narben:

Ein häufiges Argument für die Annahme der Existenz einer unvollständigen oder nicht perfekten Heilung sind Narben. Doch hierbei sollte man sich nicht vorschnell täuschen lassen. Für den Körper sind oberflächliche Narben meist kein Problem, aus seiner Sicht ist eine ausreichende Erneuerung der Struktur erfolgt. Sie mögen kosmetisch störend sein, doch für den Körper ist diese Form der Wiederherstellung grundsätzlich ausreichend. Für ihn steht die Wiedererlangung der Funktion grundsätzlich immer an erster Stelle. In diesem Fall ist das Ziel die schnellstmögliche Bedeckung der Hautoberfläche, die eine Schutzfunktion repräsentiert. Hierbei ist schnell wachsendes Narbengewebe das Mittel seiner Wahl. Zu einer Narbenbildung kommt es meist nur, falls die Voraussetzungen für eine vollständige Heilung ungünstig sind. Dies können Infektionen sein, eine nicht ausreichende Blutung der Wunde oder eine unzureichende Wundversorgung. In diesen Fällen wird der Körper jedoch trotzdem sein Bestmögliches geben. Sofern erforderlich, kann später eine chirurgische Narbenkorrektur erfolgen. Dann sind meist die Voraussetzungen für eine optisch schönere Wundheilung besser, und der Körper wird bei der Heilung durch medizinische Hilfe von außen unterstützt.

Für kleinere, nicht lebensbedrohliche Verletzungen im Inneren des Körpers gilt hingegen, dass die Voraussetzungen für eine perfekte Wundheilung grundsätzlich sehr viel günstiger sind. Einerseits ist das Infektionsrisiko geringer, und andererseits ist die Versorgung der Verletzungsstelle mit den notwendigen „Baustoffen“ sehr viel besser. Wie am Beispiel eines wieder neu gebildeten Kreuzbands gezeigt, ist die perfekte Regeneration hier oftmals im Rahmen des Möglichen.

Auch im Körperinneren gilt der Grundsatz, dass die Wiederherstellung der natürlichen Funktion im Rahmen der Selbstheilung an oberster Stelle steht – deshalb sollte das anschließende, vielleicht narbenähnliche Aussehen auf einer radiologischen Aufnahme niemals „schockieren“ Bei der Diagnostik mittels Kernspin-/Computertomographie ist bei der Bildinterpretation immer mit einzubeziehen, dass es sich um Momentaufnahmen handelt und grundsätzlich auch Bildfehler (Artefakte) möglich sind. Dies gilt vor allem für die computeroptimierte Bildgebung, bei der ein Teil der Bildinformation über Algorithmen hinzugerechnet wird. Insofern ist es eine Näherung des wirklichen Zustands.

Der Mensch als kybernetisches System

Jedes biologische System hat das eigene, perfekte Funktionieren als Ziel und versucht sich immer optimal der Umgebung anzupassen. Für den Menschen spielen hierbei seit Jahrtausenden Umwelteinflüsse, wie Wärme, Kälte, Nahrungsangebot, Feinde und viele andere Dinge eine große Rolle.

Um mit den wechselnden Umwelteinflüssen richtig umzugehen, ist ein komplexes Regelungs- und Steuerungssystem notwendig, welches die von Wissenschaftlern geschätzten 70 Billionen Körperzellen unter Kontrolle hält. Dieses System hat seine Steuerungszentrale im Unterbewusstsein, einem genialen Supercomputer, der permanent eine unvorstellbare Informationsmenge verarbeitet, analysiert und weitergibt.

(Nebenbemerkung: Den Begriff „Unterbewusstsein" werde ich nachfolgend sehr viel weit gefasster verwenden als Mediziner diesen gewöhnlich definieren. Um vorab Missverständlichkeiten vorzubeugen, verzichte ich bewusst absichtlich darauf, im Rahmen dieses Buches eine Abgrenzung zu dem in der Psychologie gebräuchlichen Begriff des „Unbewussten" zu machen.)

Derzeit wird davon ausgegangen, dass in einem Menschen etwa 400 Milliarden Einzelprozesse pro Sekunde(!) registriert und gesteuert werden. Die Verarbeitung geschieht vollkommen automatisch – weitgehend außerhalb der bewussten Kontrolle – im Unterbewusstsein. Deshalb gehe ich davon aus, dass jede einzelne Zelle mit diesem System laufend vernetzt ist. Eine Vernetzung, die nicht nur über Nervenbahnen verläuft. Neuere Ansätze in der Wissenschaft scheinen diese Ansicht mehr und mehr zu bestätigen. Anders wäre es nicht möglich, die Vielzahl von Informationen so schnell zu verarbeiten. Weiterhin sind so Reflexbewegungen noch besser erklärbar.

Die vom Unterbewusstsein insgesamt zu verarbeitende Datenmenge aus der Umwelt hat in den letzten Jahrzehnten sicherlich erheblich zugenommen. Das gilt insbesondere für Menschen, die in Städten leben und weniger für Einsiedler. Ich spreche hier von potentiellen Bedrohungen wie Autoverkehr. Zudem gibt es eine immer größere Vielfalt bereitgestellter Informationen, welche fast ununterbrochen auf uns einströmen (u.a. Medien, Internet, Telefon). Diese Daten müssen laufend in unwichtig, wichtiger oder vielleicht sogar überlebensnotwendig eingeteilt und gefiltert werden.

Von dieser Informationsmenge kommt nur ein Bruchteil auf der Bewusstseinsebene an, welche für bewusste und logisch-rationale Denkprozesse verantwortlich ist. Denn sie wäre nicht in der Lage, alle einströmenden Informationen so schnell zu verarbeiten. Es werden hier nach derzeitigen Schätzungen von Wissenschaftlern „nur" etwa 2000 Einzelprozesse pro Sekunde wahrgenommen.

Die Steuerung des Körpers erfolgt deshalb weitgehend – unter Ausschluss der bewussten, logisch-rationalen Ebene – automatisiert direkt im Unterbewusstsein. Hier werden zuerst Sollgrößen definiert, wie beispielsweise Nahrungsaufnahme oder Körpertemperatur. Diese Werte werden laufend mit den aktuellen Informationen, die aus den jeweiligen Zellverbänden geliefert werden, verglichen und bei Bedarf über elektrische und chemisch-hormonelle Steuerungsregler beeinflusst. So ergibt sich ein perfektes, selbstregulierendes Steuerungssystem. In diese Abläufe muss in der Regel nicht bewusst eingegriffen werden.

Genau genommen wäre die Informationsmenge viel zu groß, um überhaupt auf der bewussten, logisch-rationalen Ebene verarbeitet zu werden. Das System würde bei einer Steuerung von dieser Ebene innerhalb von Sekunden zusammenbrechen und ein Mensch wäre nicht einmal in der Lage, sein Gleichgewicht zu halten.

Beispiel einer kybernetischen Steuerung im Menschen:

Das System Körper bemerkt, dass aufgrund eines zu niedrigen Blutzuckerspiegels eine optimale Versorgung des Gehirns nicht mehr gewährleistet ist. Zusätzlich ist es darüber informiert, dass auch in der Leber oder anderen Lagerstellen keine Energiereserven mehr verfügbar sind. Um den Blutzuckerspiegel auf der jeweiligen Sollgröße zu halten, wird der Mensch deshalb Hunger verspüren, um wieder ausreichend Energie aufzunehmen. Wenn ausreichend Energie aufgenommen wurde, wird der Hunger wieder nachlassen, und das System veranlasst selbständig das Erforderliche, um die Nahrung zu verdauen und die Energie daraus zu extrahieren. Anschließend wird dem Körper Energie bereitgestellt und diese bei Bedarf auch gespeichert.

Das Ausmaß dieser automatischen Steuerungsfunktionen mit paralleler, permanenter Zellerneuerung ist praktisch unvorstellbar, und wir sollten froh darüber sein, dass wir uns im Alltag damit nicht im Einzelnen beschäftigen müssen. In jeder Sekunde sterben Millionen von Zellen und werden gleichzeitig wieder erneuert. Bewusst bekommen wir überhaupt nichts davon mit. Bewiesen ist, dass bereits in einer einzigen Zelle unbeschreiblich viele Einzelprozesse selbständig parallel ablaufen. Diese kommuniziert laufend über ein komplexes energetisches und chemisches Informationssystem mit dem Rest des Körpers. Einfache Erklärungsmodelle der Medizinwissenschaft, wie sie seit Jahrzehnten in den Köpfen der Bevölkerung durch Medieneinfluss gestreut wurden, werden dieser Perfektion und Genialität körperlicher und geistiger Prozesse sicher nicht vollständig gerecht.

Wie reguliert das Unterbewusstsein die einzelnen Zellsysteme genau?

Die positive Nachricht ist, dass es in der Praxis eigentlich nicht im Detail wichtig ist, um gesund zu bleiben. Offensichtlich haben sich der menschliche Körper und das Unterbewusstsein über viele Jahrtausende hervorragend an die Umgebungsbedingungen angepasst. Sogar mit extremen Umweltbedingungen kann ein Mensch sehr gut umgehen, denkt man nur an Dörfer in der Kälte Sibiriens oder auch Slums, wo Menschen sich teilweise von Abfall ernähren. Viele dieser Menschen erreichen – gemessen an den Umständen, in denen sie leben – bemerkenswerte Lebensalter, obwohl medizinische Versorgung oft kaum vorhanden ist.

Das ganze System kann beispielhaft mit einem Computer verglichen werden, der mit einer Software läuft. Diese Software stellt im Körper das Unterbewusstsein dar, welches alle Körperfunktionen steuert und reguliert. Im Gegensatz zu einem Computer verfügen Menschen jedoch über eine lebendige Hardware, die zur Selbstheilung und Veränderung befähigt ist.

Bei Erkrankungen müssen somit immer „Hard- und Software" in einen Behandlungsansatz mit einbezogen werden. In den späteren Kapiteln werde ich intensiv darauf eingehen, wie eine Art „Softwareprogrammierung" absichtlich chronische Erkrankungen hervorbringen kann, um sich beispielsweise als Körpersprache Ausdruck zu verleihen. Die Schulmedizin beschäftigt sich dagegen fast ausschließlich mit der „Hardware" und Eingriffen in diesem Bereich. Sei es medikamentös oder durch Operationen. Falls die wirkliche Ursache aber in der Programmierung zu suchen ist, wird allenfalls die Linderung der Symptome, jedoch keine echte, dauerhafte Heilung erreicht werden. Diese kann der betroffene Patient letztendlich nur selbst durch eine Umprogrammierung seines Unterbewusstseins hervorbringen.

Hierbei kann er von erfahrenen Therapeuten unterstützt werden, die ihm das Verständnis für die Ursache-/Wirkungszusammenhänge näherbringen und den Schlüssel hierzu aufzeigen.

Das Ausmaß der Regenerationskraft des Körpers

Die Regenerationsfähigkeit der Natur scheint die Vorstellungskraft der meisten Menschen bei weitem zu übersteigen. Kürzlich las ich von einem Versuch, bei dem alle Muskelfasern eines Rattenherzens künstlich entfernt wurden. Das übrig gebliebene Herzgerüst erneuerte sich anschließend mit Hilfe von Stammzellen innerhalb von wenigen Tagen und begann wieder zu schlagen. Hierzu war es erforderlich, eine Versuchsanordnung aufzubauen, welche die Aufgabe des Herzens möglichst realitätsgetreu nachbildete (Blutdruck, elektrische Stimulation).[1] Auch wenn ich kein Freund von Tierversuchen bin, ist dies ein eindrucksvolles Beispiel von Reparaturmechanismen der Natur. Führt man sich vor Augen, dass ein menschliches Herz im Jahr etwa 36 Millionen Mal schlägt, wird das Wunder des menschlichen Lebens noch deutlicher.

Was im Tierreich an Regeneration möglich ist, zeigen lebende Salamander. Sie sind in der Lage, ihre Gliedmaßen, Augenlinsen oder auch den Kiefer nach einer Verletzung oder Amputation wieder komplett zu ersetzen. Gemeinhin wird nun gleichzeitig gerne davon ausgegangen, dass wir Menschen höher entwickelt seien als Tiere. So hat auch der Mensch diese Regenerationsfähigkeiten – zumindest zu einem Teil. Es ist beispielsweise in der Medizin gut bekannt, dass die Leber innerhalb von wenigen Wochen wieder nachwächst, falls beispielsweise im Rahmen einer Transplantationsspende eine Hälfte entfernt wurde. Darüber hinaus kennen viele Mediziner grundsätzlich Beispiele von Heilungen, die nach den gängigen Modellen der Lehrmeinung eigentlich unmöglich sein müssten.

Diesbezüglich habe ich einen großen Optimismus, der auch durch Folgendes bestärkt wird:

Es dürfte in der Öffentlichkeit wohl eher unbekannt sein, dass sogar menschliche Gliedmaßen wieder nachwachsen können. Der amerikanische Orthopäde Robert O. Becker berichtet in seinem Buch „The Body Electric“:[2]

Unglaubliche Selbstheilungsmöglichkeiten

Zu Beginn der siebziger Jahre kam ein Kind mit einer sauber abgetrennten Fingerkuppe in das Krankenhaus von Sheffield in England. Eine Schwester reinigte die Wunde und brachte einen Verband an. Sie vergaß aber versehentlich, dem Arzt Bescheid zu sagen, der die Wunde nähen sollte. So blieb die offene Wunde lediglich mit Mull verbunden. Erst mit einigen Tagen Verzögerung wurde das Kind von der Chirurgin Cynthia Illingworth untersucht und sie sah mit Überraschung, dass der Finger anfing sich zu regenerieren. Bis 1974 hatte sie einige hundert dieser Fälle von Kindern unter 11 Jahren dokumentiert, in denen die Finger innerhalb von etwa drei Monaten wieder perfekt nachwuchsen. Andere Ärzte, wie Michael Bleicher vom New York Mount Sinai Krankenhaus, waren so überzeugt von der Regeneration, dass sie damit begannen, auch nur halb abgetrennte Fingerkuppen ganz zu entfernen. Sie beobachteten ebenfalls eine vollständige Heilung.

Offensichtlich war die Regeneration jedoch davon abhängig, dass der verbliebene Stumpf nicht von Haut überzogen wurde. Sobald die Wunde operativ vernäht wurde – was letztlich ein nicht in der Natur vorkommender Vorgang ist –, fand lediglich eine Defektheilung statt. Der Finger erneuerte sich dann nicht mehr vollständig.

Nach meinen Recherchen gibt es keine Berichte über den Heilerfolg in solchen Fällen bei Erwachsenen. Auch wurde diese Art der Therapie nur in wenigen Krankenhäusern durchgeführt, und vermutlich würde sich aufgrund von Rechtsrisiken heute niemand mehr trauen, so vorzugehen. Sollte es dann in nur einem Fall nicht mit der Regeneration klappen, wäre der behandelnde Arzt wohl in großen Schwierigkeiten. Mit diesem Beispiel soll deshalb an dieser Stelle lediglich aufgezeigt werden, dass ein großes Selbstheilungspotential vorhanden ist, welches gestört werden kann, wenn äußerlich in natürliche Lebensvorgänge in nicht adäquater Weise eingegriffen wird.

Robert O. Becker berichtet weiterhin davon, dass in vielen Versuchsreihen festgestellt wurde, dass es zuallererst elektrische Impulse sind, die Zellerneuerungs- und Wachstumsprozesse auslösen. Bei der anschließenden Regeneration scheint auch das Blut eine überaus wichtige Rolle zu spielen. Es scheint die Möglichkeit zu existieren, dass erwachsene Blutzellen sich wieder zurück differenzieren in diejenigen Zellen, die als Ausgangsbaumaterial benötigt werden. Aus einer spezialisierten Zelle entwickelt sich wieder eine Stammzelle. Medizinisch ist dies eine Sensation, da man bislang diese Möglichkeit verneinte. Sofern diese Prozesse in der Wissenschaft derzeit beim Menschen noch nicht nachgebildet werden können, sollte mitberücksichtigt werden, dass im Körper selbst die Bedingungen für Zellerneuerungsprozesse sehr viel perfekter sind, als in einem Labor jemals nachgestellt werden könnte.

Unter diesem Licht betrachtet, sollte der Blutung bei einer Verletzung vielleicht mehr Bedeutung beigemessen werden. Das Blut im Körper muss als eigenständiges, intelligentes Organsystem angesehen werden. Sicherlich muss dieser Sachverhalt und dessen Nutzen für eine klinische Anwendung weiter untersucht werden, doch vermutlich ist das Ziel einer schnellstmöglichen Blutstillung bei Verletzungen (ohne lebensbedrohlichen Blutverlust) nicht immer die optimale Therapie, da sie die anschließende Regeneration verringern kann. Ich denke hierbei hauptsächlich an die Bildung von unerwünschtem, funktionsgestörtem Narbengewebe und die schlechtere Regeneration von Bandapparaten in Gelenken. Dieses Feld wäre sicher ein interessanter medizinischer Forschungsbereich.

Blut ist ein ganz besonderer Saft.

Johann Wolfgang von Goethe
(aus Faust I)

Wenn wir alles tun, was in unseren Kräften steht,
dann tut Gott das Übrige.

Arnold Janssen

Das elektrische Potential im menschlichen Körper

So wie ein Auto Benzin zum Fahren braucht, benötigt auch der Mensch beständig Energie.

Mittels dieser Energie wird im Körper permanent ein elektrisches Potential aufrechterhalten, welches im Bereich des Kopfes und der Wirbelsäule am stärksten ist, da hier der Anteil von Nervenzellen am größten ist. Mittels elektrischer Impulse werden nun Informationen verarbeitet, Muskeln bewegt und viele andere Dinge, wie die Zellteilung, gesteuert. Diese elektrischen Impulse sind von ihrer Art und Frequenz höchst unterschiedlich und variieren je nach Aufgabe. Hormone und andere chemische Substanzen werden erst nachfolgend durch elektrische Impulse im Körper freigesetzt.

In der Schulmedizin wird nun beständig versucht, mittels chemischer Substanzen (Medikamente) bestimmte Krankheitssymptome in den Griff zu bekommen. So sind im Laufe einiger Jahre viele Substanzen gefunden worden, die bestimmte körpereigene Stoffe imitieren oder Hormone regulieren können. Diese werden eingesetzt, wenn bestimmte Werte außerhalb eines gewählten Normbereichs liegen. So können beispielsweise Blutfettwerte, Blutdruck oder Blutzuckerspiegel medikamentös beeinflusst werden.

Doch ist es sinnvoll, dauerhaft über viele Jahre hinweg bei chronischen Erkrankungen auf diese Art und Weise vorzugehen?

Nein, denn es scheint übersehen zu werden, dass die Ausschüttung von entsprechenden Hormonen, die den Blutdruck oder den Blutzuckerspiegel regulieren, zuallererst von bioelektrischen Impulsen gesteuert wird. Falls jetzt, ohne die Ursache für die Normabweichung zu kennen oder ergründen zu wollen, einfach Medikamente zur Unterdrückung angeblicher Störungen eingesetzt werden, ist das mit dem Abschalten der Warnlampe einer technischen Anlage vergleichbar. Im Bereich der Technik käme wohl kein Ingenieur auf die Idee, dies als dauerhafte Lösung anzusehen. Vermutlich würde wohl auch kaum ein Autofahrer das Aufleuchten der Ölkontrollanzeige mit dem Zerstören des Leuchtmittels quittieren.

Aus meiner Sicht ist es in Ordnung, wenn Medikamente so lange eingesetzt werden, bis die wahre Ursache einer Erkrankung gefunden wurde und solange es keine Alternative hierzu gibt. Letzteres gilt insbesondere bei medizinischen Notfällen, wo Medikamente den Körper bei der Regulation oder Stoffwechselentgleisungen geeignet unterstützen können. Doch diese medikamentösen Eingriffsmöglichkeiten entbinden sowohl den Arzt als auch den Patienten nicht von dem wünschenswerten Bestreben, vor allem bei chronischen Symptomen nach dem eigentlichen Grund der Beschwerden zu fahnden. Jedes Medikament hat auch Nebenwirkungen, und diese sind für gewöhnlich umso größer, je länger und höher dosiert es eingenommen wird. In einer einzigen Zelle laufen pro Sekunde etwa 100.000 chemische Vorgänge gleichzeitig ab. Diese Vorgänge dauerhaft mittels einer Medikamentensubstanz beeinflussen zu wollen, scheint der Komplexität und Genialität des Körpers nicht vollständig Rechnung zu tragen. Für mich ist es ein sehr ungenauer, grobstofflicher Eingriff in die Natur. Bildhaft ist er vergleichbar mit „Schrotschussmunition“, die jedoch besonders in der Akutmedizin auch lebensrettend sein kann.

Die grundsätzliche Bedeutung energetischer Zustände am Beispiel von Wasser

Die Molekularstruktur von Eis und Wasser ist identisch – eine Bindung von zwei Wasserstoffmolekülen und einem Sauerstoffmolekül. Sie unterscheiden sich in ihrem energetischen Zustand jedoch sehr deutlich voneinander. Spätestens beim Eislaufen wird dieser energetische Unterschied im Alltag höchst signifikant. Grundsätzlich verfügt Wasser über Eigenschaften und Anomalien, die bis heute wissenschaftlich unerklärbar sind. So sollte nach der Dichte-Theorie gefrorenes Eis eigentlich schwerer sein als Wasser. Wir wissen jedoch, dass Eis leichter als Wasser ist. Erfreulicherweise, denn sonst würde kein Leben in Seen den Winter überleben.

Wenn nun schon ein so einfaches Molekül wie Wasser den chemischen Standardmodellen der Wissenschaft trotzt, um wie viel schwerer bis unmöglich muss es sein, die Lebensvorgänge in 70 Billionen Körperzellen modellhaft abzubilden? Deshalb muss in der Medizinwissenschaft zukünftig Energieflüssen im Körper mehr Beachtung geschenkt werden. Die Steuerung des Körpers geschieht auf der obersten Ebene primär durch elektrische Impulse. Im Anschluss werden durch diese Impulse chemische Elemente, wie Hormone, ausgeschüttet. Insofern ist es in der Heilkunst wichtig, ein gewisses Grundverständnis der im Körper wirkenden verschiedenen Energien zu bekommen. Deren Kenntnis und durch was diese blockiert werden können, kann interessante Therapieoptionen bei chronischen Erkrankungen eröffnen.

Hierbei beziehe ich mich weniger auf die biochemisch verfügbare Energie, die aus der Nahrung aufgenommen wird. Es sind vielmehr nicht direkt offensichtliche Energiesysteme, die außerhalb von Blut- und Nervenbahnen eine tragende Rolle spielen.

Energie ist essentiell

Die Sicherstellung von ausreichend Energie hat für den Körper oberste Priorität. Der Energiebedarf wird grundsätzlich bei anstrengender körperlicher oder geistiger Aktivität höher sein.

Vielfach wird davon ausgegangen, dass diese Energie alleine aus der Nahrungsaufnahme weitgehend über Kohlenhydrate und Fette bezogen wird. Ich bin jedoch überzeugt, dass es in Wirklichkeit noch mindestens eine zweite Energiequelle gibt, die speziell in asiatischen Traditionen als Lebenskraft (Ch'i oder Ki) bezeichnet wird. Es handelt sich hierbei um eine Qualität von Energie, ohne die das Leben überhaupt nicht möglich wäre.

Menschen sind in der Lage, direkt diese alternative Energiequelle anzuzapfen. Genau genommen findet dies bei jedem Menschen statt. Der Vorgang geschieht vollkommen unbewusst und ist vielleicht etwas mit der Photosynthese von Pflanzen vergleichbar. Vermutlich spielt ein bestimmter Teil des Gehirns hierbei eine Hauptrolle. Dabei strömt der Energiefluss im Körper tendenziell von oben nach unten. Er stellt für mich die Hauptquelle der Energieversorgung eines Menschen dar. Für einen entsprechend geübten Therapeuten ist der Vorgang leicht fühlbar und wurde mit geeigneten technischen Apparaten bereits gemessen. Die stärkste Verteilung dieser Energie im Körper ist nach meiner Einschätzung im Bereich der Nervenzellen angesiedelt. Deshalb ist diese Energie stark im Bereich des Kopfes, der Wirbelsäule und an den jeweiligen Austrittspunkten von Händen und Füßen fühlbar.

Die Chinesische Heilkunde beschreibt eine ähnliche Struktur bereits seit einigen Tausend Jahren mit dem Meridian-System der Energiebahnen. Ich bin insofern sicher, dass Blut nicht die einzige Transportmöglichkeit für Energie im Körper ist, während die Nervenbahnen mit den umgebenden Myelinscheiden wohl scheinbar Aufgaben übernehmen, die über eine reine Signalübertragung von Informationen hinausgehen. Die chemische Nährstoffversorgung über den Blutzucker hat für mich eine andere Natur als die Lebensenergie Ch'i, die mehr eine elektro-magnetische Qualität hat. Für mich scheint diese Energie nicht an eine bestimmte Struktur im Körper gebunden zu sein. Sie scheint eher überall präsent zu sein und ist auch in einem gewissen Abstand vom Körper noch fühlbar (Aura). Wissenschaftlich erscheint erst ein winziger Bruchteil dieser Phänomene entdeckt und verstanden worden zu sein.

Ein Beweis für das Vorhandensein von derartigen Energiefeldern ist auch der in den 70er Jahren erstmals geführte Nachweis einer schwachen Zellstrahlung in lebenden Organismen. Alle Zellen kommunizieren permanent über die Ausstrahlung von Lichtteilchen (Bio-Photonen). Diese sind physikalisch messbar, und es zeigt sich beispielsweise ein drastisches Ansteigen der Strahlungsintensität bei Störung, Beschädigung oder beim Sterben von Zellen.[3] Ich bin der Auffassung, dass die Lebensenergie Ch'i aus diesen Biophotonen aufgebaut ist. Während die normale Ernährung einen Umweg macht – von der Energie der Sonne hin zu Zucker in Nahrungsmitteln, welcher dann im Körper wieder zu Energie umgewandelt wird, kann der Körper offensichtlich auch direkt Lichtenergie aufnehmen, umwandeln und in den Zellen speichern.

Obwohl dieser Vorgang einem Menschen in der Regel nicht bewusst wird, sollte die Aufnahme von Nahrung grundsätzlich als eine indirekte Form der Energieversorgung angesehen werden. Sie dient nach meiner Ansicht unter anderem zur Einlagerung von Reserveenergie in der Muskulatur sowie der Leber für extremere körperliche Anstrengungen. Auf diese Reserven wird immer dann zurückgegriffen, wenn der beständige, eher gleichmäßige Fluss der Lebensenergie Ch'i alleine – aus welchen Gründen auch immer – nicht oder noch nicht ausreichend ist. Dies dürfte bei den meisten Menschen der Fall sein. Solange ausreichend Nahrung zur Verfügung steht, ist das auch kein größeres Problem.

Es gilt ganz allgemein, dass emotionale Probleme oder Stress den Energiebedarf eines Menschen zusätzlich erhöhen. Dann ist eine entsprechend höhere zusätzliche Energieversorgung über die Ernährung notwendig. Hierüber lässt sich beispielsweise der extreme Süßigkeitenkonsum einiger Menschen in Stresssituationen erklären. Doch die Bedeutung von Licht im Allgemeinen lässt sich auch in den Ländern Skandinaviens beobachten, wo in den dunklen Wintermonaten eine Tendenz zu Depressivität und Alkoholkonsum unübersehbar ist. Depressivität ist oftmals Folge eines Energiemangels, und der (kalorienreiche) Alkoholkonsum soll in vielen Fällen dem Körper zusätzliche Energie zufügen, um das bestehende Licht-Defizit auszugleichen. Den meisten Betroffenen dürfte dieser Zusammenhang allerdings nicht bewusst sein.

Dennoch ist es wirklich möglich, vollkommen auf Nahrung zu verzichten. Es ist eine bewiesene Tatsache, dass zahlreiche Menschen gänzlich ohne Essen überleben können. Eine der Voraussetzungen für diese Form der „Alternativernährung“ ist, ein hohes spirituelles Bewusstsein zu entwickeln und weitgehend frei von Traumata und Ängsten zu sein. In der Praxis scheinen die Schlussfolgerungen dieser grundsätzlichen Möglichkeit des Nahrungsverzichtes bei gleichzeitig vollkommener Fitness doch sehr weitreichend zu sein.

Selbstversuch eines vollständigen Nahrungsmittelverzichtes

Weil ich es anfangs selbst nicht glauben konnte, habe ich mich im Jahre 2004 über etwas mehr als acht Monate hinweg in einem Selbstversuch davon überzeugt, dass der vollständige Nahrungsverzicht unter Beibehaltung von vollkommener Gesundheit und maximaler Leistungsfähigkeit möglich ist. Mein Gewicht blieb dabei über mehr als fünf Monate in einen Normalbereich konstant, während sich anfangs sehr rasch (innerhalb von 3 Tagen) ein leichtes Übergewicht (12 kg) abbaute. Dieser schnelle Gewichtsverlust ist medizinisch unerklärbar, da während dieser Zeit auch keine so genannten Ketonkörper entstanden. Ketonkörper bilden sich normalerweise bei Fastenprozessen, wenn der Körper auf Fettreserven zurückgreift und diese „verbrennt". Selbstverständlich ernährte ich mich während dieser Monate auch nicht von Getränken. Ein Glas Wasser am Tag war grundsätzlich ausreichend, um meine Bedürfnisse vollständig zu decken. Ab und zu auch mal in geringen Mengen ein anderes Getränk, um der Zungensensorik bestimmte Geschmacksvorlieben zu erfüllen. Ansonsten wäre es mit Wasser alleine doch auf Dauer etwas eintönig geworden. Mögliche Mangelerscheinungen wurden ärztlich untersucht und traten nicht auf. In den Monaten 6-8 nahm ich trotz Nahrungskarenz sogar wenige Kilogramm zu, was zugebenermaßen auch mich etwas verwunderte.

Weil diese Sonderform der Ernährung nicht das Hauptthema dieses Buches sein soll, bleibt sie nachfolgend weitgehend unberücksichtigt. Es dürften jedoch tausende Menschen in Deutschland geben, welche diese Erfahrung mit „Lichtnahrung" bereits gemacht haben. Ich selbst habe einige Menschen bei dem Umstellungsprozess begleitet. Bei Interesse findet sich leicht entsprechende Literatur von Autoren, die authentisch ihre eigenen Erfahrungen mit diesem Prozess wiedergeben. Diese Art der Ernährung darf allerdings nicht mit einer bekannten und gefährlichen Essstörung, der Magersucht, verwechselt werden. Hier stehen eher psychische, emotionale Probleme im Vordergrund und es gibt zuweilen auch Todesfälle. Hungerstreiks sind ebenfalls von gänzlich anderer Qualität, weil diese oft aus der Not heraus als Druckmittel verwendet werden. In diesen individuellen Fällen stehen eher Ängste und psychische Traumatisierung im Mittelpunkt. Keinesfalls darf der vollständige Nahrungsverzicht zwanghaft ausgeübt werden. Es handelt sich bei dem Verzicht auf Nahrung um einen Prozess, der für die meisten Menschen erheblicher Vorbereitung bedarf und der eine bewusste, vollkommen freie Willensentscheidung voraussetzt. Insofern ist er eine Erweiterung der Ernährungsmöglichkeiten und keinesfalls als Einschränkung oder Limitierung zu betrachten.

An dieser Stelle soll kein grundsätzliches Votum für „Lichtnahrung" abgegeben werden, denn sowohl der Genuss von Lebensmitteln wie auch die gesellschaftlichen Aspekte gemeinsamer Mahlzeiten sind gewichtige Argumente. Weiterhin dürften die meisten Menschen das Essen nicht aufgeben wollen, und dies ist vollkommen in Ordnung. Hinzu kommt, dass gemeinsame Mahlzeiten häufig auch positive Assoziationen zu Kindheitserfahrungen wecken. Es handelt sich um ein Ritual, dass seit vielen Jahrhunderten zelebriert wird und auch so genossen werden darf. Mein Anliegen ist vielmehr, grundsätzlich aufzuzeigen, dass Menge und Qualität der Nahrungsaufnahme differenzierter betrachtet werden sollten. Hinzu tritt eine Veränderung des Denkens bezüglich Existenzangst, wenn die grundsätzliche Möglichkeit des Nahrungsverzichts verinnerlicht wird.

Deckung des Energiebedarfs

Grundsätzlich sollte der Energiebedarf eines Menschen mit einer Ernährung abgedeckt werden, die ausgewogen ist und selbstverständlich individuellen Bedürfnissen Rechnung trägt. Insbesondere Kinder sollten deshalb nicht gezwungen werden, Dinge zu essen, die sie nicht mögen. Gerade sie haben noch einen vollkommen natürlicheren Zugang zu wissen, was ihnen gut tut oder was sie im Moment benötigen. Die erforderliche Nahrungsmenge sollte jeder für sich selbst bestimmen dürfen. Kinder essen aber gerne Süßigkeiten. Oftmals geschieht dies sehr zum Leidwesen der Eltern, die Süßes für eine schlechte Ernährung halten.

Hierbei sollte etwas differenziert werden:

Traubenzucker als Energielieferant

Traubenzucker (Glucose) ist eine Energieform, die dem Körper innerhalb von Minuten zur Verfügung steht. Dagegen werden in Süßigkeiten neben teilweise fragwürdigen Zusatzstoffen meist andere Zuckerformen verwendet. Letztere sind für den Körper nicht sofort verfügbar und müssen zuerst mit Energieaufwand in eine verwertbare Form umgewandelt werden. Insofern ist bei akutem Energiemangel immer dem Traubenzucker Vorzug zu geben, der bereits in der Mundschleimhaut resorbiert werden kann. Deshalb ist das Lutschen von Traubenzucker manchmal sinnvoll. Dieser ist nicht schädlich, da er weitgehend dem natürlichen Blutzucker entspricht, und der Körper Überschüsse nach eigenem Ermessen entweder in seinen Depots speichern oder ausscheiden kann.

Grundsätzlich sollte bei der Ernährung auf eine über den Tag gleichmäßig verteilte Energiezufuhr geachtet werden, da es ansonsten zu starken Schwankungen des Blutzuckerspiegels kommt. Dies ist eine zusätzliche Anstrengung für das hormonelle System, das Insulin bereitstellen muss. Für Diabetiker ist selbstverständlich eine mit dem Arzt abgestimmte Verhaltensweise nötig, aber auch bei ihnen sind Energieprobleme offensichtlich. Sie tragen in der Regel immer Traubenzucker bei sich, da ein plötzlich zu geringer Blutzuckerspiegel für sie eine große Gefahr darstellen kann. Für sie ist Traubenzucker eine Art Notfallmedikament.

Insbesondere Kinder leiden häufig unter Stress und Anspannungen, auch wenn sie sich nicht im Einzelnen dazu äußern. In der Schule werden ihnen häufig geistige Höchstleistungen abverlangt, und da das Gehirn Glucose als Energiequelle nutzt, kommt es öfters zu Energiemangel. Dieser äußert sich oftmals in Konzentrationsstörungen, und das Kind wird unruhig und fahrig. Es handelt sich hierbei um eine ganz natürliche Reaktion, um aus einer Situation auszubrechen, die über die momentane energetische Leistungsfähigkeit hinausgeht. Wird dem Kind in einer solchen Situation Traubenzucker gegeben, steigt die Konzentrationsfähigkeit wieder an, und der Stress lässt nach. Es ist vergleichbar mit einem Computer, der bei zu wenig Spannung seinen Dienst quittiert. Weder kommen Informationen heraus, noch Informationen herein. Die Verarbeitung der Informationen ist ebenfalls gestört.

Zahlreichen Kinder mit einer Aufmerksamkeits-Defizit-Störung (ADS) und ihren Symptomen könnte sicher geholfen werden, wenn ihnen ausreichend Zugang zu Traubenzucker gestattet wird und die Eltern sich gleichzeitig in die Stresssituationen ihrer Kinder hineinversetzen würden, um diese kindgerecht aufzuarbeiten. Auf diese Weise kann das Kind seine bestehenden Ängste abbauen und weiß, dass liebevolle Eltern Verständnis für seine Probleme haben. Hierzu ist es nicht einmal erforderlich, dass ein Kind genau erzählt, was so belastend ist. Bedingungslose Liebe und Verständnis sind meist ausreichend. In manchen Fällen wird dem Kind auch mitgeteilt werden müssen, welche Erwartungen überhaupt bestehen. Vielleicht weiß das Kind vor lauter Stress nicht, was die Eltern als wichtig und was als eher unwichtig ansehen. Hier können Anreiz- und Belohnungssysteme anstatt Bestrafungen regelrechte Wunder bewirken.

Eltern tragen eine hohe Verantwortung, die Fröhlichkeit ihrer Kinder zu erhalten und nicht zu zerstören.

Meist wird jedoch antisoziales Verhalten und körperliche Unruhe eines Kindes fälschlicherweise als Energieüberschuss interpretiert. Manchmal wird medikamentös in den Hormon-Stoffwechsel im Gehirn eingegriffen, obwohl die Auswirkungen auf den Körper bislang noch weitgehend unerforscht scheinen. Die hierbei verwendete Medikamentensubstanz steht mittlerweile sogar im Verdacht, Herzprobleme zu verursachen und später Depressionen oder eine Parkinson Erkrankung zu begünstigen. Was die Substanz im Einzelnen genau bewirkt, ist bislang ebenfalls nicht erforscht. Dennoch nehmen mehr als 150.000 Kinder in Deutschland diese Arzneimittel regelmäßig ein.

Dabei lässt sich in der Praxis leicht und gefahrlos zeigen, dass Kinder, die Zugang zu Traubenzucker als Energiequelle in Stresssituationen haben, meist bessere schulische Leistungen erbringen und weniger zu Aggressivität neigen. Eltern können das individuell leicht in der Praxis überprüfen: Sie testen den Einsatz des legalen Dopingmittels Traubenzucker über einige Wochen hinweg an ihren Kindern aus. Nach Angaben der Weltgesundheitsorganisation WHO leidet heute bereits jeder fünfte Schüler unter psychosomatischen Störungen. Neben der Sicherstellung von ausreichend Energie im Körper eines Kindes sollte deshalb selbstverständlich auch unser Bildungssystem sehr kritisch betrachtet werden, welches ich in einigen Bereichen als wenig kindgerecht ansehe. Auch unter dem Blickwinkel neuerer, wissenschaftlicher Erkenntnisse sind einige Lernmethoden wie beispielsweise permanenter Frontalunterricht mit standardisierten Lehrplänen nicht mehr zeitgemäß. Es wäre sicherlich förderlich, hier eine konstruktive Diskussion in Politik und Gesellschaft anzustoßen, um das System mehr auf die wirklichen Bedürfnisse der Kinder anzupassen. Die Politik sollte hierbei nicht vergessen, dass Kinder die Herausforderungen der Zukunft meistern sollen. Da diese sich von den Rahmenbedingungen der Vergangenheit unterscheiden, muss sich auch das Schulsystem einem beständigen Wandel unterziehen. Weil das Wissen der Menschheit exponentiell wächst, darf nicht der zwanghafte Versuch unternommen werden, immer und immer mehr Lernstoff in noch kürzerer Zeit einzupauken. Eigene Leidenschaft und Wissbegierde sollten der Antrieb in Kindern sein, um sich dauerhaftes Wissen anzueignen – kein Zwang. Den Lehrern sollten auch gewisse Freiräume im Schulunterricht zugebilligt werden. Kinder sind keine „Roboter“, die Programme erlernen sollen.

Die derzeit starke Fokussierung auf schnell erlerntes Wissen im Kurzzeitgedächtnis wird die Kinder wohl kaum wirksam auf die zukünftigen Herausforderungen vorbereiten. Wichtiger wäre es, praktisches Grundlagenwissen und überkonfessionell moralische Werte zu vermitteln, damit die Kinder später gemeinsam das selbst erarbeitete Wissen bündeln und das Beste zu erreichen suchen. Zum Vergleich ein Blick in frühere Zeiten: Die Mehrheit der heutigen Rentner hat eine recht einfache Schulbildung genossen. Dennoch dürfte diese Generation nicht als unintelligent gelten. Einige von ihnen haben beispielsweise ein hohes wissenschaftliches Ansehen erreicht – ganz abgesehen von den vielen Erfindungen, für die Deutschland heute einen ausgezeichneten internationalen Ruf hat.

Es ist offensichtlich, dass der Erfolg im Leben letztlich nur zu einem kleinen Teil von der Schulbildung abhängt. Er wird sehr viel mehr von dem inneren Antrieb des Einzelnen zum Erreichen von Höchstleistungen bestimmt. Trotz dieses leicht nachvollziehbaren Sachverhalts wird heute vielen Kindern offen suggeriert, dass sie ohne Studium keinen vernünftigen Job erhalten werden. Das führt bei vielen Schülern zu (einem wenig sinnvollen, enormen) Leistungsdruck und großer Frustration mit weitreichenden Folgen, die tagtäglich sichtbar sind. Viele Eltern, die ihren Kindern in der Grundschule(!) bei den Hausaufgaben helfen oder diese korrigieren wollen, dürften einen Einblick in die Komplexität des Lernstoffs erhalten haben und sind nicht selten selbst frustriert, da sie die Fragestellungen nicht beantworten können. So ist am Ende nicht nur die Gesundheit der betroffenen Schüler gefährdet. Hinzu treten – durch die Möglichkeit eines übergroßen, egoistischen Konkurrenzdenkens – ein gewisser Verfall moralischer Werte in der Gesellschaft und die Schrumpfung der Leistungskraft einer zukünftigen Steuerzahlergeneration.

Die Schüler und Jugendlichen trifft hierbei keine Schuld, auch wenn häufig pauschal über sie geschimpft wird. Sie sind diejenigen, die am wenigsten Verantwortung für den aktuellen Zustand übernehmen müssen, denn ein Mitspracherecht hatten sie im Regelfall nicht. Was können Schüler dagegen tun, dass beispielsweise der „Notenspiegelvergleich" von Lehrern oft verlangt, immer gute und schlechte Schüler auszuweisen – häufig unabhängig von den Leistungen. Von einer guten Klassenlehrerin, die viele Schüler mit Bestnoten hat, wird am Ende vielleicht vom

Schulleiter verlangt, schwierigere Prüfungen abzunehmen – um „auszusortieren". Diese Vorgehensweise scheint zum Leidwesen der Schüler ein systembedingter Irrweg zu sein.
Am besten lernen junge Menschen über Vorbilder. Diese Vorbildfunktion, der in besonderem Maße Eltern, Lehrer und Politiker gerecht werden müssen, sollte nicht in Vergessenheit geraten. Jeder Mensch kann in jedem Moment eine Wahl darüber treffen, ob er mit einem vorbildhaften Verhalten eine positive Inspiration für sein Umfeld sein möchte.

Die energetische Verbindung der Mutter-Kind Beziehung

Ich habe bereits darauf hingewiesen, dass Energie nicht nur über die Nahrung in den Körper aufgenommen wird. Besonders gilt dies für kleine Kinder, die eine Form von spiritueller Lebensenergie auch über die jeweiligen emotionalen Bezugspersonen aufnehmen. Hierfür muss allerdings eine ausgeprägte Harmonie zwischen den Energien beider Personen bestehen. Meist wird es sich bei dieser Bezugsperson um die Mutter handeln. Dies erklärt, warum gerade sie sich häufig so überanstrengt fühlt. Für mich scheint es, als ob ein Kind selbst noch nicht in der Lage ist, ausreichend Lebensenergie Ch'i aufzunehmen und sie deshalb über den Umweg des elektro-magnetischen Feldes, besonders von der Mutter, aufnehmen muss. Da diese permanente Energieabgabe regelrecht auslaugen kann, wird Traubenzucker als jeweils kurzfristige stoffliche Zusatznahrung für die Mutter manchmal Wunder bewirken können.

Die Energieaufnahme über das Energiefeld der jeweiligen Bezugsperson ist normalerweise am stärksten in jungen Jahren ausgeprägt und verschwindet umso mehr, je unabhängiger das Kind in seinem eigenen Denken wird. Spätestens mit Beginn der Pubertät ist ein Kind dann im Regelfall nicht mehr auf die Energie seiner Eltern angewiesen. Falls nun die Beziehung zwischen Mutter (Eltern) und Kind sich nicht normal entwickeln kann, sei es beispielsweise durch eine Art Disharmonie bei Geburtskomplikationen oder einer Adoption, steigt das Risiko enorm, dass das Kind schon zu Beginn seines Lebens nicht ausreichend Energie zugeführt bekommt. Normalerweise sind die körperlichen Energien des Kindes und seiner Mutter in der ersten Zeit in vollständiger Harmonie. Diese Bindung wird meist noch harmonischer und stärker sein, sofern das Kind gestillt wurde. Durch die Liebe der Mutter wächst diese energetische Verbindung immer weiter.

Alles, was diese Harmonie stört, kann die Bindung stören oder zerbrechen lassen. Eine ähnliche energetische Resonanz besteht in individuell unterschiedlicher Ausprägung auch zwischen anderen Familienmitgliedern und dem Kind. Im Fall einer Adoption gehen jedoch meist Umstände voraus, die für das Kind tragisch und traumatisch sind. Schon alleine deshalb braucht dieses Kind besonders viel Liebe und Energie. Da aber die Energie der Adoptiveltern – wie liebevoll sie auch sind – besonders am Anfang weniger harmonisch mit dem Kind ist, kann dies öfters zu Problemen führen.

Es fehlt an gemeinsamer Resonanz. Die Bindungsfähigkeit eines Kindes zu seiner nicht-leiblichen Mutter ist meistens erheblich schlechter. Insbesondere bei Adoptionen, die über Ländergrenzen hinweg erfolgen und das Kind somit auch aus der familiären Gruppenenergie entfernen, können die energetischen Probleme stark ausgeprägt sein.

Aufgrund der Bedeutung des energetischen Bandes zwischen Mutter und Kind ist beispielsweise auch die längerfristige Trennung des Kindes von der Mutter in frühen Lebensmonaten meist ungünstig. Es kann dann permanent unter Energiemangel leiden, und die Erfahrung zeigt, dass dann die Symptome einer Aufmerksamkeits-Defizit-Störung später erheblich wahrscheinlicher auftreten. Sofern es sich beruflich arrangieren lässt, sollte eine Mutter zumindest die ersten zwei Jahre für das Kind die Hauptrolle als Bezugsperson spielen. Sofern das nicht möglich ist, sollte ein anderes Familienmitglied versuchen, diese Rolle einzunehmen. Ständig wechselnde Bezugspersonen müssen – so weit möglich – vermieden werden, wenn dem Kind das Leben nicht unnötig schwer gemacht werden soll. Ein Kind ist durchaus in der Lage, auch mit anderen Bezugspersonen, beispielsweise im Kindergarten, ein energetisches Band zu knüpfen. Das ist immer von der individuellen Situation abhängig und wird in der Regel nicht die Stärke der Bindung wie zwischen Mutter und Kind erreichen. Ab dem Kleinkindalter wird ein Mensch immer unabhängiger und ist zunehmend weniger auf die dauerhafte Energiezufuhr und Fürsorge seiner Eltern angewiesen. Er kann dann den sicheren Hafen mehr und mehr verlassen, um seine Umwelt zu erkunden und mit fremden Personen in Interaktion zu treten. Dies ist für seine Persönlichkeitsentwicklung überaus wichtig, so dass ein gesundes, altersgerechtes Mittelmaß zwischen Abhängigkeit von den Eltern und beginnender Selbständigkeit gefunden werden muss. In Notfällen oder extremen Stressereignissen sollten die Eltern jedoch mindestens bis zur Pubertät unterstützend zur Seite stehen.

Ein guter Hinweis auf das Bestehen energetischer Verbindungen ist, dass eine Mutter häufig sofort spürt, wenn ihr vielleicht bereits erwachsenes Kind in einer Notsituation ist – unabhängig vom Aufenthaltsort des Kindes. Dies funktioniert auch in die Gegenrichtung und ist in der Regel umso ausgeprägter, je sensitiver und feinfühlender ein Mensch ist.

Zuweilen sind Kinder deshalb ungezogen, weil sie der Aufmerksamkeit und Liebe der Eltern bedürfen, die vielleicht – aus vielfältigen Gründen – nicht genügend für ihre Kinder da sein können. Ich interpretiere die Aufmerksamkeits-Defizit-Störung als Wortspiel gerne dahin gehend, dass Kinder nicht zu wenig Aufmerksamkeit zeigen, sondern zu wenig Aufmerksamkeit im Sinne von Liebe, Zuneigung und Energie durch ihre Bezugspersonen bekommen. Insofern werden derart sensibilisierte, aufmerksame Eltern nun leicht einordnen können, inwieweit Energiemangel ein Grund für vielerlei Probleme sein kann. Dann kann Traubenzucker zu einer „Notlösung" werden. Beispielsweise in der Schule, wo Kinder, getrennt von der familiären Energie und Liebe, Höchstleistungen erbringen sollen – in einem Stressumfeld, welches für sie meist als wenig liebevoll empfunden wird.

Nicht nur Kinder können von der zusätzlichen Einnahme von Traubenzucker profitieren. Dies gilt ebenso für gestresste Erwachsene und insbesondere ältere Menschen. Hier ist in der Praxis leicht überprüfbar, inwieweit er nutzbringend sein kann.

Die Bedeutung der Elektrolyte

Elektrolyte als chemische Elemente sind im Körper essentiell wichtig, um die verschiedenen Energiepotentiale in den Zellen aufrechtzuerhalten. Sie werden weiterhin benötigt, um Energie an die Orte zu transportieren, wo sie gerade benötigt wird. Wenn es hier zu größeren Störungen kommt, können wichtige Organsysteme wie das Herz blitzschnell entgleisen (z. B. bei Kaliummangel).

Eines der wichtigsten Elektrolyte ist Natrium, das vor allem in Form von Salz eingenommen wird. Wird dies nun absichtlich in der Nahrung weggelassen, weil es oft pauschal als schädlich angesehen wird, kann es zu Störungen im Elektrolytgleichgewicht kommen, und die Energieversorgung ist nicht mehr voll umfänglich gewährleistet. Insofern sollte auf eine normale, ausreichende Salzzufuhr geachtet werden und Salz nicht generell ganz aus der Ernährung verbannt werden. Jäger bringen im Winter überlebenswichtiges Salz für Wildtiere im Wald aus. Bauern wissen, dass Tiere kräftiger wachsen, wenn sie ausreichend Zugang zu Salz haben. Insofern sollte beim Menschen Salz nicht als grundsätzlich schädigend angesehen werden – vernünftige Mengen vorausgesetzt. Diese liegen zwischen 2-10 Gramm täglich; bei bestimmten Herzerkrankungen tendenziell an der Untergrenze. Hier erteilt der Arzt einem Betroffenen genauere Ratschläge bezüglich des geeigneten Ernährungsverhaltens.

Zudem ist mittlerweile in der Ernährungslehre auch die Überzeugung gereift, dass es gewöhnlich für einen Erwachsenen nicht sinnvoll ist, mehr als zwei bis drei Liter am Tag zu trinken. Es kann sonst ebenfalls zu Elektrolytstörungen kommen. Eine davon ist die sogenannte Wasservergiftung, die manchmal bei Kindern oder Sportlern beobachtet wird, die nach dem Konsum von zu viel Flüssigkeit sogar sterben können. Andere Elektrolyte als Salz sind für den Körper ebenfalls überlebenswichtig, dürften aber grundsätzlich in ausreichender Form über eine normale und vernünftige Ernährung zugeführt werden. Manchmal kann auch die zusätzliche, zeitlich begrenzte Einnahme eines Mineralienpräparates sinnvoll sein. Hier muss vorab eine entsprechende Diagnostik erfolgen, um zielgerichtet vorgehen zu können.

Die Gefahr von Elektrolytstörungen besteht insbesondere bei Menschen, die bestimmte Medikamente einnehmen, welche in diesbezügliche Regulierungsprozesse eingreifen. Bei Extremdiäten, Essstörungen und bestimmten organischen Erkrankungen treten derartige Probleme ebenfalls gehäuft auf. Wer sich immer schwach und ausgelaugt fühlt, sollte deshalb mit seinem Arzt oder Heilpraktiker über diesen möglichen Zusammenhang sprechen. Grundsätzlich ist die dauerhafte Einnahme von Nahrungsergänzungsmitteln jedoch nicht erforderlich, da eine ausgewogene Ernährung entsprechende Mangelerscheinungen verhindert. Zudem mehren sich Hinweise, dass manche Nahrungsergänzungsmittel nicht nur Vorteile bringen, sondern auch gesundheitliche Risiken bergen.

Energiemangelsymptome

Beides, das Fehlen von Energie in Form von Zucker sowie Elektrolytstörungen, können zu allerlei körperlichen und geistigen Symptomen führen, die durch einen nicht optimalen Energiefluss im Körper ausgelöst werden. Den Fokus möchte ich hier nicht auf kurzfristige, extreme Energiemangelszenarien lenken, die beispielsweise in ein Koma führen können, sondern mehr in Richtung dauerhafter Energiedefizite und deren Folgen.

Eines der am schnellsten von Energiemangel betroffenen Systeme ist die Muskulatur. Wenn nicht genügend Energie verfügbar ist, kommt es zu Verspannungen der Muskulatur, die bis hin zu chronischen Schmerzen führen können. Grundsätzlich kann festgestellt werden, dass Muskelfasern immer dann optimal arbeiten, wenn sie ausreichend mit Energie durchströmt werden. Ist dies nicht gewährleistet, fühlt sich der Betroffene oft bleischwer. So wird leicht nachvollziehbar, dass energiegeladene Persönlichkeiten leichtfüßig umher springen, während energielose Menschen häufig Mühe beim Gehen haben.

Schmerzen, welche durch Energiemangel ausgelöst werden, werden grundsätzlich eher nach körperlicher Belastung oder zum Abend hin auftreten. Sie bestehen dagegen weniger in der Nacht, da nach einem Abendessen ausreichende Energiereserven verfügbar sind. Wenn die Schmerzen bevorzugt nachts oder am frühen Morgen bestehen, dürfte die Ursache auf der geistig-emotionalen Ebene zu suchen sein, auf die ich später noch ausführlich eingehen werde. Für Therapeuten ist diese Unterscheidung von großem Nutzen, da die zielführende Therapie so schneller ausgewählt werden kann.

Falls die Muskulatur durch Energiemangel zu permanenten Verspannungen neigt, wird sich dies ebenfalls auf die Blutzirkulation auswirken. Es wird sich zuerst an den Händen und Füssen als Kältegefühl äußern, weil diese Bereiche tendenziell am schlechtesten mit Energie versorgt werden. Einerseits ist hier der Blutstrom am weitesten vom Herz entfernt, andererseits ist hierbei auch zu berücksichtigen, dass auch elektro-magnetische Felder im Körper für die Energieversorgung eine Rolle spielen. Diese scheinen hauptsächlich von Nervenzellverbänden im Gehirn und Rückenmark aufrechterhalten zu werden – ebenfalls eine weite Strecke bis zu den Fingern und Füssen. Die Flussrichtung dieser (körperlichen) Energie ist grundsätzlich von oben nach unten gerichtet. Alles, was diesen Energiefluss blockieren kann, wird sich als Kälte unterhalb der Blockadestelle bemerkbar machen – es kommt zu wenig Energie darunter an. Hierin liegt auch der Grund, warum Diabetiker so häufig an Fußbeschwerden leiden – es liegt primär ein energetisches Problem vor, dem nachfolgend körperliche Symptome folgen. Deshalb ist hier die Wundheilung oftmals problematisch.

Bei Energiemangel wird der Schlaf tendenziell leichter und unruhiger. Der Körper, genauer das Unterbewusstsein, wird nicht zulassen, dass ein Betroffener mit zu knappen Energieressourcen in einen tiefen Schlaf verfällt, aus dem er dann vielleicht nicht mehr aufwachen würde (Unterzucker-Koma). Deshalb wird der Mensch in einer Art Alarmzustand gehalten und sofort aufgeweckt, wenn die Energiereserven knapp werden. Über Tage und Wochen hinweg wird er sich wie gerädert fühlen, falls die Tiefschlafphase dauerhaft kurz ist oder nicht mehr voll erreicht wird. Die Auswirkungen von Schlafentzug sind allgemein bekannt und sowohl körperlicher als auch geistiger Natur (deshalb wird er auch als Folter eingesetzt). Die Einnahme von Schlafmitteln unter Inkaufnahme ihrer Nebenwirkungen kann bei Schlafproblemen keine langfristig erstrebenswerte Lösung sein. Hier kann die zusätzliche Einnahme von Traubenzucker häufig gut helfen. Eine befreundete Psychologin berichtete mir von ganz erheblicher Dosisreduzierung oder dem Absetzen von Schlafmitteln bei ihren Patienten, nachdem sie dies getestet hatte.

Energiemangel beeinträchtigt auch das Handeln im Alltag, was zu vielerlei Problemen in der Arbeit führen kann. So kommt es zu Konzentrationsstörungen und Vergesslichkeit, wodurch Entscheidungen schwer fallen. Dies führt zu Stress, der wiederum zusätzliche Energie nötig macht, die jedoch nicht verfügbar ist. Ein folgenschwerer Kreislauf. Damit verbunden sind oft erhöhte Reizbarkeit und Aggression, denn falls keine Entscheidungen getroffen werden können und das Denken schwer fällt, möchte ein Betroffener nicht von anderen Menschen angesprochen werden.

Falls dies mit Süßigkeiten kurzfristig überbrückt wird, nimmt die Person lediglich wenig sofort verfügbare Energie auf, hat aber jede Menge schwer verdauliches Beiwerk wie Fette zu sich genommen, die in diesem Zusammenhang nicht erforderlich gewesen wären. Das Essen liegt dann meist später wie Blei im Magen, und die Konzentration sinkt dann kurze Zeit später wieder erneut ab.

Ziel der Ernährung muss es deshalb sein, eine gleichmäßig über den Tag verteilte, ausreichende Energiezufuhr sicherzustellen. Deshalb sind kleinere und dafür häufigere Mahlzeiten sinnvoll. Eine zusätzliche Energiezufuhr mittels Traubenzucker dient vor allem dazu, die Energiespeicher im Körper wieder aufzufüllen, damit bestehende Energiedefizite über den Tag hinweg schnell und effektiv ausgeglichen werden. Der Körper hat somit wieder Notreserven und kann sich damit selbst wieder auf ein gleichmäßig hohes Energieniveau einstellen. Zu starke hormonelle Blutzuckerregulierungen, die insbesondere die Bauchspeicheldrüse über Jahre hinweg belasten können, werden so vermieden.

Für gewöhnlich sollte es bei chronischen Energiedefiziten ausreichend sein, über wenige(!) Tage hinweg ca. 150 Gramm Traubenzucker einzunehmen. Jeweils zusätzlich zur Nahrung über den Tag in kleineren Portionen verteilt und abends vor dem Schlafengehen. Dies entspricht in Summe etwa knapp dem Kaloriengehalt einer Tafel Schokolade. Innerhalb von einigen Tagen sollte so der oft bestehende Heißhunger auf Süßigkeiten nachlassen. Wenn die Energiedepots wieder ausreichend gefüllt sind, wird der Körper den Appetit darauf verlieren. Er reguliert sich wieder richtig ein und wird dann lediglich bei Bedarf – über die Lust auf etwas Süßes – auf Energiebedarf hinweisen. Eine dauerhafte, hochdosierte Einnahme von Traubenzucker ist jedoch grundsätzlich nicht anzuraten. Hier sollte der wahre Grund für den hohen Energiebedarf gefunden und dessen oft emotionale Ursache aufgelöst werden. Traubenzucker ist deshalb eher ein Mittel, um lediglich kurzfristige Energiemangelsymptome oder Stresssituationen zu begleiten. Auch kann er hin und wieder zusätzlich eingesetzt werden, wenn jemand aus persönlichen Gründen eine sehr zuckerarme Diät hält und sich deshalb erschöpft und kraftlos fühlt.

Traubenzucker macht nicht dick. Er wird entweder sofort verwendet, bei Bedarf eingelagert oder ausgeschieden. In Krankenhäusern wird er als Glukose-Infusion auch zur kurzfristigen Überbrückung von Energiedefiziten eingesetzt. Nach meiner Empfehlung von Traubenzucker hatte ich in der Praxis zahlreiche Fälle von übergewichtigen Menschen mit einem Energiemangel, die sogar erheblich an Gewicht verloren. Dies lag zum Teil auch daran, dass diese Patienten nach kurzfristiger Traubenzuckereinnahme wieder mehr Lebensantrieb bekamen, sich mehr bewegten und hierdurch nicht zuletzt Wassereinlagerungen ausgeschieden wurden. Für das Kreislaufsystem und das Herz ist es gleichzeitig von großer Bedeutung, sich ausreichend zu bewegen. Dies kann nur geschehen, sofern ausreichend Energie im Körper vorhanden ist. Ansonsten fehlt der Antrieb, und zahlreiche innere Erkrankungen werden hierdurch begünstigt.

Zusammengefasst deuten folgenden Anzeichen auf einen möglichen Energiemangel hin:

- Heißhunger auf Süßigkeiten und/oder Salz
- Antriebslosigkeit
- Müdigkeit oder Hyperaktivität (bei Kindern tendenziell Hyperaktivität, bei Erwachsenen Müdigkeit)
- Entscheidungsschwäche, Konzentrationsstörungen, nachlassende Merkfähigkeit
- Leichte Reizbarkeit, Aggressionen
- Kältegefühl (vor allem Füße und Hände)
- Leichter, unruhiger Schlaf, Alpträume
- Muskelverspannungen, Schweregefühl, Schmerzen im Bewegungsapparat (meist ältere Menschen)

Bei andauernden Beschwerden sollte therapeutisch nach einem möglichen Grund für Energiemangel gesucht werden.

Es gibt selbstverständlich noch viele andere Ursachen für die hier genannten energetischen Probleme, beispielsweise unterdrückte emotionale Traumatisierungen oder organische Erkrankungen. Doch falls der Körper insgesamt zu wenig Energie hat, werden viele seiner Systeme (psychisch und körperlich) über kurz oder lang Probleme bekommen. Insofern kann es lohnenswert sein, über ein paar Wochen hinweg auszutesten, inwieweit Beschwerden sich unter Einnahme von Traubenzucker und einer ausgewogenen, nicht extra Salz meidenden Ernährung bessern. Insbesondere bei Kindern und älteren Menschen wirkt ein höheres Energieniveau oft wahre Wunder. Selbstverständlich sollten schwere Erkrankungen in diesem Fall vorab medizinisch ausgeschlossen worden sein. Ich spreche bei dieser Empfehlung nur von Fällen, in denen von ärztlicher Seite kein Grund für die genannten Symptome gefunden werden konnte.

Elektro-magnetische Felder

Energie wird im Körper nicht nur über den Blutzucker verteilt, sondern auch mittels elektro-magnetischer Felder. Von der Lebensenergie Ch'i hatte ich bereits gesprochen, die überall im Körper pulsiert. Ein Teil der Energie dieser Felder ist messbar, und die meisten Menschen kennen das Gefühl zu spüren, falls jemand hinter ihnen steht. Jeder Mensch hat eine einzigartige „Kennung" seiner Energie, ähnlich einem Fingerabdruck.

Grundsätzlich gilt: Je vitaler, umso stärker sind diese Felder.

Dieses Phänomen lässt sich auf einfache Weise selbst erfühlen:

Übung zum Erspüren des eigenen elektro-magnetischen Feldes

Halten Sie ihre Hände mit den Handflächen im Abstand von etwa 5-10 cm gegenüber.

Nun bewegen sie die Hände ein klein wenig hin und her. Nach einigen Minuten sollte ein Kraftfeld oder ein Kribbeln spürbar werden, vergleichbar mit zwei Magneten, die sie in den Händen halten und die sich ein wenig abstoßen. Mit geschlossenen Augen lässt es sich meist besser erfühlen. Es handelt sich hierbei um die Energie, die aus unseren Handflächen heraus fließt und durch ein elektro-magnetisches Kraftfeld erzeugt wird. Manche Menschen spüren diesen Effekt mehr in der Handfläche, andere in den Fingern.

Mit ein wenig Übung kann anschließend in Wechselwirkung zu Pflanzen oder anderen Menschen getreten werden. Diese Kraftfelder sind individuell für jede Person oder Pflanze.

Sensitive Menschen können nach kurzer Zeit den Abstand zu einem Gegenstand und die Art des Gegenstandes regelrecht erfühlen. Hierbei ist es nützlich, das logisch-rationale Analysieren vollkommen abzuschalten. Dann werden diese Effekte, Kribbeln oder Wärme, leichter spürbar sein.

Sofern die Hände einmal darin geschult sind, werden sie sehr sensible Messinstrumente sein. Mit diesen kann die Qualität einer Nahrung oder eine energetische Blockade in der Wirbelsäule eines Menschen erfühlt werden. Das herausströmende elektro-magnetische Kraftfeld kann beispielsweise auch dazu benutzt werden, Pflanzen oder Tieren Energie zukommen zu lassen. Besonders Tiere fühlen sich hiervon häufig angezogen und werden mit einem bestimmten Körperteil einige Zeit still unter der Hand verweilen. Pflanzen werden ebenso profitieren. Hier wird die Bedeutung des Ausspruchs „Du hast aber einen grünen Daumen“ besonders offensichtlich.

Therapeuten können sich diese Sensitivität zunutze machen, um energetische Blockaden im Körper zu erspüren und aufzulösen. Es können Störungsbereiche schon zu einem Zeitpunkt erkannt werden, bei dem eine Krankheit sich im Körper überhaupt noch nicht manifestiert hat und keine Symptome bestehen. Patienten spüren oft eine sofortige Veränderung. Das Auftreten von Kribbeln oder Wärme an bestimmten Stellen ist häufig. Die Macht einer derartigen Therapie sollte niemals unterschätzt werden. Mir selbst sind zahlreiche Spontanheilungen von chronischen Erkrankungen durch diese Technik des Handauflegens bekannt.

Jeder Mensch ist in der Lage, Ähnliches nach einer gewissen Trainingsphase zu bewirken. Der Nutzen ist grundsätzlich umso höher, je stärker bedingungslose Nächstenliebe bereits entwickelt ist. Dann ist permanenter Energieüberschuss gegeben. Eine Mutter wendet diese Art der Behandlung intuitiv an, wenn sie ihrem Kind bei Bauchschmerzen die Hand auf den Bauch hält. Der therapeutische Nutzen einer solchen Berührung ist seit Jahrtausenden bekannt, lange bevor es die „offizielle“ Medizin gab.

Ich wende derartige Techniken in der Praxis häufig an, um verkrampfte Muskeln zu entspannen oder Verletzungen zu einer schnellen Heilung anzuregen. Häufig ist es eine sehr nützliche und wirksame Therapie, die beispielsweise in Großbritannien sogar in Krankenhäusern Anwendung findet. Hier arbeiten Ärzte teilweise mit Heilern zusammen, welche diese Form der Therapie ausüben.

Beinlängenunterschiede und Schmerzen mittels Energie auflösen

Eine Frau berichtete in meiner Praxis über chronische Schmerzen in ihrem rechten Bein. Viele Wochen zuvor hatte sie sich bei einem Unfall das linke Bein verdreht und geprellt. Auf dieser Seite verschwand der Unfallschmerz nach einigen Tagen. Die schulmedizinische Behandlung war abgeschlossen, und alles schien folgenlos ausgeheilt zu sein. Doch anschließend begann das rechte Bein zu schmerzen – vor allem nach körperlichen Belastungen. Als sie zu mir kam, verglich ich die Länge ihrer Beine und konnte eine Verkürzung des linken Beines um etwa 1,5 cm feststellen.

Ich hielt deshalb dieses verkürzte Bein einige Minuten in meiner Hand und ließ Energie durch das Bein hindurch strömen. Danach verglichen wir die Länge der Beine erneut. Sie waren nun gleich lang. Die Verkürzung war lediglich Folge des Unfalls mit dem linken Bein gewesen, bei dem sich dessen Muskeln verkrampft hatten. Diese Anspannung wurde durch die Behandlung aufgelöst. Die nun wieder normal angespannten Muskeln gaben deshalb in der Länge etwas nach, und die Gelenke (Hüfte, Knie, Fuß) hatten wieder ihre Normalposition und ihren natürlichen Bewegungsspielraum.

Das rechte Bein war an sich gesund, wurde jedoch im Alltag aufgrund der ungleichen Lastverteilung überfordert und machte sich so mit Schmerzen bemerkbar. Andere Therapeuten hatten zuvor dieses Bein als „Problem“ ausgemacht, obwohl es lediglich „Leidtragender“ des Unfalls auf der linken Seite war. Nach der Behandlung traten die Schmerzen im rechten Bein nicht wieder auf, und auch im linken Bein hatte sich wieder ein anderes (= normales) Körpergefühl eingestellt.

Wäre die muskuläre Überanspannung des verkürzten Beines nicht über eine Heilbehandlung aufgelöst worden, hätte dies aufgrund der gestörten Balance nach einiger Zeit vermutlich zu krankhaften Veränderungen in beiden Beinen und der Hüfte führen können. Hinzu wären vermutlich Störungen der oberen Körperbereiche und der Wirbelsäule getreten, die in diesem Fall durch den Beckenschiefstand aufgrund unterschiedlicher Beinlänge ausgelöst werden. So sind auch Verkrümmungen der Wirbelsäule (Skoliosen) in vielen Fällen erklärbar.

Im Grundsatz ähnlich wie bei der Energiegabe mittels Traubenzucker wurde dem Bein über das elektro-magnetische Feld meiner Hände schnell Energie zugeführt. Dies führte zur Entkrampfung der Muskulatur und ist beispielsweise bei den Folgen eines Unfalls eine sehr wirksame Behandlungsmethode.

Sofern das zugrundeliegende Problem jedoch chronischer Natur ist, wird die Suche nach der wirklichen Ursache meist tiefer führen müssen. Insbesondere sollten hierbei psychische bzw. psychosomatische Ursachen grundsätzlich mit einbezogen und gegebenenfalls therapiert werden. Alleine mit einer rein energetischen Herangehensweise wird oftmals lediglich eine kurzfristige Linderung der Beschwerden erreichbar sein. Diese werden anschließend zurückkommen, wenn das wirkliche therapeutische Bedürfnis des Patienten noch nicht (vollständig) befriedigt worden ist. Ich werde später darauf zu sprechen kommen, welche Rolle hierbei Emotionen wie Angst und Schuldgefühl spielen.

Wundheilung

Die beschriebene einfache Methode des Handauflegens oder „Heilströmens“ lässt sich auch bei der Wundheilung einsetzen. Hierbei wird der Effekt ebenfalls durch elektro-magnetische Felder bewirkt. Diese Sichtweise wird durch eine Laborstudie unterstützt, in der bestätigt werden konnte, dass elektrischer Strom die Wundheilung beschleunigt. In der Medizintechnik soll dies zukünftig durch die Entwicklung neuer Behandlungsgeräte genutzt werden.[4] Der gleiche Effekt kann aus meiner Sicht effizienter mittels Techniken des Handauflegens erreicht werden. Vermutlich sogar qualitativ besser, denn ein sensitiver Therapeut ist in der Lage, die erforderliche Frequenz dieses elektro-magnetischen Effektes automatisch richtig auszusteuern. Hierbei berühren die Hände des Therapeuten den Patienten meist nicht. Gleichzeitig kann ein Therapeut im Gegensatz zu einer Maschine den Unfallschock des Patienten im emotionalen Bewusstsein hervorragend auflösen. Der Patient kann diesen Effekt bei der Behandlung oftmals selbst sofort spüren – es kommt zu Sensationen wie Kribbeln oder Hitzeentwicklung.

Selbstverständlich ist diese Art der Behandlung neben der Schulmedizin als Ergänzung zur Unterstützung der natürlichen Selbstheilungskräfte zu sehen. Insbesondere bei schweren Verletzungen müssen diese vorab schulmedizinisch akut versorgt werden. Beispielsweise ist bei großen Verbrennungen eine schnelle Operation zur Verpflanzung von Haut oft lebensrettend. Doch die angesprochenen Verfahren stehen sich nicht entgegen und können deshalb gefahrlos parallel eingesetzt werden. In England hat dies bereits eine lange Tradition. Dort müssen in Krankenhäusern Räume für entsprechend ausgebildete Heiler zur Behandlung von Patienten kostenlos zur Verfügung gestellt werden. Neben der besseren Heilung von Wunden bietet sich diese Art der Arbeit auch bei Knochenbrüchen oder Bänderverletzungen an.

Für den Bereich der Medizinwissenschaft sind die Erkenntnisse bezüglich Energiefeldern relativ neu, obwohl der berühmte Physiker Max Planck (1858-1947) schon vor langer Zeit postulierte, dass es eigentlich keine wirklich feste Materie gibt. „Alles Materielle ist das Ergebnis von Energiequanten". Dies liefert die theoretische Grundlage zu einer „Energiemedizin" der Zukunft.

Die Energie ist tatsächlich der Stoff, aus dem alle Elementarteilchen, alle Atome und daher überhaupt alle Dinge gemacht sind, und gleichzeitig ist die Energie auch das Bewegende.

Werner Heisenberg

Die Bewegung des Körpers und die Bedeutung der Muskulatur

Zur Bewegung benötigt der Mensch Bausteine, die sich verkürzen und verlängern können – die Muskeln. Sie stellen die Hauptmasse unseres Körpers dar und sind in Summe der größte Energieverbraucher. Muskeln arbeiten in praktisch allen inneren Organen, wie Herz oder Darm. Lediglich die Milz ist hiervon ausgenommen.

Übergroße Muskelverspannungen können bestimmte Probleme hervorbringen. Eine ihrer Ursachen kann Energiemangel sein, auf den ich bereits hingewiesen hatte. Grundsätzlich sollte bei inneren Erkrankungen oder chronischen Schmerzzuständen immer ein Zusammenhang mit der Muskulatur in Betracht gezogen werden. Doch die Muskulatur ist vielleicht die von der Medizinwissenschaft am meisten vernachlässigte Struktur in unserem Körper. Ihr Zustand kann mittels technischer oder bildgebender Diagnoseverfahren, wie Kernspintomographie, meist nur unzureichend erfasst werden. Es besteht die Gefahr, dass mit Hilfe derartiger Bilder vermeintliche Ursachen diagnostiziert werden, die entweder überhaupt nichts mit den Beschwerden zu tun haben oder die erst die Folge einer muskulären Funktionseinschränkung über längere Zeit hinweg sind.

Für die meisten Ärzte sind die Muskeln leider etwas mehr oder weniger Unwichtiges, zumindest was Therapieoptionen anbelangt. Orthopäden schauen beispielsweise nur wenig auf die Muskulatur, sondern nehmen vor allem Knochen, Knorpel und Bandapparate ins Visier und sehen diese als Ursache von Problemen an. Die hier sichtbaren Effekte sind oftmals nicht Ursache der Erkrankungen, sondern ein nachfolgendes Ereignis – ausgelöst durch körperliche Anpassungsvorgänge. Die im Bereich der Behandlung von Schmerzen ebenfalls häufig konsultierten Neurologen betrachten besonders Nerven als Ursache und berücksichtigen Muskeln ebenfalls kaum. Die Sportmedizin betrachtet Muskeln genauer, legt hier den Schwerpunkt jedoch auf die Erzielung sportlicher Höchstleistungen und weitaus weniger auf chronische Erkrankungen des Bewegungsapparates. Ganz generell wird in der Medizinwissenschaft derzeit mehr die Kraft als die Beweglichkeit der Muskeln in Augenschein genommen.

Leider scheint weltweit die überwiegende Anzahl der Menschen unter Verspannungen oder muskulären Schmerzproblemen zu leiden, ohne dass von medizinischer Seite die wirkliche Ursache gefunden werden kann. Oftmals kommt es deshalb zu langwierigen Therapieversuchen an der falschen Stelle. Manchmal werden Betroffene auch mit der Diagnose „eingebildeter Schmerz“ und der Empfehlung von Psychopharmaka nach Hause geschickt. Häufig wird es auch als „altersbedingtes Leiden“ eingestuft, bei dem therapeutisch nichts mehr unternommen werden kann.

In derartigen Fällen wäre ein fürsorglicheres Vorgehen, welches kreativ andere, auch muskuläre Ursachen in Erwägung zieht, sicherlich zu befürworten. Da der Körper permanent auf die Aufrechterhaltung seiner Gesundheit achtet, muss in Wirklichkeit eine tieferliegende Ursache für das Bestehen der Probleme vorliegen. Diese sollte gesucht und gefunden werden, anstatt lediglich die Symptome beispielsweise mit Medikamenten oder Operationen zu bekämpfen. Derartige Interventionen haben selten auf Dauer ihre Berechtigung, sondern sind vor allem bei Akutgeschehen sinnvoll.

Das Zusammenspiel von Muskeln

Sofern im Körper eine Bewegung durchgeführt wird, sind daran immer mindestens zwei Muskeln involviert. Die meisten Muskeln sind über Sehnen mit jeweils zwei Knochen verbunden. Zusammen mit einem Gelenk bildet sich so die kleinste funktionierende Bewegungseinheit des Körpers. Während der eine Muskel sich nun zusammenzieht, muss der andere Muskel im gleichen Umfang und genauso gleichmäßig nachlassen. Diese Synchronizität ist von entscheidender Bedeutung, um eine harmonische Bewegung, bei der ein Gelenk nicht überbelastet wird, überhaupt erst zu ermöglichen.

Diese zwei Muskeln werden jeweils als Spieler (Agonist) und Gegenspieler (Antagonist) bezeichnet. Vom Aufbau her betrachtet besteht jeder dieser Muskeln aus vielen einzelnen Muskelfaserbündeln. Während einer Bewegung werden abwechselnd bestimmte Muskelfasern des Spielers zusammengezogen, während die genau entgegen stehenden Muskelfasern des Gegenspieles gleichzeitig nachlassen müssen. Hierdurch ergibt sich eine hochkomplexe Bewegungsbahn, die geometrisch genau definiert ist. Hierbei kommen in der Natur sowohl einfache lineare, als auch genau kreisförmige Bewegungen niemals vor. Dreidimensional betrachtet handelt es sich bei Lebewesen immer um spiralförmige Bewegungsmuster, die praktisch ohne Wirkungsgradverluste arbeiten. Dies steht im Gegensatz zur Ingenieurskunst, in der meist auf lineare und kreisförmige Bahnen zurückgegriffen wird. Hier treten immer Wirkungsgradverluste und Reibungskräfte auf. Die Natur des Menschen ist weitaus perfekter. Ein weiterer Aspekt, warum der Körper nicht einfach mit einer Maschine verglichen werden darf.

Die gesamte Struktur von über 600 Muskeln ist von Bindegewebsfasern umgeben und durchzogen, deren wichtige

Bedeutung so langsam erst erforscht wird. Zahlreiche Wissenschaftler gehen mittlerweile davon aus, dass dieses System über eigenständige Kommunikationswege verfügt, die nicht auf Nervenbahnen angewiesen sind. Dieses Faszien-Gewebe, das den ganzen Körper durchzieht, ist höchst aktiv und wird ausschließlich vom Unterbewusstsein gesteuert. Es kann als ein eigenständiges Gesamtsystem im Körper angesehen werden und sich blitzschnell reflexartig verhärten, um beispielsweise bei Unfällen einzugreifen. Ziel ist es, die Verletzung von Knochen oder anderen Geweben zu vermeiden oder letztendlich im Notfall weitgehend die Strukturen brechen zu lassen, die am gefahrlosesten wieder zusammenwachsen können. Ein Mensch könnte im Notfall auf der bewussten Verstandesebene niemals so schnell eine Entscheidung treffen, um Schaden von seinem Körper abzuwenden. So nützlich dieser Schutzreflex des Bindegewebes ist – bei chronischen Schmerzzuständen spielt er oft eine Hauptrolle und sollte deshalb intensiv in eine Behandlung einbezogen werden. Die Betrachtung des Fasziengewebes als Gesamtsystem kann erklären, warum viele Schmerzen und Beschwerden weit ab von der eigentlichen Problemstelle entfernt liegen können. In der Schmerztherapie muss dieser Zusammenhang immer mit berücksichtigt werden. So kann beispielsweise ein Knieschmerz seine wirkliche Ursache in den Muskelfaszien der Fußsohle haben.

Das komplexe Zusammenspiel der Muskulatur macht es erforderlich, dass der Körper in den jeweiligen Einzelfasern Signalgeber (Rezeptoren) hat, die dem Unterbewusstsein permanent mitteilen, wie der jeweilige Spannungszustand eines Muskelfaserbündels zu einem bestimmten Zeitpunkt ist. Die hierbei an das Unterbewusstsein zu übertragende Datenmenge pro Sekunde ist unbeschreiblich hoch. Diese Informationen sind beispielsweise notwendig, um überhaupt das Gleichgewicht halten zu können. Zusammen mit dem Gleichgewichtsorgan im Innenohr kann das Unterbewusstsein so automatisch die Lage des Kopfes im Raum bestimmen. Aufgrund der Muskelrezeptorinformationen aus dem ganzen Körper steuert es dann blitzschnell alle jeweiligen Muskeln so an, dass der Mensch in der Balance bleibt. Bei jedem Ein- und Ausatmen oder mit jeder Kopfbewegung ist eine Anpassung in der Fußmuskulatur nötig. Hierbei ist zu berücksichtigen, dass es hier weniger um die Betrachtung einzelner Muskelfasern geht, sondern um die Steuerung der gesamten Muskelketten durchgehend vom Kopf bis zum Fuß. Dies zeigt, warum es einige Zeit dauert, bis das Laufen gelernt wurde und welche Perfektion sich hinter artistischen Höchstleistungen auf unterbewusster Steuerungsebene verbirgt.

Schmerz ist ein Bewusstseinsprozess

Für gewöhnlich arbeitet das muskuläre System in den ersten Lebensjahrzehnten einwandfrei - ohne dass ein Mensch im Alltagsbewusstsein Kenntnis davon nimmt. Meistens wird die Bedeutung dieses Systems erst viel später bewusst, wenn plötzlich Schmerzen auftreten.

Um was handelt es sich bei Schmerz?

In der Medizin gibt es bis heute keine einheitliche, genaue Definition, um was es sich bei Schmerz handelt. Wir alle kennen Schmerzen, aber warum und wieso Schmerzen auftreten, ist nach meinen Recherchen bis heute wissenschaftlich weitgehend ungeklärt. Selbstverständlich wurden viele verschiedene Erklärungsmodelle hervorgebracht, einige sehr wirksame Schmerzmedikamente erfunden und unzählig viele verschiedene Schmerzarten definiert. Eine Herleitung, welche alle oder zumindest viele Schmerzen auf einen gemeinsamen Nenner bringt, scheint in der medizinischen Lehre bis heute nicht gefunden zu sein. Der Konsum von Schmerzmedikamenten – alleine in Deutschland 3,75 Mrd. Tabletten pro Jahr gegen Kopfschmerzen – zeigt, dass es bislang scheinbar kaum ursachengerechte Therapien gibt.

In den meisten medizinischen Erklärungsmodellen wird Schmerz mit irgendeinem Schaden oder einer Entzündung in Verbindung gebracht. Vor allem die Orthopädie spricht hiervon häufig – selbst wenn im Blut sogenannte Entzündungsparameter überhaupt nicht festgestellt werden können. Grundsätzlich bleibt in der gängigen medizinischen Lehrmeinung die Frage unbeantwortet, warum manche (angeblichen) Entzündungen bei ansonsten intaktem Immunsystem jahrelang bestehen können und der Grund für chronische Schmerzen sein sollen. Häufig wird einem betroffenen Patienten als Alternative am Ende einer erfolglosen Behandlung mitgeteilt, seine Probleme wären rein psychischer Natur oder eingebildet. Offensichtlich bestehen bezüglich des Schmerzphänomens noch große Defizite in den Theorien der Schulmedizin.

Ich möchte darauf hinweisen, dass Schmerz auch nur in den seltensten Fällen ein Hinweis auf wirklich lebensbedrohliche Erkrankungen ist. Viele Immunerkrankungen oder auch Krebs sind bis zum Endstadium nicht oder nur kaum schmerzhaft. In der Regel werden diese Erkrankungen erst dann sehr schmerzhaft, wenn durch eine Raumforderung oder die Gewebezerstörung die freie Beweglichkeit der Muskulatur beeinträchtigt wird.

Um die Entstehung von Schmerz tiefgreifend zu verstehen, ist es unabdingbar, sich gedanklich von der Stelle wegzubewegen, an der es weh tut.

Es ist erforderlich, die lokale Dimension des Schmerzortes zu verlassen und eine Ebene höher zu gehen – in das menschliche Bewusstsein. Denn die Schmerzwahrnehmung ist in erster Linie ein Bewusstseinsprozess. Daher spüren bewusstlose Menschen keinen Schmerz. Diesen Effekt macht sich die Medizin nach schweren Unfällen zu Nutze, wenn Verletzte in ein künstliches Koma versetzt werden. Das Spüren von Schmerz ist eine Empfindung, welche erst im Bewusstsein hervorgebracht wird. Dies erklärt, warum Menschen Schmerz in seiner Ausprägung subjektiv so unterschiedlich empfinden.

Aus eigener Erfahrung sind mir starke Schmerzen aus der Vergangenheit sehr gut bekannt. Doch für mich besteht kein Zweifel, dass Schmerz durch das (Unter-)Bewusstsein in eine bestimmte Region projiziert wird. Er entsteht erst durch die Verarbeitung von verschiedenen Informationen und nicht bereits an der Stelle, wo es schmerzt. Aus diesem Grund darf man sich nicht täuschen lassen, dass genau an der Schmerzstelle ein Schaden sein muss. Das kann der Fall sein, muss aber nicht. Insbesondere bei chronischen Schmerzen wird häufig am Schmerzort kein Schaden vorhanden sein – auch wenn in der schulmedizinischen Lehrmeinung oft Gegenteiliges gemutmaßt wird. So kommt es zur Interpretation vermeintlicher „Normabweichungen“ bestimmter Körperteile, die beim Schmerzgeschehen oftmals überhaupt nicht relevant sind. So geschieht es, dass häufig unnötig oder an der falschen Stelle therapiert wird. Der immer weiter zunehmende Anteil chronisch schmerzkranker Menschen in der Bevölkerung belegt deutlich, dass es offensichtlich große Behandlungsdefizite in der Schmerztherapie gibt.

Wie weit dies die Lebensqualität und die Produktivität von Betroffenen einschränkt, kann nur gemutmaßt werden.

Schmerz kann ohne einen körperlichen Schaden, ohne äußerliche Fremdeinwirkung und ohne einen Entzündungsprozess entstehen. Nervenbeeinträchtigungen müssen ebenfalls keine Rolle spielen.

Die meisten chronischen Schmerzen fallen in diese Kategorie und werden bislang nicht ursachengerecht therapiert.

Derartige Schmerzen werden in der Mehrzahl der ärztlichen Diagnosen als unspezifisch bezeichnet. Dies bedeutet, dass die Ursache des Schmerzes aufgrund einer unvollständigen Schmerztheorie unbekannt erscheint. Grundsätzlich möchte ich auch davor warnen, jeden Menschen im Sinne einer einheitlichen Norm optimieren zu wollen, wie dies in zahlreichen Therapien immer wieder geschieht. Es gibt keinen Normmenschen, sondern rund sieben Milliarden Menschen mit variantenreichen Körpern und unterschiedlichen psychischen Prägungen.

Schmerzphänomene sind deshalb höchst individuell, und insofern auch meist unterschiedlich zu therapieren. So häufig Parallelen der Ursachen zu finden sind – ich habe noch keine zwei identischen Patienten in meiner Praxis gehabt. Von einem weit verbreiteten Denken in „Standardschubladen“ sollte sich die Medizinwissenschaft deshalb besser hüten. Sicher spielen häufig auch psychisch-emotionale Probleme eine Rolle, auf die ich später noch detailliert eingehe. Doch selbst diese müssen zur Entstehung von chronischem Schmerz nicht zwingend vorhanden sein.

Nutzwert von Schmerz

Es mag erstaunen, doch aus Sicht des Körpers hat Schmerz sicher einen großen Nutzen. Nur so lässt sich erklären, dass im Rahmen der menschlichen Evolution die Schmerzwahrnehmung nicht verschwunden ist. Geschätzte 70 Billionen Körperzellen arbeiten im Körper laufend harmonisch und synchron zusammen. Die Medizinwissenschaft ist derzeit nicht in der Lage, die Steuerung einer solchen Komplexität auch nur annähernd zu erklären. Es ist sicher zu kurz gedacht, wenn nun davon ausgegangen wird, dass bestimmte Schmerzphänomene eine Laune der Natur oder ein Fehler seien. Es gibt einen überaus großen Nutzen von Schmerz, und dieser lässt sich aus der Regulationslogik des Körpers heraus erklären. Bei meinen Überlegungen zu einem Erklärungsmodell steht deshalb nicht ein „Fehler" im System Körper im Vordergrund, sondern die Suche nach der „Sinnhaftigkeit des Schmerzes" im Rahmen der Regulationslogik für den Betroffenen.

Zur Verdeutlichung des Schmerzphänomens unterscheide ich an dieser Stelle grundsätzlich **zwei Arten** von Schmerzen. Im Gegensatz zu der Einteilung der Schulmedizin, welche Schmerzen gewöhnlich nach dem Ort des Geschehens einteilt, erfolgt hier eine Differenzierung nach der Sinnhaftigkeit bzw. der Logik des Schmerzes:

1) Akutschmerz / Verletzungsschmerz

Hier handelt es sich um einen Schmerz, der seine Ursache in einer (akuten) Verletzung hat. Hier ist ein echter Schaden am Körper eingetreten. Das kann beispielsweise eine Verbrennung, eine Schnittwunde, oder ein Fremdkörper sein. Die Ursache des Schmerzes ist ein von außen zugefügtes Ereignis. Genau in diesem Fall ist es sinnvoll, dass das Bewusstsein über eine Empfindung direkt am Schmerzort mitteilt, an welcher Stelle genau es ein Problem gibt. Der Betroffene kann anschließend bewusst eine logisch-rationale Handlung dagegen unternehmen, wie einen Splitter zu entfernen oder einen Arzt aufzusuchen, der beispielsweise eine Wundverletzung nähen kann. Dies dürfte die Art von Schmerz sein, mit der ein Kind im Leben als Erstes konfrontiert wurde.

Menschen neigen (vermutlich aufgrund dieser Kindheitserfahrung) auf der logischen Ebene oft vorschnell dazu, bei Schmerzen schnell vom Zusammenhang „Schädigung oder Verletzung macht Schmerz" auszugehen. Dieser Hintergrund könnte auch die Ursache sein, warum die Mehrzahl der Medizinwissenschaftler ihre derzeitigen Erklärungsmodelle zum Thema Schmerz darauf aufbauen. Die logische Folge ist, dass die meisten Schmerztherapien auf diesen Ursache-/Wirkungszusammenhang abgestellt werden. Behandlungen finden so vorzugsweise am Ort des Geschehens statt.

Nur ein kleiner Anteil von chronischen Schmerzpatienten ist mit dieser ersten Art von Schmerz konfrontiert – bei der primär eine äußerliche Ursache vorliegt. Es handelt sich hier in der Mehrzahl um Akutereignisse im Rahmen von Verletzungen. Ein Schädigungs-/Verletzungsschmerz kann auch auftreten, falls innere Erkrankungen bestehen. In diesem Fall ist die jeweilige Erkrankungsstelle mit dem Ort des Schmerzes ebenfalls identisch. Das Bewusstsein wird durch beispielsweise (die bei einer Entzündung am Problemort ausgeschütteten) Gewebshormone über den Krankheitszustand informiert und reagiert mit der Projektion eines Schmerzes auf die jeweilige Körperregion. Die Veränderung von elektrischen Potentialen in zerstörten Zellen und die Weiterleitung dieser Informationen über

Nervenbahnen sind weitere Erklärungen für das Auftreten eines Schmerzes dieser Art.

Sinn dieser Schmerzart ist es grundsätzlich, den Betroffenen auf eine Gefahr, eine innere Erkrankung oder eine Verletzung aufmerksam zu machen und gegebenenfalls die Immunabwehr und Reparaturmechanismen in Gang zu bringen. Die Situation erschließt sich dem Menschen meist sofort logisch-rational und bringt ihn dazu, beispielsweise ärztliche Diagnostik einzusetzen, um die Schmerzstelle genauer zu untersuchen.

Wie kann der Körper das Ausmaß einer verletzungsbedingten Schädigung abschätzen?

Der Körper verfügt über Dehnungsrezeptoren in den Muskeln und Sehnen. Je mehr eine Muskelstruktur „aufgebläht" wird, beispielsweise bei einer verletzungsbedingten Prellung mit einem nachfolgenden Ödem, umso stärker werden diese Rezeptoren auseinander gezogen. In Verbindung mit zusätzlichen Sensoren in den Gelenken hat der Körper hiermit ein perfektes System zur Eigenwahrnehmung, um die Größe eines Problems zu interpretieren. Dieses Körperempfinden, auch Tiefensensibilität genannt, wird zuweilen als der sechste Sinn eines Menschen bezeichnet. Tritt beispielsweise durch eine Akutverletzung eine Schwellung eines Gelenks ein, wird ein bestimmter Schwellenwert der Muskeldehnung vieler einzelner Muskelfasern überschritten. Diese Informationen werden über die Nervenbahnen weitergeleitet. Aus den ankommenden Daten kann das Unterbewusstsein so automatisch Umfang und den genauen Ort einer Schwellung ermitteln. Es wird dann, falls alle Daten auf eine Verletzung hindeuten, mit der Einleitung entsprechender Heilungsprozesse gegensteuern.

Insgesamt verfügt der Körper über ein perfektes System, mit dem Störungen in Art und Umfang wahrgenommen werden. Im Rahmen der anschließenden Regeneration sind zusätzlich viele andere Mechanismen beteiligt, insbesondere elektro-magnetische Feldeinflüsse. Die meisten dieser Prozesse sind noch wenig erforscht. Deshalb werde ich nicht tiefer darauf eingehen. In der Regel weiß der Körper jedoch selbst sehr genau, wie seine Leistungsfähigkeit wieder optimal hergestellt werden kann.

2) Schmerz zum Schutz des Körpers vor eigener Verletzung (Warnschmerz)

Diese andere Art von Schmerz wird absichtlich vom Bewusstsein selbst hervorgebracht, ohne dass eine äußere Verletzung stattgefunden hat. Ein derartiges Symptom soll auf eine – meist sinnvolle – Weise dem Schutz des Betroffenen dienen. In diesem Fall kann an dem Ort, wo ein Schmerz gespürt wird, ein Problem sein. Es muss aber nicht zwingend ein Schaden, eine Verletzung oder eine innere Erkrankung bestehen.

Um bei dieser zweiten Art von Schmerz die Ursache herauszufinden, müssen deshalb die Selbstregulierungsprozesse und die Anpassungsfähigkeit des Körpers tiefer betrachtet werden. Insbesondere bei chronischen Schmerzen ist von dieser Schmerzursache auszugehen. Von den derzeit häufig angewandten, standardisierten Schmerztherapieansätzen wird dieser Zusammenhang aus meiner Sicht allerdings bislang grundlegend falsch interpretiert. Für eine zielführende Therapie ist es erforderlich, die Sinnhaftigkeit des (eventuell chronifizierten) Schmerzes ausreichend zu erfassen. Warum bringt das (Unter-)Bewusstsein absichtlich einen bestimmten Schmerzzustand hervor? In der richtigen Beantwortung dieser Frage findet sich der Schlüssel für eine erfolgreiche Schmerzbehandlung.

Sinnhaftigkeit von Schmerz zur Warnung und Optimierung der Selbstheilung

Ein Kind bricht sich bei einem Unfall den Unterarm. Die Verletzungsstelle schmerzt kurz. Dann tritt durch den Unfallschock häufig eine zeitweilige Schmerzfreiheit ein (diese konnte in früheren Zeiten sinnvoll zur Flucht genutzt werden). Nach Abklingen des Schocks wird neben der Verletzungsstelle meist auch der gesamte Arm inklusive Schulter schmerzen.

Der Körper versucht, mit diesen zusätzlichen Schmerzempfindungen, die außerhalb der ursprünglichen Verletzungsstelle empfunden werden, den Arm ruhigzustellen. Er wird regelrecht in eine Körperposition gezwungen, in der er natürlicherweise wieder perfekt zusammenwachsen kann. Hierzu dient auch die (von der Evolution her gesehen) sinnvolle Schwellung des Gelenkes, welche die Knochen auf natürliche Weise zu repositionieren versucht. Dies ist Teil unseres Überlebensprogramms, als noch keine medizinische Versorgung gewährleistet war.

Wird dieser Arm akutmedizinisch gerichtet und eingegipst, verschwindet der Schmerz in der Regel schnell. Das Unterbewusstsein hat selbständig richtig kombiniert, dass der Schmerz nun nicht mehr erforderlich ist, um die dauerhafte Ruhigstellung des Arms und damit die idealen Heilungsbedingungen zu gewährleisten.

In diesem fiktiven Beispiel wurde dargestellt, wie das Unterbewusstsein zusätzlich beliebige Schmerzen, beispielsweise im Schultergelenk, hervorbringen kann, um entweder die Selbstheilung zu optimieren oder weiteren, zusätzlichen Schaden abzuwenden.

Bei dieser zweiten Art von (zusätzlichen) Schmerzen, die mit der Ursprungsverletzung direkt nichts zu tun haben, liegt somit die Ursache im Inneren des Körpers – genauer im Regulationsprogramm des Unterbewusstseins. Diese Schmerzen können chronisch werden, falls das Unterbewusstsein die Aufrechterhaltung von Schmerz als dauerhaft sinnvoll ansieht. In vielen Fällen kann dies als eine Art „Warnschmerz" interpretiert werden.

Grundsatz bei Schmerzen:

Je weniger Bewegung, umso weniger Schmerzen. Doch auch in vermeintlicher Ruhe können Schmerzen bestehen, denn Bewegung ist permanent im Körper vorhanden – alleine durch das Atmen werden viele Muskeln vom Kopf bis zum Fuß in Arbeit versetzt. Chronische Schmerzen sollten deshalb immer im Zusammenhang mit den jeweiligen Muskelbewegungen betrachtet werden.

Selbstverständlich haben viele Schmerzpatienten die Erfahrung gemacht, dass körperliche Bewegung manchmal auch zu Schmerzlinderung führt. Der hier aufgestellte Grundsatz behält dennoch Gültigkeit. In der Regel wird eine bestimmte Bewegung erst einmal zu einer (kurzfristigen) Schmerzverschlimmerung führen. Nachfolgend führt diese Bewegung dann im günstigen Fall zu einer positiven Veränderung im Bereich der Muskelfunktion und nachfolgend zu einer Schmerzlinderung.

Somit wird die Muskulatur zum Dreh- und Angelpunkt bei einer Vielzahl chronischer Schmerzen.
Selbst durfte ich vor einigen Jahren diesbezüglich tiefgreifende Erfahrungen bei einem diagnostizierten Bandscheibenvorfall in der Lendenwirbelsäule machen:

Eigene Erfahrungen des Autors

Im Jahr 2002 erlitt ich einen schweren Skiunfall, bei dem ich abseits der Piste an einem Abhang einige Meter hinunterfiel. Danach litt ich an starken Schmerzen im Rücken und ausstrahlend in das Bein, so dass ich kaum mehr stehen und laufen konnte. Anschließend war über viele Monate hinweg keiner der aufgesuchten Orthopäden und Therapeuten in der Lage, die Ursache dieses Problems zu beseitigen und mich von diesem Schmerz dauerhaft zu befreien. Auch ein intensives Kräftigungsprogramm an Fitnessmaschinen, bei denen ich am Ende das Höchstgewicht einer Apparatur stemmen konnte, blieb ohne positive Auswirkung, sondern verschlimmerte die Schmerzen immer nur weiter.

Nicht ursachengerechte Behandlungen

Therapeuten, die den Versuch unternahmen, mich von diesen Schmerzen zu befreien, behandelten immer an der falschen Stelle. Dies war vor allem die Rückseite meiner Wirbelsäule. Es erscheint nachvollziehbar, warum viele Therapeuten dazu neigen, am Schmerzort zu behandeln. Sie haben es so gelernt und setzen vermutlich aufgrund ihrer eigenen, frühkindlichen Erfahrungen mit Verletzungen die Schmerzstelle und den Ort des Problems gleich. Dabei übersehen sie vermutlich oftmals die tieferen Zusammenhänge der Regulationslogik des Körpers. Sie beziehen nicht vollständig in ihre Überlegungen mit ein, dass das Unterbewusstsein absichtlich Schmerzen an beliebigen Orten, die aus seiner Sicht nützlich sind, hervorbringen kann. So will es den Körper vor (weiterer) Verletzung schützen, auf ein Problem aufmerksam machen oder eine Warnung aussenden.

Während Monaten voller Schmerz wurde ich mit einer Vielzahl von Schmerztheorien der Medizinwissenschaft konfrontiert, die sich bei genauerer Prüfung allesamt unlogisch für mich anhörten. So wurde neben einem massiven Bandscheibenvorfall, der eindeutig auf eine Nervenwurzel im entsprechenden Bereich drücken sollte, auch immer von einer Entzündung gesprochen. Ich entgegnete, dass mein Körper, der ansonsten vollkommen gesund war, doch eine Entzündung mit seinem Immunsystem in kurzer Zeit in den Griff bekommen sollte. Zudem konnte ich mir nicht vorstellen, dass ein Körper, der nach einem Unfall normalerweise mit blau-rötlichen Prellungen und damit verbundenen Entzündungen hervorragend zurechtkommt, nicht erfolgreich in der Lage sein sollte, eine wie auch immer geartete Entzündung im Wirbelsäulenbereich zu bekämpfen.

Viele Aussagen der behandelnden Orthopäden waren zudem in sich widersprüchlich. Es konnte mir keiner erklären, warum sich eine sofortige Schmerzfreiheit im Sitzen oder einer sogenannten Stufenlagerung einstellte. Falls die Ursache eine angebliche Entzündung der Nervenwurzel oder ein blockierter Wirbel wäre, könnte diese sich doch nicht in Sekunden oder Minuten auflösen lassen!? Wenn der Bandscheibenvorfall selbst das Problem wäre, warum war der Schmerz dann im Sitzen besser? Der Medizinwissenschaft ist durch Röntgenaufnahmen gut bekannt, dass der Vorfall der Bandscheibe beim Sitzen anatomisch tendenziell noch stärker begünstigt wird. Ich begann deshalb, die Bandscheibe immer weniger als den eigentlichen „Übeltäter" anzusehen, war hierbei jedoch ziemlich auf mich alleine gestellt, da alle Behandler von ihrem „klassischen Bandscheibenvorfallmodell" nicht abweichen wollten.

Ich weiß heute, dass dies kein Einzelfall ist. Je mehr ich mich mit dem Thema auseinandersetzte, umso mehr wurde mir bewusst, wie viele Menschen unter Rückenproblemen leiden und bislang keine geeignete Therapie finden. Irgendetwas muss mit der bisherigen Schmerztheorie falsch sein, denn Rückenschmerzen sind Deutschlands Volkskrankheit Nummer Eins. Von Jahr zu Jahr leiden immer mehr Menschen darunter – die Wachstumsrate beträgt etwa 3 %.

Bei meinen ausführlichen Recherchen erschien mir als Lösung die reine Symptombekämpfung durch die ständige Einnahme von Schmerzmitteln auf Dauer nicht zielführend zu sein. Ich war sicher, dass ich einen anderen Weg finden musste, denn viele meiner Therapeuten berichteten mir auch von ihren eigenen, aktuellen Schmerzproblemen. Der Rat der Orthopäden war zu diesem Zeitpunkt bei einer Bandscheiben-Operation angelangt. Häufig wurde ich in der damaligen Zeit mit regelrecht Angst einflößenden Ratschlägen konfrontiert, wie „Ihre Skier können sie verkaufen, die werden sie nie wieder benutzen können." Bis heute weiß ich nicht, inwieweit die Tatsache, Privatpatient zu sein, hierbei eine Rolle gespielt hat. Aber die aufgebaute psychisch-emotionale Drohkulisse seitens einiger orthopädischer Chirurgen war doch sehr bemerkenswert.

Glücklicherweise erläuterte mir kurz danach der Freiburger Arzt Walter Packi[5] die tieferen Zusammenhänge. Er hatte sich als Allgemeinmediziner und Unfallchirurg über viele Jahre hinweg mit dem Zusammenhang zwischen

Schmerz und Muskeln beschäftigt und anschließend eine eigene Schmerzklinik gegründet, die seine Forschungsergebnisse sehr erfolgreich bei Patienten umsetzt. Vieles, was hier in diesem Buch zum Thema Schmerz und Muskelfunktion ausgeführt wird, beruht ursprünglich auf seinen Überlegungen. Ich bin ihm heute auch als Therapeut sehr zu Dank verpflichtet, da er mich später in der Klinik für Biokinematik in diese Therapie eingewiesen hat.

Erstmals war mit ihm ein Arzt in der Lage, die Ursache der Schmerzen grundlegend zu erklären. Als er muskuläre Blockaden im Bauchbereich (!) meines Körpers mittels einer Druckpunkttechnik mit seinem Finger auflöste, verschwand der Großteil des Rücken- und Beinschmerzes zu meiner großen Verwunderung innerhalb von Minuten. In den nachfolgenden Tagen erlernte ich besondere physiotherapeutische Übungen, und innerhalb weniger Wochen hatte ich mein körperliches Wohlbefinden wieder vollkommen hergestellt. Mein Unterbewusstsein sah nicht länger die Notwendigkeit, einen Schmerz bei einer Bewegung einschießen zu lassen, um eine blockierte Muskelstruktur vor Zugkräften ihres muskulären Gegenspielers, des Antagonisten, zu beschützen. Im weitesten Sinne kann bei der angewandten Therapiemethode von einer Weiterentwicklung der manuellen Therapie in Kombination mit speziellen physiotherapeutischen Körperübungen gesprochen werden. Hierbei wird besonders der muskuläre Gegenspieler (Antagonist) in die Behandlung mit einbezogen. Anschließend wird über ein intensives Beweglichkeitstraining der Muskulatur verhindert, dass die Beschwerden wiederkommen. Diese Art der Behandlung ist in ihrer Wirksamkeit nicht immer so schnell wie in meinem Beispiel, doch es lohnt sich, bei chronischen Schmerzen diese muskulären Zusammenhänge vor einer eventuellen Operation oder ähnlich schwerwiegenden Eingriffen in Betracht zu ziehen. Bei vielen Patienten erlebe ich, dass alleine die Finger-Druckpunkttechnik an der richtigen Stelle die Beschwerden oft in wenigen Minuten auflösen kann.

Der Unterschied des Gesamtkonzeptes zu vielen anderen Therapieverfahren liegt insbesondere darin, dass dem Patienten durch die Körperübungen und Druckpunkte vermittelt wird, wie er zukünftig seine Beschwerden selbst verhindern kann. Ein aktiver Ansatz im Vergleich zu den standardisierten passiven Methoden, wie alleinige manuelle Therapie, Massagen, Dehnungsübungen… . Kurzfristig ist die neue, alternative Vorgehensweise für den Patienten sicher etwas fordernder, dafür mit höherer (und länger andauernder) Erfolgsquote. Um diesen Therapieweg bekannt zu machen, stellte ich im Jahr 2002 die Internetseite *www.holistische-Medizin.info* als gemeinnütziges Projekt ins Netz, die sich ausschließlich mit muskulärer Schmerztherapie beschäftigt und die Zusammenhänge erläutert.

Was war bei meinem Skiunfall geschehen?

Durch den Sturz wurde die vordere Beckenmuskulatur blitzschnell überdehnt. Dies registrierte das Unterbewusstsein über verschiedene Dehnungsrezeptoren in den Muskelfasern. Aufgrund der wahrgenommenen Unfallsituation wurde durch das muskuläre Bindegewebe - im Sinne eines Schutzreflexes - sofort eine Fixierung einzelner Muskelfaserstrukturen im Beckenbereich veranlasst, um Schaden vom Körper und insbesondere der Wirbelsäule abzuwenden.

Das Unterbewusstsein verhinderte mit dieser Blockade ab diesem Zeitpunkt effektiv, dass diese Muskelfasern aktiv verwendet wurden. Hätte es sich lediglich um wenige Einzelfasern gehandelt, wäre es für das Unterbewusstsein wohl noch leicht gewesen, auf alternative

Bewegungsmuster unter Zuhilfenahme von benachbarten Muskelfasern auszuweichen. Hier aber waren offensichtlich so viele Einzelbereiche betroffen, dass dieser Kompensationsmechanismus alleine nicht mehr ausreichend war. Deshalb wurden größere Einschränkungen im körperlichen Bewegungsmuster vollzogen, welche dann meine normalen Alltagssituationen stark beeinträchtigten. Zudem bekam ich Schmerzen im Rücken und Gesäß, verbunden mit schmerzhaften Missempfindungen und lähmungsartigen Erscheinungen im Bein. Die Ursache war primär muskulär. Der Bandscheibenvorfall war durch die muskuläre Blockade in der Lendenwirbelsäule hervorgerufen. Hier wirkten insbesondere Zugkräfte auf der Vorderseite der Wirbelsäule, welche die Bandscheibe verschoben und aufgrund von Quer- und Scherkräften den die Bandscheibe umhüllenden Faserring einreißen ließen. Die Flüssigkeit im Inneren der Bandscheibe trat durch diesen Riss nach außen und war radiologisch als sogenannter Sequester[6] sichtbar.

Warum war der Schmerz auf der Rückseite und nicht auf der Vorderseite?

Die muskuläre Blockade im Bindegewebe der betroffenen Muskelstrukturen war auf der Vorderseite meines Körpers zu suchen. Der Schmerz dagegen war in den Bereich der muskulären Gegenspieler auf der Rückseite projiziert worden.

Das Konzept einer perfekten Steuerung der Muskulatur im Unterbewusstsein macht dies verständlich. Denn alleine die intakten Muskelfasern auf der Rückseite meines Körpers wären in der Lage gewesen, einen noch größeren Schaden anzurichten. Würden diese sich zusammenziehen oder verkürzen, hätten sich die entsprechenden Muskelfasern auf der Vorderseite entgegengesetzt synchron verlängern müssen. Da diese jedoch aufgrund des Schutzreflexes immer noch blockiert waren, wurde mir über einen Schmerz vermittelt, dass diese Bewegung nicht mehr möglich oder unzulässig ist.

Der Schmerz war in die bewusste Wahrnehmung getreten und wurde in den Bereich der gesunden, intakten Muskelstruktur projiziert. Je mehr ich versuchte, mich aufzurichten, umso intensiver wurde der Schmerz. Nicht aufgrund eines vorhandenen körperlichen Schadens, sondern als Signal meines Unterbewusstsein, um mich auf die Muskelblockade auf der Vorderseite und die gestörte Funktion im Bereich der Lendenwirbelsäule hinzuweisen. Leider konnte ich – im Einklang mit den behandelnden Orthopäden – diese Botschaft des Unterbewusstseins nicht richtig deuten. Es dauerte deshalb Monate, bis die Ursache vom Allgemeinarzt Walter Packi dann richtig erkannt wurde.

In der Praxis kann festgestellt werden, dass die meisten Schmerzen bewegungsabhängig sind. Bevor nun nach tiefgreifenderen Ursachen gefahndet wird, sollte deshalb die Frage nach dem Zustand und der Beweglichkeit der Muskulatur gestellt werden. Vorab sollten selbstverständlich innere Erkrankungen, die mit den gleichen Schmerzsymptomen einhergehen können, schulmedizinisch ausgeschlossen worden sein. Doch selbst bei inneren Erkrankungen tritt ein Schmerz meist erst dann ein, wenn die Bewegungsbahn der umgebenen Muskelstrukturen durch Gewebewachstum, Flüssigkeitseinlagerungen oder anderes gestört wird. Ein Beispiel wäre der Schmerz bei einer Tumorerkrankung (gut- oder bösartig), der in der Regel erst dann auftritt, wenn die Raumforderung eine bestimmte Toleranzgrenze überschritten hat. Im Anfangsstadium sind derartige Erkrankungen meist lange schmerzfrei.

Muskeltherapie und energetische Heilbehandlungen – ein Gegensatz?

Durch die Praxis bin ich sehr von der Wirkung energetisch orientierter Heilverfahren überzeugt. Doch nach meinem Skiunfall konnte ich hiermit keinen Erfolg erzielen. Scheinbar sollte ich auf eine Form der Therapie aufmerksam gemacht werden, die mit der Muskulatur stärker auf der körperlichen Ebene ansetzt. Im Nachhinein bin ich sehr dankbar für diese Erfahrung, denn die Bedeutung der optimalen Muskelfunktion wurde mir während dieser Zeit deutlich vor Augen geführt. Weiterhin wurde mir praktisch nahegelegt, dass es im Bereich einer gestörten Muskelfunktion für energetische Behandlungsverfahren Begrenzungen gibt. Dennoch halte ich es für sinnvoll, beide Konzepte miteinander zu verbinden. Oftmals kann die Therapie so beschleunigt werden, und auch die muskulären Druckpunkte zur Schmerzlinderung reagieren in der Kombination mit energetischen Techniken schneller.

Die Entstehung von muskulären Blockaden

Grundsätzlich bleiben Muskeln so lange in ihrem normalen Tonus und verkrampfen sich nicht, wie ausreichend Energie durch sie durchströmt. Dieser Energiefluss wird vom Unterbewusstsein vollkommen automatisch gesteuert. Ich habe bereits darauf hingewiesen, dass vorab grundsätzlich erst einmal ausreichend Energie aus den beiden Quellen, der Lebensenergie Ch'i und stofflicher Nahrung, im Körper vorhanden sein muss.

Was die muskuläre Beweglichkeit anbelangt, so nimmt diese tendenziell im Laufe des Lebens ab. Die Gründe hierfür liegen manchmal in Energiemangel oder in emotionalen Ursachen, die häufig eine Rolle spielen und den Energiefluss stören können. Letztere bleiben bei dieser grundlegenden Betrachtung an dieser Stelle jedoch noch unberücksichtigt. Die Tatsache, dass allgemein im Alltag auf die Beweglichkeit kaum Wert gelegt wird, spielt eine große Rolle bei muskulären Blockaden. Während Kinder in aller Regel noch sehr beweglich sind und deshalb auch nur äußerst selten unter chronischen Schmerzen leiden, haben dagegen die meisten Senioren diese Art von Problemen. Vergleicht man die Beweglichkeit dieser zwei Gruppen, so wird man tendenziell feststellen, dass vor allem im Bereich des Beckens und des Halses die naturgegebene Beweglichkeit oft um mehr als zwei Drittel reduziert ist. Dadurch bedingt kommt es anschließend leicht zu Verschiebungen von Wirbelkörpern, die unter zu hohen und asynchronen Zugkräften der Muskulatur zu leiden haben.

Obwohl dies an sich schon ausreichen kann, um das harmonische Zusammenspiel der muskulären Spieler und Gegenspieler zu stören, wird zudem bei abnehmender Beweglichkeit die Wahrscheinlichkeit erhöht, dass es bei schon kleineren Verletzungen zu Überdehnungen von Muskelfasern kommt. Das Unterbewusstsein hat in diesem Fall viel weniger Zeit zur Verfügung, um eine Unfallbewegung abzufangen, so dass sofort das Bindegewebe mit seinem Schutzreflex eingreifen muss. Es verhärtet sich und wird hierdurch überaus stabil. Derart veränderte Muskelfaserbündel sind häufig direkt ertastbar und fühlen sich etwa wie gespannte Saiten an. In Mode gekommenes, einseitig auf Kraft fixiertes Fitnesstraining leistet ebenfalls seinen Beitrag zur Entstehung muskulärer Probleme. Muskeln neigen umso mehr zur Verkürzung, je mehr sie in Richtung Kraft auftrainiert wurden.

So kann allzu intensives Bauchmuskeltraining die Grundlage jener Bandscheibenvorfälle und Muskelschmerzen sein, an denen heute schon 25-Jährige oder Fußballprofis leiden. Mit einer kurzen Internetrecherche lassen sich leicht Dutzende Top Athleten mit diesen Problemen auffinden.

Ein gezieltes Krafttraining für die Muskeln im Becken und an der Wirbelsäule bessert die Beschwerden anfangs häufig sogar. Es wirkt wie eine muskuläre Zuggurtung, eine Art Korsett, welche die Beweglichkeit letztlich noch weiter einschränkt. Da beim Beginn der Probleme meist lediglich eine bestimmte Einzelbewegung im Grenzbereich der Muskelbeweglichkeit den Schmerz auslöst, wird genau diese Bewegung durch immer mehr Zuggurtung zunehmend unmöglich. Dieser Zustand täuscht eine Verbesserung der Situation vor, erscheint vorerst stabil, und der Betroffene hat häufig nur wenige oder auch überhaupt keine Schmerzen mehr.

Die Marketingbehauptung eines bekannten Therapiekonzeptes, „Ein starker Rücken macht keinen Schmerz", ist deshalb mit Vorsicht zu genießen. Zahlreiche Beispiele aus der Praxis bestätigen die Schwächen dieses Konzeptes, bei dem die Funktionsstörung und Minderbeweglichkeit nicht zielführend beseitigt wird. Aufgrund der durch Kräftigungstraining noch zunehmenden Einsteifung/Unbeweglichkeit bedarf es jetzt bloß eines vergleichsweise kleinen Auslösers, wie eines Unfalls oder einer Überdehnung.

So kann es später im Leben zu immer größeren Problemen kommen, die sich primär als Schmerz und sekundär als innere Erkrankungen/Organdefizite bemerkbar machen. Die wesentliche Ursache ist hierbei oft in den tieferen Schichten des muskulären Bindegewebes zu suchen. Sie werden erst dann wieder therapierbar werden, wenn die oberflächlichen, zusätzlich auftrainierten Muskelschichten vorab wieder natürlich beweglich und locker zurücktrainiert wurden. Die Behandlung verlängert sich hierdurch teilweise lange und wird in manchen Extremfällen sogar praktisch unmöglich sein, wenn beispielsweise die Bauchmuskulatur mehr an eine Stahlplatte als an einen Muskel erinnert. In diesem Fall erhält ein Therapeut mit seinen Händen keinen Zugang zu darunter liegenden, funktionsgestörten Muskeln, beispielsweise im tiefen Beckenbereich.

Der heutige Arbeitsalltag spielt bei muskulären Blockaden ebenfalls eine Rolle. Während der Körper, von der Evolution her gesehen, vor allem zum Laufen und aktiver Bewegung geformt ist, wird er heutzutage speziell mit permanent sitzenden Tätigkeiten einseitig belastet. Dennoch versucht er, sich weitgehend diesen Anforderungen anzupassen. Hierdurch werden die Muskeln, besonders im Oberschenkel- und Beckenbereich, immer mehr zur Haltemuskulatur der Wirbelsäule und verlieren zunehmend ihre Fähigkeit zu schnellen Bewegungswechseln. Dies ist ein eher langsamer Prozess einer schleichenden Einsteifung.

Falls dann irgendwann mit einer schnellen Aufrichtbewegung beispielsweise ein Gepäckstück plötzlich hochgehoben werden muss, kann es zu den typischen Symptomen eines Hexenschusses kommen. Therapeutisch betrachte ich dies als eine erste Warnung des Unterbewusstseins, dass mit der Beweglichkeit der (Bauch-)Muskulatur etwas in größerem Umfang nicht mehr stimmt. Vielfach häufen sich bei Betroffenen Hexenschüsse dann über Jahre, und am Ende steht dann oft der chronische Rückenschmerz mit Ausstrahlung in das Bein (Ischialgie). Nicht selten kommen noch Missempfindungen, Kribbeln und Taubheit hinzu.

Anfangs eine kleine Ursache, mit großer Wirkung am Ende.

Ein Hexenschuss abseits medizinischer Versorgung

Im Jahr 2003 wurde ich von einer Urlauberin auf den Malediven gefragt, ob ich etwas gegen ihren akuten Hexenschuss tun könne. Sie hatte starke Rückenschmerzen und leider wurde die Insel nur zweimal in der Woche per Wasserflugzeug angeflogen. Ich bat sie, sich auf eine harte Unterlage zu legen und lockerte mittels einer speziellen Druckpunkttechnik im Bereich der Bauchmuskulatur den akuten Krampf. Anfangs war der Druckpunkt sehr schmerzhaft, gab dann aber sehr schnell nach, und die Muskulatur wurde lockerer. Nach ungefähr 10 Minuten Therapie an verschiedenen Stellen auf der Vorderseite ihres Körpers bat ich sie aufzustehen. Zu ihrem Erstaunen war der Schmerz vollständig verschwunden. Auch die nächsten Urlaubstage konnte sie beschwerdefrei verbringen. Sie war sehr dankbar für die schnelle Hilfe.

Dieses Beispiel zeigt, wie einfach es sein kann, muskuläre Blockaden zu entkrampfen. Dennoch muss ein Ereignis wie der Hexenschuss auch als Warnung interpretiert werden, dass mit der Muskulatur etwas in größerem Umfang nicht in Ordnung ist. Neben der im Beispiel dargestellten Akuthilfe über die Druckpunkttechnik gibt es grundsätzlich eine langfristig bessere Möglichkeit, um eine blockierte Muskelstruktur wieder beweglich zu machen:

Eine Muskelfaser kann niemals in einer Art Schutzstarre, der beispielsweise durch eine Unfallbewegung hervorgerufen wurde, erstarrt sein und gleichzeitig arbeiten. Deshalb muss die betroffene Muskelstruktur durch eine geeignete Therapie wieder zum funktionsgerechten Arbeiten gebracht werden. Arbeit im Sinne einer Aktivität in dem jeweiligen Bewegungsbereich, in dem vorher der

Schutzreflex im muskulären Bindegewebe ausgelöst wurde. Diese Aktivität muss der Betroffene im Sinne eines Trainings regelmäßig durchführen, bis die Funktionsdefizite behoben sind. Dies kann im Einzelfall durchaus Wochen und Monate in Anspruch nehmen. Es lohnt sich jedoch, um (noch größere) gesundheitliche Probleme dauerhaft zu vermeiden.

Bei diesem Spezialtraining ist der besondere Unterschied zu den wohlbekannten Körperübungen des Dehnens/Stretchens, dass der Muskel in die maximale Länge ausgezogen und anschließend (in dieser Position) aktiv unter Anspannung und Arbeitsbelastung versetzt wird – anstatt ihn lediglich passiv lang zu ziehen. In der Physiotherapie wird diese Herangehensweise gewöhnlich als die Durchführung einer isometrischen Übung bezeichnet. Hierfür gibt es keine Altersbegrenzung. Diese speziellen Übungen zur Wiederherstellung der Beweglichkeit können auch im späten Lebensalter gefahrlos durchgeführt werden, da mit geringen Kräften gearbeitet wird. Richtig umgesetzt, wird im besten Fall schon nach einigen Sekunden eine teilweise Lösung der akuten Blockade der Muskelstruktur eintreten. Falls diese Übungen richtig durchgeführt werden, kommt es in den Tagen danach zu einem Umbauprozess, bei dem das Ausmaß der Beweglichkeit langsam wieder vergrößert wird. Durch diese Art der gezielten Körperbelastung werden neben der sofortigen Entkrampfung gezielt zusätzliche bewegliche Muskelelemente (Sarkomere) hintereinander in die Muskelfasern eingebaut. Der Körper optimiert sich so mittels eines Therapiereizes selbsttätig.

Hierbei werden darüber hinaus unbewegliche Sehnenanteile des Muskels teilweise wieder in bewegliche Muskelelemente zurückverwandelt. Muskeln sind aktive Gebilde, die sich permanent umbauen und erneuern, je nachdem, was von ihnen verlangt wird. Beim bergab wandern wird dieser Effekt häufig ganz natürlich spürbar, wenn die muskuläre Kette des Beines sehr lang auseinander gezogen und gleichzeitig intensiv belastet wird. Oft kommt es hierbei zu Schmerzen im Bereich der Knie als ein Signal der bereits bestehenden Funktionsdefizite der Oberschenkelmuskulatur. Gleichzeitig handelt es sich hierbei um eine Art natürliche isometrische Übung, die alleine schon sehr nutzbringend sein kann. Hierdurch wird ein muskulärer Umbauprozess in Richtung Verlängerung eingeleitet, der oft mit großem Muskelkater in den Tagen danach einhergeht. Im Alltag werden bereits leicht schmerzhafte Körperbelastungen aber oft vermieden. Hierdurch kann es zu immer größeren Defiziten in der Muskelfunktion kommen. Der Betroffene wird so von Tag zu Tag anfälliger für chronische Schmerzprobleme, und es ist letztlich nur eine Frage der Zeit, bis das Bewegungssystem entgleist. Zu diesem Zeitpunkt ist die Therapie dann aufwendiger als zu Beginn der zunehmenden muskulären Funktionseinschränkungen.

Grundsätzliches Ziel sollte es sein, sowohl kräftige, als auch maximal bewegliche Muskeln zu haben. Mit kräftig ist hierbei gemeint, dass nicht nur in einer genau definierten Gelenkstellung eine Maximalkraft erreicht wird, sondern dass der Muskel in dem Moment, in dem er maximal „ausgezogen“ ist, in verschiedene Bewegungsrichtungen (vorwärts/seitlich) noch immer kräftig ist. Die meisten Menschen verfügen in dieser maximalen Endstellung nur über sehr wenig Kraft. Oftmals genügen wenige Gramm Gewicht als Widerstand, während die Übung innerhalb von Sekunden zu vollkommener Erschöpfung führt. Dies zeigt bestehende Defizite dann überaus deutlich. Selbst Spitzensportler sind innerhalb von Minuten zur muskulären Erschöpfung zu bringen, da das jahrelange einseitige Training in der Regel große Funktionsdefizite in bestimmten Körperbereichen mit sich gebracht hat.

Führt man sich nun vor Augen, welche überaus wichtige Rolle die volle, natürliche Funktion der Muskulatur in Bezug auf praktisch alle Organfunktionen im Körper hat, wird der Nutzen eines diesbezüglichen Trainings deutlich. Es gibt viele innere Erkrankungen, die ihre Ursache in funktionsgestörten Muskeln haben. Vor allem das Herz-Kreislauf-System ist hiervon betroffen, da der Blut- und Lymphstrom zwischen und in vollkommen verhärteten Muskelstrukturen viel schwieriger aufrecht zu erhalten ist. In diesen muskulären „Blockaden" findet sich ein Grund für die Erhöhung des Blutdrucks im Alter, der nicht immer mit Medikamenten künstlich gesenkt werden müsste. Gleichzeitig ist hierdurch die Energieversorgung des Körpers schlechter, was zusätzlich zur Verkrampfung der Muskulatur führt. Diesem folgenschweren Kreislauf kann mit einem gezielten Training zur Wiederherstellung der natürlichen Beweglichkeit gut begegnet werden. Dann wird der Herzmuskel ebenfalls weniger überlastet. Insbesondere bei älteren Menschen ist der Bereich der Hals-Wirbel-Säule muskulär häufig extrem verspannt und bringt so Probleme im Kopfbereich mit sich. Hierbei muss berücksichtigt werden, dass der Halsbereich auch eine überaus große Rolle bei der Blutversorgung des Gehirns spielt. Es ist ein grundsätzlicher Zusammenhang zwischen Muskelverkrampfungen, regelrecht „eingeklemmten" Blutgefäßen und (ischämischen) Schlaganfällen denkbar.

Aus diesem Grund sollte bereits in jungen Jahren regelmäßig die Beweglichkeit trainiert und aufrechterhalten werden. Denn es ist immer schwerer, diese Störungen erst dann zu behandeln, wenn erste Probleme oder Schmerzen bereits aufgetreten sind. Daher vermittle ich – nicht zuletzt zur Prophylaxe – die entsprechenden Übungen zur Wiedererlangung der Beweglichkeit in speziellen Kursen nicht nur an Therapeuten, sondern auch an „medizinische Laien". Teilweise finden diese praxisnahen Workshops in Kooperation mit Ärzten statt.

Die Rolle der Muskulatur beim Knochenbau

Der Körper ist ein sich selbst perfekt organisierendes System. Sofern neue Muskulatur aufgebaut wird, bleibt dies nicht ohne Auswirkungen auf den Knochenbau. Die Knochen bauen sich permanent um. Hierbei bildet sich automatisch dort Knochensubstanz, wo Druckkräfte ausgeübt werden. Der Aufbau eines Knochens entspricht innerlich genau diesem Druckverteilungsmuster. Stärkere Muskeln bedingen stabilere Knochen, wodurch eine Therapieoption bei Osteoporose im Alter sein kann, den Patienten wieder langsam stärker körperlich zu belasten. Innerhalb von wenigen Wochen – andere Krankheitsursachen in diesem Fall ausgeschlossen – wird der Knochenbau sich meist erheblich verstärkt haben. Dagegen kann eine ständige Unterforderung des Körpers zu Gesundheitsproblemen vielfältigster Art führen. Es ist daher lohnenswert, sich regelmäßig altersgerechten Belastungsreizen auszusetzen.

Bei Knochenwachstum an Stellen, wo normalerweise kein Knochen sein sollte, muss deshalb immer die Frage gestellt werden, ob hier nicht muskuläre Zugkräfte wirken, die den Knochen zum Stabilitätswachstum anregen. So können tastbare oder radiologisch sichtbare Veränderungen am Knochenbau die Folge einer muskulären Ursache sein. Häufig kann derartiges bei Fehlstellungen des Großzehs mit einhergehendem Knochenwachstum an der seitlichen Außenseite des Großzehengrundgelenks (Hallux Valgus) beobachtet werden. Meist wird dies durch das langfristige Tragen von Schuhen mit hohen Absätzen und den damit einhergehenden Veränderungen der Zugrichtung der beteiligten Muskelstrukturen verursacht. Mit etwas Fleiß und Geduld ist die Gelenkveränderung zumindest im Anfangsstadium durch besondere physiotherapeutische Übungen auch ohne Operation korrigierbar.

Nach meiner Erfahrung bessern Schuh-Einlagen diese Problematik nicht – eher verschlechtern sie die Fußmuskulatur noch weiter. Ich hatte zahlreiche Fälle in der Praxis, wo sich die Tendenz zu einem Hallux Valgus erst nach dem Tragen von Einlagen schnell verschlechterte. Aus muskulärer Sicht nicht verwunderlich, da die Funktionseinschränkung so immer größer wird, auch wenn Schmerzen zunächst oft gelindert werden.

Bei Fehlstellungen der Knochen, beispielsweise X- oder O-Beine, bei denen Orthopäden zuweilen auch zu Operationen zur Begradigung oder Veränderung der Beinknochen raten, sollte ebenfalls zuerst der Zustand der Muskulatur begutachtet werden. Ähnlich einer Marionette werden die Knochen an der Stelle sein, wo Muskelkräfte sie erst hingezogen haben. Über eine gewisse Zeitdauer verändern sich die Muskeln, das Bindegewebe und die Knochen in eine neue Richtung, die der bevorzugten Bewegungsbahn entspricht. In der Biologie wird ein solches, sich dynamisch anpassendes, System als autopoietisch bezeichnet (selbst-formend). Selbstverständlich können derartige Veränderungen auch in den meisten Fällen durch ein verändertes Training/Belastungsreize rückgängig gemacht werden – wobei sich immer die Frage stellt, ob der derzeitige Zustand überhaupt einen Krankheitswert besitzt, insbesondere, falls keine Beschwerden auftreten. Da es keinen „Normkörper" gibt, kann es niemals genaue Winkeldefinitionen eines perfekten Beines geben.

Weiterhin ist von Bedeutung, dass beispielsweise das Knie ein dreidimensional bewegliches Gelenk ist, wohingegen die gängige orthopädische Lehrmeinung es mehr als zweidimensional beweglich (Vorwärts/Rückwärts) ansieht. Da es sich jedoch in Wirklichkeit um eine Art Kugelgelenk handelt, ist die derzeitige medizinische Therapie nicht optimal. Dies gilt insbesondere für den künstlichen Gelenkersatz (Prothesen).

Normabweichungen der Beine durch intensives Training

Profi-Fußballer haben öfters O-Beine. Dies kann nach meiner Auffassung stark damit zusammenhängen, dass sie viele Seitwärtspässe üben und intensives Krafttraining durchführen. Ihre Muskulatur im Bereich der Innenschenkel (Adduktoren) wird hierdurch tendenziell verkürzt. So verändern sich die Zug- und Druckkräfte und demzufolge passen sich Knochen und damit auch das Kniegelenk entsprechend an. Muskulär wird die O-Bein Position mehr und mehr erzwungen. Somit werden Zerrungen und Verletzungen in diesen Bereichen häufiger, da kaum noch Beweglichkeitsreserven da sind, um Seitwärtsgrätschen und Fouls abzufangen. Derartige Probleme führen oft zu Operationen am Knie. Da die Karriere dann meist im mittleren Lebensalter endet, erfährt die Öffentlichkeit nie viel von den anschließenden körperlichen Problemen der ehemaligen Topstars, die häufig chronifiziert bestehen.

Würde frühzeitig mit gleicher Intensität wie beim Krafttraining auch die Beweglichkeit trainiert werden, wären Verletzungen wohl sehr viel unwahrscheinlicher. Der Teil der Operationen, der zur Verringerung von Schmerzen und (angeblicher) Überlastungsschäden durchgeführt wird, wäre vermutlich zu einem Großteil nicht erforderlich.

Dies gilt bereits für das Babyalter, wenn Eltern mit der Diagnose einer Hüftfehlstellung verängstigt werden. In dieser Zeit wird häufig eine Vielzahl von Hüftfehlstellungen diagnostiziert. Deshalb wird nicht selten zu sogenannten Umstellungsoperationen geraten, obwohl der junge Körper sich doch noch gar nicht voll entwickelt hat. Es wäre vermutlich für die Therapie zielführender, wenn das Alter der Knochen im Menschen – egal, ob alt oder jung sind das wenige Wochen – mitberücksichtigt würde. Naturgegeben besitzt er selbstverständlich im Normalfall die Fähigkeit, sich im Laufe der Zeit selbst zu korrigieren. Genau genommen ist es erst die Bewegung ab dem Kleinkindalter, wie Laufen, die den Körper über Jahre hinweg automatisiert in eine perfekte Form entwickelt.

Ich spreche an dieser Stelle nicht von klaren Missbildungen, bei denen Operationen augenscheinlich sinnvoll sind, sondern von Situationen, in denen durch Verängstigung Eltern in Operationen ihrer Kinder einwilligen, die fraglich erscheinen und am Ende großen Schaden anrichten können. Betroffene Eltern sollten sich besser mehrere unabhängige Meinungen von Ärzten einholen, bevor sie ihr Kind einer solchen Operation aussetzen. Stellen Sie sich die Frage, ob die Natur nicht vielleicht besser weiß, wie eine Situation zu korrigieren ist. Sie sollten ebenfalls in ihre Überlegungen einbeziehen, dass die Verängstigung eines Kindes durch allzu forsche medizinische Diagnostik die Selbstheilungsmöglichkeiten eher einschränkt als verbessert. Kinder wollen geliebt werden, wie sie sind – insofern können sie eine Fokussierung auf (angebliche) Körperprobleme negativ (als Ablehnung) interpretieren.

Bei jeder orthopädischen Operation, bei der zur „Optimierung des Menschen“ Körperteile aus ihrer natürlichen Position verlagert werden, muss davon ausgegangen werden, dass der Körper sich anschließend häufig nicht mehr perfekt regenerieren und selbst organisieren kann. Das Unterbewusstsein kann widersprüchliche Signalinformationen bekommen und muss selbst herausfinden, wie der neue Zustand des Körpers ist, um sich wieder perfekt neu darauf einzuregulieren. Hierbei sollte nicht vergessen werden, dass es sich um einen Eingriff von außen handelt, der so in der Natur nicht vorkommt und deshalb im körperlichen Reparaturprogramm ursprünglich nicht vorgesehen ist. Zudem hat der Mensch den vorhergehenden Symptomzustand selbst hervorgebracht. Aufgrund der natürlichen, im Regelfall perfekten Selbstorganisation des Körpers ist anzunehmen, dass dies nicht grundlos so geschehen ist.

In diesem Sinne viel unproblematischer sind dagegen operative Eingriffe bei Unfallverletzungen. Hier achtet der Unfallchirurg normalerweise darauf, die Gewebe wieder in die Position zu bringen, in der sie sich kurz vor dem Unfall befunden haben. Insofern „zwingt“ er dem Patienten nicht seinen eigenen Willen auf, an welcher Stelle sich beispielsweise ein Oberschenkelknochen ideal befinden sollte. Der Körper kann mit einer solchen, sinnvollen Operation viel besser umgehen, die manchmal auch lebensnotwendig sein wird. Sein Reparaturprogramm wird anschließend weitgehend normal arbeiten können. In vielen dieser Fälle wird es dennoch ratsam sein, eingebaute Metallteile nach der Heilung wieder zu entfernen, da diese Fremdkörper darstellen.

Körperbalance und daraus entstehende chronische Schmerzzustände

Zur Aufrechterhaltung der Gesundheit müssen sich alle Prozesse im Körper in einer Balance befinden. Dieses Gleichgewicht ist auch im Bereich der Muskulatur extrem wichtig. Wie sich eine muskuläre Beinlängenverkürzung auf das Gleichgewicht auswirkt, zeigt die nachfolgende Graphik.

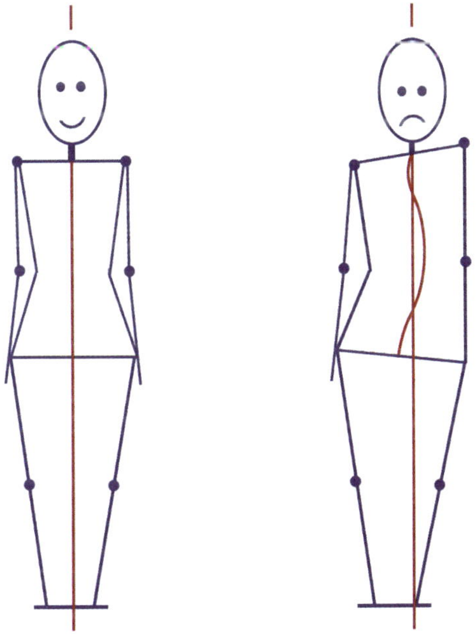

Störung der Körperbalance durch einen Beckenschiefstand

In diesem Beispiel ist es bei Person 2 zu einer muskulären Verkürzung des linken Beines gekommen. Hierdurch gerät das gesamte Gleichgewicht des Körpers durcheinander. Die graphisch sichtbar gemachte Verkürzung ist Folge einer Muskelanspannung, die hier exemplarisch von einem traumatischen Schock verursacht sein soll. Schmerzen bestehen zunächst nicht.

Da die Steuerzentrale des Körpers (Unterbewusstsein) dem verkürzten Bein nicht mehr vollständig „vertraut", will sie es weitgehend entlasten. Daher wird das Gewicht des Oberkörpers zur rechten, gesunden Seite hin verlagert. Je nachdem, wie lange der Zustand andauert, kann die gesunde Seite nun permanent im Bereich der Muskulatur und den Gelenken überlastet werden. Aufgrund der vielleicht länger andauernden Kompensation passen sich

Muskel- und Knochenstrukturen über die Zeit langsam den neuen Erfordernissen an. Es kommt häufig zu chronifizierten Überlastungs-Schmerzen auf der rechten Seite. Medizinisch wird nun meist diese schmerzhafte rechte Seite zum Ziel einer Therapie. Sinnvoller und zielführender wäre es dagegen, zuerst das Unfalltrauma mit den hiermit verbundenen körperlichen Effekten geeignet aufzuarbeiten. Die Balance würde sich automatisch wieder einstellen, und das Problem wäre in diesem Fallbeispiel vollständig behoben.

Zu den messbaren Veränderungen gehört in diesem Fall auch eine Wirbelsäulenverkrümmung (Skoliose). Sie ist die Folge eines muskulären Ungleichgewichtes des Bein-/Beckenbereiches. Um diese Verwringung erfolgreich aufzulösen, muss die Verkürzung des linken Beines zuerst therapiert werden. So wird der Steuerzentrale des Körpers vermittelt, dass diese Seite wieder normal belastet werden darf. Selbst falls sich die linke Seite niemals mit Problemen oder Schmerzen bemerkbar gemacht hat, ist erst mit ihrer Therapie das Gleichgewicht wiederhergestellt. Nun ist die Grundlage für eine vollständige Problemlösung geschaffen.

Dies erklärt, warum Schmerzen manchmal auf der anderen Körperseite (Fuß, Knie, Rücken, Schulter, Kopf) auftreten können, obwohl diese Seite ursprünglich von einem Unfall nicht betroffen war. In Fällen, bei denen der Unfall länger zurückliegt, wird eine Therapie deshalb länger dauern. Die insgesamt in Richtung „Schiefheit“ veränderten Muskel- und Knochenstrukturen müssen sich anschließend erst an das wiedererlangte Gleichgewicht anpassen. Am besten lässt sich dies erreichen, wenn der Körper ab dem Zeitpunkt der Beseitigung des Ungleichgewichtes wieder in alle Raumrichtungen intensiv und variantenreich körperlich gefordert wird.

Falls ein derartiger Zustand eines verkürzten Beines therapeutisch durch Einlagen/Absatzerhöhungen ausgeglichen wird, kommt es häufig zu einer kurzfristigen Verbesserung der Beschwerden. Die Problematik ist damit jedoch nicht gelöst, sondern lediglich an eine andere Stelle verlagert worden. Hierdurch kann über Monate und Jahre hinweg eine Vielzahl anderer Beschwerden begünstigt werden. Knochen und Muskeln passen sich dem Zustand an und werden entsprechend so umgebaut, wie es die neue Situation mit Absatzerhöhungen erfordert. Es ist technisch beeindruckend, wenn mittels 3-D Computertechnik ein Haltungsdefizit des Körpers festgestellt und dieses anschließend beispielsweise mit der einer Höhenkorrektur der Beinlänge ausgeglichen wird. Doch damit ist die Ursache nicht behoben, sondern lediglich das Symptom (beispielsweise Beckenschiefstand) behandelt. Es ist ein unnatürlicher Eingriff, der es dem Körper erschwert, optimal zu laufen und sich flexibel seinem Untergrund anzupassen. Sinnvoller ist es, die wirkliche Ursache der Verkürzung zu beheben und auf diese Maßnahmen zu verzichten. Einlagen lassen den Fuß zudem „fauler" werden. Da die Fußmuskulatur durch das ständige Tragen von Schuhen (in denen die Zehen keine Arbeit mehr leisten) grundsätzlich stark zu Funktionsdefiziten neigt, wird so das Gegenteil eines wünschenswerten Effektes erreicht.

In der Praxis ist dieser Vorgang der Körperbalance weitaus komplexer als hier dargestellt. Oftmals sind Rotationen des Hüftbeins und der Wirbelsäule dynamisch mit einzubeziehen. Da ein Mensch sich permanent bewegt, können einfache statische Modelle eines Körpergleichgewichts die Wirklichkeit nicht abbilden. Die komplexen Bewegungsbahnen des Körpers, bei der abwechselnd unterschiedliche Muskelfasern jeweils Teilaufgaben übernehmen, können derzeit sogar mit biomechanischen Computermodellen der Sportwissenschaft nicht genau genug beschrieben werden. Man greift hier auf Vereinfachungen zurück, wie die Annahme runder Gelenke, die so in

Wirklichkeit nicht vorhanden sind. Zudem wird vor allem die Bewegung der Knochen simuliert. Es wird deshalb noch viel Forschung nötig sein, um derartige sportmedizinische Defizite zu beheben. Hierbei wäre es wünschenswert, wenn die Bedeutung einzelner Muskelfaserbündel mit ihren jeweiligen dynamischen Bewegungsbahnen einbezogen werden würde. So ist auch erklärbar, warum das bisherige Konzept des Rückenschule-Trainings, an dem acht Millionen Menschen teilgenommen haben, am Ende keine nachweisbaren gesundheitlichen Erfolge gebracht hat. Hier standen die Vermeidung bestimmter Bewegungen und die Schonung des Rückens im Alltag im Vordergrund. Kein Wunder, warum die Beteiligten muskulär tendenziell schlechter als besser wurden. Auch die in den letzten Jahren neu entwickelten Sportprogramme zur Prävention setzen zu stark auf Kräftigung, anstatt die Beweglichkeit in den Vordergrund zu rücken.

Das hier gezeigte, sehr vereinfachte Modell eines Beckenschiefstands soll auf simple Weise das Grundprinzip muskulärer Kompensationsmechanismen verdeutlichen. Diese sind in der Praxis nicht auf links/rechts beschränkt, sondern müssen sinngemäß auch auf vorwärts / rückwärts und spiralförmige Drehbewegungen übertragen werden. Die genauen Prozesse im Detail zu kennen, ist für den Patienten nicht unbedingt erforderlich. Denn normalerweise weiß der Körper selbst genau am besten, wie er Bewegungen am effizientesten durchführt. Als Grundregel gilt: Erst wenn es zu Einschränkungen im größeren Ausmaß kommt, beginnen Probleme und Schmerzen im Alltag. Vorher ändert der Körper beziehungsweise seine Steuerzentrale einfach selbständig die Bewegungsmuster etwas ab und greift auf noch normal funktionierende Muskelfasern zurück. Sofern diese Veränderung einem Betroffenen bewusst wird, sollte er gezielt daran arbeiten oder dies frühzeitig therapeutisch angehen, um größere Beschwerden vorab zu verhindern. Der gesunde Mensch spürt seine Muskeln in Alltagsbewegungen selbstverständlich nicht. Insofern sollte er im Sinne einer Prophylaxe seine Beweglichkeit im Vorfeld dauerhaft aufrechterhalten. Dies ist von großem Nutzwert bei der Vermeidung zahlreicher Beschwerdebilder. Die Muskelkraft kommt durch diese regelmäßige Körperbewegung in ausreichendem Maße von alleine.

Chronische Schmerzgeschehen sind nicht - wie manchmal sogar in wissenschaftlichen Medien postuliert – auf die angeblichen Unzulänglichkeiten des aufrechten Ganges zurückzuführen. Der aufrechte Gang ist die energieeffizienteste Fortbewegung auf dem Boden. Er ist ein über die Evolution weiterentwickeltes System mit dem Ursprung des vierbeinigen Ganges. Hier von Fehlern der Natur auszugehen, verkennt die dahinter stehende Perfektion vollkommen. Ich kenne kein vierbeiniges Tier, das in der Kombination von Ausdauer und Geschwindigkeit so leistungsfähig wie der Mensch ist.

In einem schwankenden Schiff fällt um,
wer stillsteht, nicht wer sich bewegt.

Ludwig Börne

Arthrose ist heilbar

Rund um die Arthrose (Knorpelschwund) ranken sich viele Mythen. Die meisten Mediziner sind von der Unheilbarkeit überzeugt, während findige Verkäufer mit fragwürdigen wissenschaftlichen Studien mittlerweile eine Unzahl von Nahrungsergänzungsmitteln vertreiben, welche die Arthrose verhindern sollen. Hinzu kommen mittlerweile viele operative Eingriffe, die von den Patienten in der Regel selbst zu bezahlen sind und deren Nutzen nicht fundiert belegt ist. Da die Arthrose ein eher langsamer Prozess ist, kann eine Werbebehauptung, sie ließe sich verzögern, praktisch nicht verifiziert werden.

Selbstverständlich kann der Körper kostenlos Arthrose heilen. Da sich Millionen von Zellen pro Sekunde neu bilden, sind darunter auch frische Knorpelzellen. Um den Vorgang der Knorpelerneuerung zu verstehen, sind das Gelenk und seine Funktion von grundsätzlicher Bedeutung:

In einem Gelenk werden muskuläre Zugkräfte umgeleitet. Es verbindet zwei Knochen und definiert durch seine Bauform, in welche Richtung und in welchem Umfang sich diese Knochen bewegen können. Umgeben ist das Gelenk von Bändern, die das maximale Bewegungsausmaß limitieren und zusammen mit den Muskeln für Stabilität bei der Bewegung sorgen. Gewöhnlich kann jedoch davon ausgegangen werden, dass die maximale Beweglichkeit bei der Mehrzahl der Menschen durch die Länge der Muskulatur im Sinne einer Minderbeweglichkeit begrenzt wird. Allenfalls „Schlangenmenschen" kommen regelmäßig in den Limitationsbereich der Bänder. Aus diesem Grund sind Bänderrisse immer auch mit gleichzeitiger Verletzung der Muskelfasern verbunden. Dies ist bei der Therapie von Unfällen von grundlegender Bedeutung.

Die Flächen, welche sich in einem Gelenk direkt gegenüberstehen, sind mit Knorpel ausgekleidet. Er wird (nur) über die Gelenkflüssigkeit mit Nährstoffen versorgt. Derartiges Gewebe kann heutzutage sogar schon im Labor gezüchtet werden. Dort entsteht es nur dann, sofern die verwendeten Knorpelzellen einem Druck ausgesetzt werden. Im Menschen ist dieser Vorgang prinzipiell ähnlich, jedoch weitaus perfekter als unter Laborbedingungen. Grundsätzlich gilt, dass Knorpelzellen erst dann wachsen, wenn sie aktiv be- und entlastet werden. Diese Aktivität geschieht durch die Muskulatur, welche die Knochen und damit die Gelenkflächen bewegt. Durch diese Bewegung werden die Knorpelflächen jeweils abwechselnd punktuell belastet. Genau diese Belastung regt die Knorpelzellen zu Neuwachstum an. Deren Zellverbände gleichen einem Schwamm, der bei jeder Bewegung ausgepresst wird und sich anschließend wieder mit nährstoffhaltiger Gelenkflüssigkeit vollsaugt. Aktive Bewegung ist demnach essentiell wichtig, um den Knorpel dauerhaft gesund zu erhalten. Hierbei sollte der Gelenkknorpel (ähnlich einer Pumpe) regelmäßig im gesamten Bewegungsausmaß gefordert werden.

Falls jedoch die Beweglichkeit, beispielsweise im Alter, zunehmend weiter eingeschränkt wird, werden die Knorpelzellen weniger stark mit Nährstoffen versorgt und weniger belastet, so dass sie – zunächst in einigen Randbereichen – langsam absterben. Es wird dann von Gelenkknorpelschwund oder Arthrose gesprochen. Meist sind zu diesem Zeitpunkt bereits Schmerzen aufgetreten, die ursprünglich nicht auf die Arthrose, sondern auf die zunehmenden muskulären Funktionseinschränkungen zurückzuführen sind.

Da es zu einer wachsenden Überbelastung des Gelenkes mit zunehmenden Druckphänomenen kommt, beginnt der Körper zusätzlich mit der Einlagerung von Kalk in das Gelenk, analog eines Knochenwachstums. So erfolgt langsam eine knöcherne Einsteifung des Gelenkes. Dies im Vorfeld durch ein Bewegungsprogramm zu vermeiden, sollte oberstes Ziel sein.

Arthrose als Folge der Bewegungseinschränkung

Die Arthrose entsteht vor allem dadurch, dass ein Gelenk immer weniger vollumfänglich bewegt wird. Muskulär bedingte Schmerzen verstärken diese „Abwärtsspirale“ zusätzlich. Falls beispielsweise ein älterer Patient, der meist im Sitzen keinerlei Schmerzen verspürt, aus diesem Grund zunehmend viele Stunden am Stück sitzt, wird der Gelenkknorpel während dieser Zeit nicht mehr ausreichend mit Nährstoffen versorgt. Dieser stirbt dann langsam immer weiter ab, und das langfristige Ergebnis kann beispielsweise die häufige Hüftarthrose sein. Die meisten Menschen dürften mit zunehmendem Alter die maximale Beweglichkeit des Körpers in vielen Bereichen nur noch zu 20-30 % nutzen. Dies führt zu einem Knorpelschwund in den betroffenen Bereichen, der jedoch grundsätzlich heilbar ist.

An dieser Stelle wird eine seltenere Ursache der Arthrose – labortechnisch gesicherte Erkrankungen des rheumatischen Formenkreises – von der Betrachtung ausgeklammert. Hier sind meist viele Gelenke gleichzeitig betroffen, und es finden sich Nachweise einer Entzündung im Blutbild. Hier wird medizinisch treffender von entzündlicher Gelenkarthrose (Arthritis) gesprochen. Diese ist als innere Erkrankung anzusehen und kann eine Form der

Autoaggression sein, die auf emotionalen Gründen beruht. Auf die genaue Ursache komme ich in einem späteren Kapitel zu sprechen.

Der Regelfall der Arthrose, die auf muskuläre Ursachen zurückzuführen ist, zeigt sich trotz des vielleicht vorhandenen Schmerzes weitgehend entzündungsfrei. Viele Senioren sind an dieser Form der Arthrose erkrankt. Sie ist zumindest im Anfangsstadium umkehrbar, falls es gelingt, das Gelenk wieder wesentlich besser zu bewegen und so das Knorpelwachstum wieder anzuregen. Dabei ist es wichtig, dass diese Bewegungen in alle Raumrichtungen und bei verschiedenen Hüftstellungen gemacht werden, damit die gesamte Knorpelfläche wieder belastet wird. Über diesen Weg wird ein Großteil der noch vorhandenen Knorpelzellen zur Vermehrung angeregt. Bei jeder Einzelbewegung wird jeweils ein kleiner Teilbereich des Knorpels unter Druck gesetzt und damit langfristig funktionsfähig erhalten. Deshalb sind muskuläre Einschränkungen der Beweglichkeit schädlich, da sie letztendlich zum Absterben des Knorpels an einer bestimmten Stelle führen. Es lohnt sich daher auch bereits für junge Menschen, nicht nur auf geraden, permanent ausnivellierten Böden zu laufen, sondern sich variantenreich und auf unebenen Untergründen, wie Bergwanderwegen, zu bewegen. Falls bereits Schmerzen beim Laufen bestehen, wird dieses Funktionsdefizit vorher meist durch ein Umtrainieren der Muskulatur und eine geeignete Therapie verbessert werden müssen.

Nicht die Arthrose macht den Schmerz, sondern umgekehrt führt die eingeschränkte Muskelfunktion zu Schmerzen und damit langfristig zu Knorpelabbau. Unfallverletzungen mit einem größeren Knorpelschaden sind etwas differenzierter zu betrachten, aber auch hier gilt allgemein, dass nur eine funktionsgerechte Gelenkbewegung langfristig Arthrose verhindert.

Diese Funktion muss auch gegebenenfalls nach einer Unfall-Operation wieder hergestellt werden. Es lohnt sich für den Einzelnen in der Regel sehr, wenn er grundsätzlich darauf vertraut, dass sein Körper einen Knorpelschaden selbst wieder in Ordnung bringen kann – anstatt langfristig auf ein künstliches Gelenk zu setzen. Erfreulicherweise gibt es langsam erste Studien, die den Knorpelaufbau nach einem Bewegungstraining medizinwissenschaftlich belegen.

Künstlicher Gelenkersatz

Ein künstliches Gelenk ist ein schwerer, unnatürlicher Operationseingriff und sollte das letzte Mittel der Wahl sein, wenn alle andere Therapien zuvor bereits versagt haben. Manchmal geht kein Weg daran vorbei, aber grundsätzlich ist die Perfektion des menschlichen Lebens nicht durch einfache Ingenieurskunst zu ersetzen. So ist beispielsweise das künstliche Hüftgelenk tendenziell kreisförmig und damit anatomisch anders geformt als die natürliche Hüftpfanne, die genau ihr passendes Gegenstück im Hüftkopf des Oberschenkels hat. Diesem Gelenkersatz fehlt selbstverständlich auch die natürliche Anpassungsfähigkeit von Knochen und Knorpel an veränderte Rahmenbedingungen. Er wird deshalb lediglich eine „Notlösung" sein und hat in Einzelfällen seine Berechtigung, wenn (die bisherigen) Therapieoptionen am Ende versagt haben. Doch etwa 150.000 Hüftoperationen pro Jahr in Deutschland sind vor allem dann zu viele, wenn bereits 40-jährigen künstliche Hüftgelenke empfohlen werden. Ein gezieltes Beweglichkeitstraining im Bereich des Beckens könnte die Probleme oftmals beheben. Empfohlen und versucht wird dies allerdings zu selten, obwohl die Zeit dafür vorhanden wäre.

Denn um eine Notfalloperation handelt es sich hier nicht.
Hier können auch finanzielle Gründe – verbunden mit im Grundsatz fragwürdigen Schmerztheorien – als Ursache vermutet werden. Immerhin kosten diese Eingriffe, die derzeit alle 10-15 Jahre aufgrund des „Ausfalls des Ersatzteiles" wiederholt werden müssen, die Krankenkassen über 1,1 Mrd. € pro Jahr. Ich schätze, dass wenigstens 50% hiervon durch muskuläre Prophylaxe und Eigenverantwortung vermeidbar wären. Möglich wird dies allerdings nur, wenn die hier geschilderten Zusammenhänge in der Öffentlichkeit kommuniziert werden, und die Bedeutung der muskulären Beweglichkeit für die Gelenkfunktion erkannt wird. Wie wäre es sonst zu erklären, dass bei vergleichbarem Körperaufbau eine Person bereits mit 50 Jahren eine schwere Hüftarthrose aufweist, während ein anderer Mensch mit 80 Jahren immer noch sportlich leistungsfähig und schmerzfrei ist. Hier muss eine bestimmte, außergewöhnliche Ursache vorliegen, die eine fehlende Knorpelerneuerung überhaupt erst begünstigt hat. In der Regel wird diese in einer Muskelfunktionsstörung liegen. So wurde verhindert, dass sich der Gelenkknorpel wieder automatisch regeneriert, wie das im gesunden Körper der Fall ist.

Knorpelverschleiß gibt es dauerhaft im Körper grundsätzlich nicht. Er kann alles, was notwendig ist, selbst herstellen und sich regenerieren. Zu einem vollständigen Absterben von Knorpelzellen kommt es erst dann, wenn die Nährstoffversorgung zusammenbricht und der Knorpel nicht mehr ausreichend physiologisch belastet wird. Gegen diese Knorpeldegeneration gibt es Abhilfe, die jedoch die unbedingte Mitarbeit des Patienten erfordert. Nur er kann seinen Körper dazu veranlassen, sich wieder selbst in Ordnung zu bringen. Hierzu braucht es Beweglichkeit und Bewegung anstatt künstlich im Labor gezüchteter Knorpelzellen, welche in der Regel noch in ausreichendem Maß im Körper selbst vorhanden und vermehrbar sind.

Die Wichtigkeit der körperlichen Belastung als Arthroseprophylaxe wurde im Jahr 2005 auch von schwedischen Orthopäden der Universität Lund in einer Studie erwähnt. Sie kamen zu dem Ergebnis, dass körperliche Übungen einen vorbeugenden Effekt bei Kniearthrose haben.[7] Hierbei wurde jedoch folgendes – wie in den heutigen orthopädischen Therapien meist ebenso – weitgehend unberücksichtigt:

Es ist von entscheidender Bedeutung, dass neben dem körperlichen Belastungstraining auch gleichzeitig die natürliche, blockadefreie Funktion der Gelenkmuskulatur gegeben ist. Nach Verletzungstraumen wird deshalb auch die Wiederherstellung der Bewegungsfreiheit ein überaus wichtiges Ziel sein müssen. Der langfristige Therapieerfolg bei Arthrose wird sich hierdurch stark steigern lassen.

Ich bin der Auffassung, dass die Medizinwissenschaft von einem Denken loskommen sollte, in dem ein therapeutischer Eingriff von außen (Chirurgie/Medikamente) als einfacher und nützlicher angesehen wird als die Wiederherstellung der optimalen Selbstheilungsvoraussetzungen. Im Einzelfall können „Ersatzteile" sinnvoll sein und die Lebensqualität verbessern. Doch wo immer möglich, sollte der natürlichen Selbstheilungskraft der Vorzug gegeben werden – auch wenn es im Einzelfall etwas Anstrengung und Geduld erfordert, bis der Körper sich wieder vollständig regeneriert hat.

Unter Therapeuten wird häufig die Meinung vertreten, dass ein Knorpel die Hauptbelastung eines Gelenks tragen würde. Das ist jedoch nicht richtig. Solange die muskuläre Führung normal funktioniert, wirken lediglich äußerst geringe Kräfte jeweils punktuell auf den Knorpel ein. Knorpel ist ein eher weiches Material, welches alleine die Belastungen, die nach der vorherrschenden medizinischen Meinung wirken sollen, niemals tragen könnte. Der Knorpel wäre bereits bei einer einzigen Bewegung zerstört. Er ist so weich, dass er beispielsweise schon mit einem Fingernagel eingeritzt oder abgelöst werden kann. Müsste er die ihm von der „derzeitigen, offiziellen“ Lehrmeinung der Orthopädie zugesagten Kräfte im Alltag aushalten, wäre er bei einer einzigen Bewegung bereits zerstört.

Die Aufgabe des Gelenkknorpels mit seiner vergleichsweise großen Wasserspeicherkapazität ist deshalb vielmehr, über einen Flüssigkeitsfilm beziehungsweise mit Hilfe von molekularer Abstoßung die Gelenkflächen auseinander zu halten. Bildhaft kann die Roll-Gleit-Bewegung eines Gelenkes mit zwei Glasplatten verglichen werden, die auf einem dazwischen liegenden Wasserfilm praktisch kraftfrei hin- und hergleiten. Deshalb arbeitet das Gelenk weitgehend belastungsfrei, während die eigentlichen Kräfte hauptsächlich um das Gelenk herum in den jeweiligen Muskel-/Sehnenfasern wirken. Insgesamt ist diese Konstruktion von einer Perfektion, welche im Maschinenbau bislang nicht nachgebaut werden kann. Ein sich permanent selbst regenerierendes System, welches praktisch ohne Wirkungsgradverluste arbeitet und in dem störende Reibungs- oder Scherkräfte kaum vorhanden sind. Diese entstehen erst dann, wenn die einzelnen Muskelfasern nicht mehr in Harmonie miteinander stehen und somit asynchron aufeinander wirken.

Selbst auf die Wirbelsäule und die Bandscheiben wirken im normal funktionierenden Körper nur geringe Kräfte.

Sie tragen nicht die Hauptlast des Körpers. Offensichtlich wird dies, wenn der Aufbau eines Wirbelkörpers betrachtet wird. Dieser ist im Inneren nur wenig kompakt aufgebaut. Medizinisch ausgedrückt handelt es sich an dieser Stelle um ein schwammartiges Knochengewebe (Spongiosa) geringer Dichte. Da sich Knochengewebe aufgrund des jeweils wirkenden Druckes entweder kompakter aufbaut oder schwächer, kann hieraus geschlossen werden, dass allenfalls geringe Druckkräfte auf den Wirbelkörper wirken. Betrachtet man nun die seitlich vom Wirbelkörper abgehenden Querfortsätze, an denen die Muskeln befestigt sind, findet man dagegen eine höhere Knochendichte. Hieraus ist ableitbar, dass die Kräfte hauptsächlich seitlich über die Muskeln wirken, während die Wirbelsäule vor allem für den Aufbau der Körperstruktur und als flexibles Befestigungselement der Muskulatur erforderlich ist. Auf den Faserring der Bandscheiben wirken demnach im Regelfall keine großen Kräfte. Erst wenn zunehmende Fehlbelastungen und Funktionsstörungen der Muskulatur sich im Laufe der Zeit einschleichen, kommt es zu funktionellen Überbelastungen. In Kombination mit Verdrehungen der Wirbelkörper zueinander entstehen Scherkräfte, welche den Faserring der Bandscheibe letztendlich einreißen lassen können.

Da die Lehrmeinung der Medizin diesen Sachverhalt anders interpretiert, ergeben sich für die Patienten in der klassischen Therapie häufig Defizite, die von falschen Ursache- /Wirkungszusammenhängen ausgehen. So werden die Betroffenen oftmals zu Dauerpatienten und bekommen ihre Rückenschmerzen mehr oder weniger nie wieder vollständig los.

Bildhaft kann die Wirbelsäule mit einem Segelmast verglichen werden, auf den insgesamt nur geringe Kräfte wirken – da die Hauptkräfte seitlich über Querverstrebungen und Seilbefestigungen an den Schiffsrumpf (Wanten) abgeleitet werden. Selbstverständlich ist die muskuläre Konstruktion im Körper von weitaus größerer Perfektion. Grundsätzlich ist davon auszugehen, dass innerhalb des Körpers allenfalls ganz geringe Muskelkräfte jeweils gegeneinander wirken. Er ist perfekt aufgebaut, um maximal viel Kraft effizient an die Außenwelt abzugeben, beispielsweise zur Verrichtung von Tätigkeiten. Der Wirkungsgrad eines Menschen dürfte hierbei sehr viel größer sein als der von Maschinen oder Motoren, die häufig nur 30-50% Wirkungsgrad haben. Bei ihnen treten Reibungs- und Lagerkräfte auf, die der Körper offensichtlich elegant umgehen kann.

Sofern im Körper die Bewegungen harmonisch und synchron ablaufen, ist die Gefahr von Verletzungen im Alltag auf ein Minimum reduziert. Ich kann mittlerweile aus eigener Erfahrung sagen, dass auch das Heben von Lasten in jeder x-beliebigen Körperposition dann ungefährlich ist. Es wird lediglich ab einer bestimmten Belastung ein Kraftlimit erreicht, ohne schädliche gesundheitliche Auswirkungen zu haben. Vor einigen Jahren wurde ich nach meinem Bandscheibenvorfall noch von zahlreichen Orthopäden gewarnt, mich niemals wieder einer größeren Rückenbelastung auszusetzen. Ich bin dankbar, mich nicht an diese Empfehlung halten zu müssen. Selbstverständlich ist eine gewisse Achtsamkeit dem Körper gegenüber ratsam. Es erscheint grundsätzlich nicht sinnvoll, den Körper dauerhaft zu überfordern oder beständig vernünftige Limitationen überschreiten zu wollen.

Arthrose in den Fingerendgelenken

Auf eine bestimmte Form der Arthrose soll an dieser Stelle noch detailliert eingegangen werden. Es ist die Knorpelveränderung im Bereich der Fingerendgelenke (die sogenannte

Heberdenarthrose), die häufig in späteren Lebensjahren auftritt. Oftmals geht eine derartige Symptomatik auch mit Knochenveränderungen (Verdickungen) und Achsenabweichungen (schiefe Finger) einher.

Auch für diese Form der Arthrose gilt das bereits Ausgeführte zum Thema Knorpelerneuerung. Ich möchte es allerdings um eine mögliche Erklärung erweitern, warum vor allem die kleinsten Gelenke am Ende der Finger betroffen sind. Praxiserfahrungen untermauern dies.

Wie ich bei meinen Patienten regelmäßig beobachten kann, verspannen sich die Muskeln im Körper grundsätzlich mit zunehmendem Lebensalter. Dies führt im Bereich der Arme zu großen Zugkräften, die auf die Muskelkette vom Bereich des Halses/Brustwirbelsäule in Richtung Finger wirken. Bildhaft gesprochen geht der Verlauf von den größeren Gelenken (Schulter/Ellenbogen/Hand) in Richtung der sehr filigranen, kleineren Fingergelenke. Die kleinsten und damit empfindlichsten Gelenke befinden sich jeweils am letzten Fingerglied. Die Anspannung des gesamten Armes wirkt hier am stärksten und „presst" so den Knorpel in diesem Bereich regelrecht aus. Aufgrund der Unnachgiebigkeit einer (zu) angespannten Muskulatur wird gleichzeitig der Beweglichkeitsspielraum der Fingerendgelenke eingeschränkt. Dies führt zu den zwei Faktoren der Arthroseentstehung: Bewegungsmangel und Nährstoffunterversorgung. Der Knorpelernährung aus der Gelenkflüssigkeit und der Abtransport von „Schlacken" ist behindert. Optimal wäre ein ausreichender Bewegungsspielraum, der aber zunehmend eingeschränkt wird. Weiterhin wirkt jetzt aufgrund der Unbeweglichkeit ein stärkerer (permanenter) Druck auf das Gelenk ein, der zu einer Knochenverdickung führt. Der Bereich um das Gelenk herum schwillt an. Diese „Raumforderung" wird vom Unterbewusstsein registriert und irgendwann im Sinne eines Schmerzes interpretiert. Diese Vorgänge schränken den aktiven Bewegungsspielraum des Gelenkes noch weiter ein – ein folgenschwerer Kreislauf kommt in Gang.

Therapeutisch ist dieser Zustand (zumindest im Anfangsstadium) heilbar, wenn die Anspannung im Arm durch eine geeignete Muskeltherapie wieder reduziert wird. Im Laufe einiger Wochen kann sich der Knorpel anschließend wieder regenerieren. Es ist denkbar, dass ein Teil der aufgebauten Knochenveränderungen sich auflöst, da Knochensubstanz je nach Belastungsreiz grundsätzlich automatisch auf- und abgebaut wird.

Welche weiteren Folgen die muskuläre Anspannung im Bereich der Arme hat, kann leicht selbst ausgetestet werden:

Machen Sie im Stehen bei seitlich ausgestrecktem Arm eine Faust und drücken diese so fest zusammen, wie möglich. Innerhalb kurzer Zeit wird der Arm das Zittern anfangen. Ein Zittern, das zustande kommt, weil muskuläre Kräfte im Körper gegeneinander wirken. Bei dieser Übung werden (aufgrund einer Funktionsumkehr) sowohl die Fingerbeuge-, wie auch die Streckmuskulatur maximal angestrengt. Da diese beiden Kräfte dann gegensätzlich innerhalb des Körpers wirken, kommt es zu einer Überlastung und der Arm fängt das Zittern an.

Die Schlussfolgerung aus dieser einfachen Übung ist weitreichend. Sie verdeutlicht, dass ein Zittern der Hände einen einfachen Grund haben kann: Die Funktionseinschränkung und Verspannung im Bereich der Arme. Ich kenne Fälle, bei denen Patienten fälschlicherweise die Parkinsonerkrankung (deren Existenz ich nicht anzweifle) diagnostiziert bekamen, tatsächlich aber nur unter (stark) verspannten Muskeln litten. Meist ist hier auch die Halswirbelsäule stark involviert, was sich häufig zusätzlich in einer Kopffehlhaltung manifestiert. Dann ist der Kopf im

Regelfall zu sehr nach vorne geneigt. So kommt die Wirkung der Schwerkraft (der Kopf wiegt 5-7 kg) zu einem zu großen Teil ungünstig im Bereich des Brustbeins zu liegen. Der Brustbereich wird so regelrecht „gestaucht".

Auch im Bereich der Füße kann es ähnliche Auswirkungen wie bei den Fingern geben. Hier wirkt die zu große muskuläre Anspannung am Ende im Bereich der schwächsten „Kettenglieder", der Zehen. So kann es anfänglich zu einer Tendenz von „Krallenzehen" kommen, später dann auch zu krankhaften Veränderungen. Hinzu tritt manchmal die Veränderung von muskulären Zugrichtungen – da eine schräge Verlaufsbahn etwas kürzer als die gerade ist. Die hier häufigste, sichtbare Veränderung ist der bereits angesprochene Hallux Valgus, bei dem der Großzeh seitlich nach innen abgelenkt wird und das Großzehengelenk häufig als verstärkt/geschwollen auffällt.

Insofern ist es sinnvoll, auf die muskuläre Beweglichkeit aller Körperteile bis ins hohe Alter großen Wert zu legen. Zahlreiche körperliche Probleme und Schmerzen lassen sich auf diese einfache Weise vermeiden.

Ein Mensch kommt zart und nachgiebig zur Welt.
Bei seinem Tod ist er hart und starr.
Grüne Pflanzen sind weich und voller Lebenssaft.
Bei ihrem Tod sind sie verdorrt und trocken.
Daher ist das Starre und Unbeugsame der
Schüler des Todes.
Das Weiche und Nachgiebige ist der
Schüler des Lebens.
Ein Baum, der starr ist, wird leicht gebrochen.
Das Harte und Starke wird vergehen.
Das Weiche und Nachgiebige wird fortdauern.

Lao-Tse

Ausgewählte Beschwerdebilder chronischer Schmerzen

Es würde an dieser Stelle zu weit führen, auf alle chronischen Schmerzprobleme einzugehen. Exemplarisch werden einige Erkrankungen aufgezählt, die mit einer Muskelfunktionstherapie erfolgreich zu therapieren sind:

- Achillessehnenschmerzen
- Arthroseschmerzen in Gelenken
- Beckenschiefstand
- Chronifizierte Schmerzen nach Unfällen
- einige Durchblutungsstörungen
- Fersensporn
- Generalisierte Schmerzen (Fibromyalgie)
- Hüft-, Knie- und Fußprobleme
- Ischialgie / Hexenschuss
- Kalkschulter / Frozen-Shoulder Syndrom
- Krämpfe, sofern muskulär bedingt
- Migräne / Kopfschmerzen
- Missempfindungen, Kribbeln, Taubheit
- Neuralgien (sogenannter Nervenschmerz)
- Schmerzen beim Atmen / Brustbeklemmung (ohne wirkliche Herzerkrankung)
- Schwellungen in Gelenken
- zahlreiche Seh-/Hörstörungen
- Schulter-Arm-Syndrom
- Tennisellenbogen / Golferarm
- Tinnitus / bestimmte Formen des Schwindels
- Trigeminusneuralgie
- Zuckungen aufgrund muskulärer Fehlspannung

Mittels der angesprochenen Druckpunkttechnik kann dem Patienten nicht selten häufig innerhalb von wenigen Minuten ein muskulärer Zusammenhang demonstriert werden. Schmerzen können oftmals bereits bei der ersten Behandlung erheblich gelindert werden, manchmal sogar vollständig verschwinden.

Nachfolgend sind die neuartigen Körperübungen zur Behebung der muskulären Funktionsdefizite zu erlernen und regelmäßig auszuführen. Der Patient wird so wieder „Meister" über seinen Körper.

Drei weit verbreitete Krankheitsbilder werden zum besseren Verständnis auf den folgenden Seiten detailliert ausgeführt. Es handelt sich um den **Bandscheibenvorfall, die Meniskusschmerzen und das Schleudertrauma**. Die jeweiligen Erklärungsmodelle gehen sicherlich etwas weiter, als die Medizinwissenschaft heute bereits anerkennen kann. Durch persönliche Erfahrungen wurde mir gezeigt, dass sich hierdurch auf eine sanftere Art Schmerzzustände beseitigen lassen, bei der die klassische Schulmedizin häufig Probleme mit einer ursachenbezogenen Therapie hat. Selbstverständlich kann der Einzelfall von diesen pauschalen Betrachtungen abweichen und muss immer individuell analysiert werden. Zum besseren Verständnis werden die Erklärungen sehr vereinfacht wiedergegeben. Ein wenig Physiologie und Anatomie sind hierbei jedoch unumgänglich.

Was mich sicher macht, dass in der Schmerztherapie einige körperliche Abläufe grundlegend falsch interpretiert werden, ist nicht zuletzt, dass meine damaligen Ärzte fast durchgängig auch von ihren eigenen Schmerzproblemen berichteten. In der Zeit nach meiner Genesung habe ich mir auch eigene Gedanken zu diesem Phänomen gemacht.

Vielen Orthopäden liegt die Sportmedizin sehr nahe und daher sind sie selbst haufig sportlich sehr aktiv. Ich hege die Vermutung, dass ihre eigenen Schmerzprobleme deshalb mehr von muskulär verursachten Funktionsdefiziten in bestimmten Körperbereichen als von (nachfolgender) Degeneration herrühren. In meinen zahlreichen Unterhaltungen mit diversen Therapeuten wurden oftmals auch angeblich verkürzte Bandstrukturen als Schmerzursache genannt. Diese sollten jedoch aus meiner Sicht nicht derart überbewertet werden, da die Limitierung einer Körperbewegung im Regelfall muskulärer Natur ist. Zudem sind Bänder ebenfalls aktive Gebilde, die sich, wie alles im Körper, an einen Belastungsreiz adäquat anpassen können.

Praktisch alle derzeit in der aktuellen Sportmedizin empfohlenen Dehnübungen und Beweglichkeitstest beschäftigen sich nicht oder nur kaum mit den muskulären Bereichen, die aus meiner Sicht von entscheidender Bedeutung bei einer Vielzahl von chronischen Schmerzen sind. Im Moment wird an dieser Stelle lediglich die rein körperliche Ebene mit dem Hauptschwerpunkt Muskulatur betrachtet. Selbstverständlich gibt es eine Vielzahl weiterer Ursachen, hauptsächlich psychosomatischer Art, die ich später noch im Detail ausführen werde.

Selbst in diesen Fällen mit einer primär geistig-emotionalen Krankheitsursache kann die Muskelfunktionstherapie oftmals zumindest Linderung verschaffen. Übergewicht ist als Schmerzursache überbewertet, führt aber grundsätzlich zu einer Verkürzung der Muskulatur und demzufolge zu einer zunehmenden Unbeweglichkeit. In diesem Zusammenhang kann der Abbau eines größeren Übergewichtes sicher als wünschenswert und zielführend angesehen werden. Andere Organsysteme sowie das Herz-Kreislauf-System profitieren hiervon ebenfalls in großem Maße.

Bandscheibenvorfall:

Bei einem Bandscheibenvorfall oder einer Bandscheibenvorwölbung wird die Bandscheibe aufgrund der muskulären Zugkräfte auf der Vorderseite des Körpers immer weiter nach hinten in Richtung Rückenmarkskanal verlagert. So kommt es manchmal zu Einrissen in ihrem äußeren Faserring. Hierbei tritt dann meist eine gelatineartige Bandscheibenflüssigkeit (Sequester) aus. Einem Erklärungsmodell der Orthopädie zufolge soll dieser Teil der Bandscheibe mit die Ursache dafür sein, dass Nervenwurzeln in diesem Bereich sich entzünden oder gequetscht werden und es deshalb zu Schmerzen bis hinunter in das Bein kommt.

Ich halte diesen Zusammenhang für nicht gegeben. Selbst unter Orthopäden scheinen langsam Zweifel an diesem alten Erklärungsmodell aufzukommen, denn es gibt mittlerweile zahlreiche wissenschaftliche Studien, welche die Bandscheibe und die Nerven nicht als wahre Ursache dieser Schmerzen ansehen. Beispielsweise wurde vor einigen Jahren bereits herausgefunden, dass Menschen mit einem (radiologisch nachgewiesenem) Bandscheibenvorfall teilweise überhaupt keine Schmerzen hatten. Hingegen gibt es eine Vielzahl von Patienten, die dem Bandscheibenvorfall vergleichbare Schmerzen angeben und bei denen kein Bandscheibenvorfall radiologisch diagnostiziert werden kann. [8]

Zur Verdeutlichung möchte ich meinen bereits vorgestellten eigenen Fall und das zugrundeliegende neue Schmerz-Erklärungsmodell nehmen: Erfreulicherweise befindet sich meine Bandscheibe seit dem Zeitpunkt der Genesung wieder dort, wo sie hingehört. Eine radiologische Kontrolle bestätigte, dass auch der Teil der Bandscheibe, der ausgetreten war (Sequester), nach einigen Monaten vom Körper selbst aufgelöst und resorbiert wurde.

Die Bandscheibe war insofern lediglich die Leidtragende muskulärer Zugkräfte und Blockaden, welche sie zu ihrer Lageveränderung zwangen. Der gleiche Schmerz hätte bereits entstehen können, als die Muskelfunktion bereits schon stärker beeinträchtigt war, aber die Bandscheibe sich noch nicht verlagert hatte. Andererseits sind auch Fälle denkbar, wo die Bandscheibe sich verlagert hat, aber die muskulären Störungen noch unter der Toleranzgrenze des Unterbewusstseins liegen, um sich als Schmerz bemerkbar zu machen. Bei bestimmten muskulären Funktionsdefiziten tritt kaum Schmerz, sondern sofort eine Muskelschwäche auf, die beispielsweise das Laufen unmöglich machen kann.

Die Bandscheibe ist kein – wie in der Medizinliteratur häufig behauptet – Stoßdämpfer oder ein Puffer. Diese Eigenschaft kann sie wegen ihrer physikalischen Konsistenz überhaupt nicht erfüllen. Der umgebende Faserring macht sie unelastisch, d. h. ihr Flüssigkeitsvolumen bleibt über den Tag hinweg immer gleich. Nur ihre Form ist veränderbar. Sie ist deshalb ein ideales Verbindungselement, um die Beweglichkeit der Wirbelsäule in viele Bewegungsrichtungen überhaupt erst zu ermöglichen. Deshalb werden Bandscheiben auch in Umgebungen benötigt, wo es aufgrund fehlender Schwerkraft keine Belastungen auf den Körper gibt. So ist dies beispielsweise bei Fischen in der Schwerelosigkeit des Wassers. Sie verfügen ebenfalls über Bandscheiben. Die angesprochene Stoßdämpfung im menschlichen Körper erfolgt vielmehr über die Beweglichkeit und muskuläre Abfederung in den Fuß-, Knie- und Hüftgelenken, sowie über die S-förmige Struktur der Wirbelsäule. Das Gesamtsystem arbeitet, einfach betrachtet, wie eine spiralförmige Feder. Die Veränderung der leichten Krümmung der Wirbelsäule, die durch Muskelkräfte und Ermüdungen/Verspannungen zustande kommt, erklärt auch die gemessenen Unterschiede in der

Körpergröße über den Tag hinweg – als Ursache handelt es sich nicht um unterschiedlich angefüllte Bandscheiben. In die Praxis übertragen bedeutet es, dass ein Mensch mit zunehmender Verkrampfung kleiner wird. Insofern dürfte die Bandscheibe, was ihren Zweck und ihre Funktion anbelangt, in vielen Bereichen der Medizin fehlinterpretiert werden. Die fortwährende Wiederholung der Aussage „Die Bandscheibe ist ein Stoßdämpfer", die in der Literatur und in den Medien immer und immer wieder hörbar ist, macht die Aussage nicht haltbarer. Für mich ist es geradezu erschreckend, wie unkritisch derartige Informationen ohne logische Überprüfung und eigene Bewertung von anderen Menschen weitergegeben werden.

Der Schmerz, der rund um sogenannte Bandscheibenprobleme angegeben wird, dürfte in den meisten Fällen erklärbar und therapierbar sein, ohne die Bandscheibe überhaupt mit einzubeziehen. Die Bandscheibe ist als Leidtragende fehlpositionierter Wirbelkörper und einer muskulären Einklemmung anzusehen. Diese Verlagerung wurde durch Anspannungen der Muskeln, die an den Wirbeln befestigt sind, hervorgebracht. Mittels Chirotherapie lassen sich die Wirbel oft gut repositionieren. Dem Unterbewusstsein wird hierdurch mitgeteilt, dass eine Körperstruktur wieder in einer natürlicheren Position ist. Vermutlich nicht perfekt, aber die dann noch bestehenden Beweglichkeitsdefizite erscheinen tolerabel. Deshalb verschwinden die Probleme nach einer solchen Behandlung häufig. Doch falls die muskulären Einschränkungen immer noch zu groß sind, bleiben die Probleme bestehen oder kommen bald wieder. Denn es ist wahrscheinlich, dass auf diese Weise repositionierte Wirbel nicht dauerhaft in ihrer Position bleiben – denn die Überanspannung bestimmter Muskelstrukturen wird diese bald wieder verschieben. So kommt es anschließend häufig zu einer Serie von sich wiederholenden chiropraktischen Eingriffen, vor allem im Bereich der Hals-Wirbelsäule.

Deshalb ist es ein besserer, erfolgversprechender therapeutischer Ansatz, die an den Wirbel ansetzenden Muskeln wieder so weit beweglich zu machen, dass die Wirbelsäule sich funktionsgerecht frei bewegen kann. Die Wirbel werden dann ganz natürlich an der Stelle sein, wo sie hingehören. Im Lendenwirbelbereich ist es besonders die vordere, beckennahe Muskulatur, die Blockierungen hervorbringen kann. Die Muskeln der Rückenseite sind meist – dank sitzender Tätigkeit – in guter Funktion und demnach nicht die Ursache der Beschwerden. Selbst wenn diese schmerzen, sind dennoch ihre jeweiligen muskulären Gegenspieler auf der Vorderseite des Menschen in der Regel als Schmerzursache anzusehen. Sie werden durch viel Sitzen tendenziell verkürzt – eine Ursache für das häufige Auftreten von Schmerzen im unteren Rückenbereich.

Vor allem gilt dies für den Bereich der Lendenwirbelkörper L4-S1, die dann auch am häufigsten von Bandscheibenvorfällen betroffen sind.

Die nachfolgende Abbildung zeigt die in der Tiefe des Beckens liegenden Muskeln Iliacus und Psoas, die eine Hauptrolle bei der Verschiebung von Lendenwirbeln, Bandscheibenvorfällen und Ilio-Sakral-Gelenks Blockaden spielen. Im Bereich dieser Muskelgruppe beginnt faktisch die gesamte Bewegung des Beines. Hier ist der Anfang der Muskelkette, die bis in den Fuß hinein reicht. Deshalb können Störungen in diesem Bereich Auswirkungen bis in die Zehen haben, die sich als Lähmungen, Kribbeln oder Taubheit bemerkbar machen – jedoch in diesem Fall nicht durch Nervenverletzungen, sondern durch eine Störung der Muskelfunktion bedingt sind.

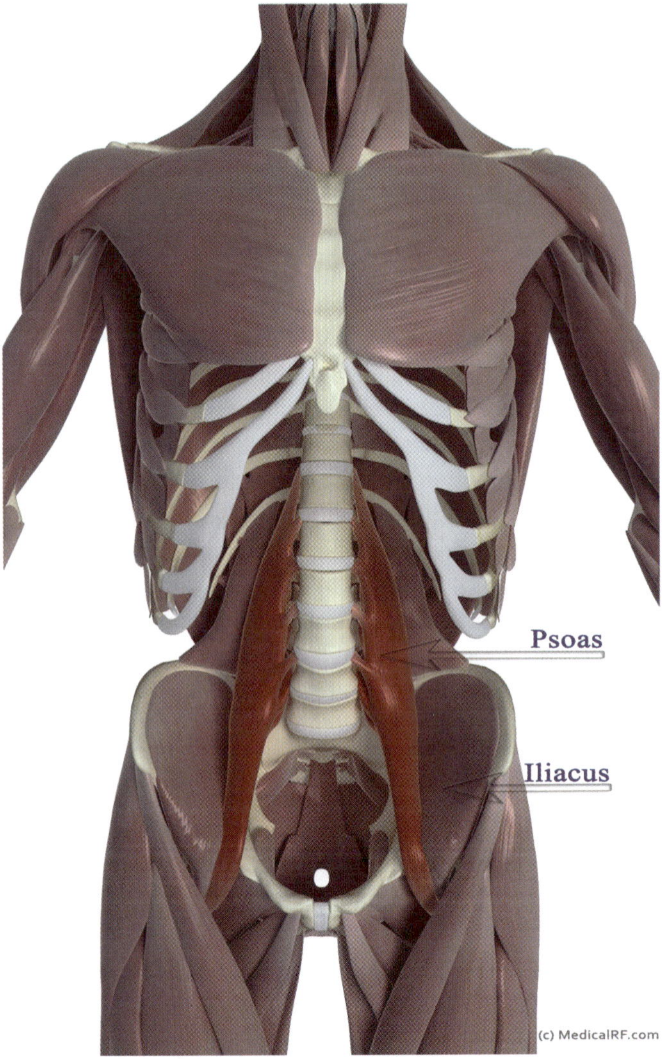

Muskelstrukturen im Bereich des Beckens

Im Bereich der Halswirbelsäule sind die Muskelstrukturen vielfältiger und die Therapie deshalb weitaus komplexer. Ansatzweise ist das in der Graphik ebenfalls erkennbar. Therapeutisches Ziel ist auch hier die Wiederherstellung der natürlichen Beweglichkeit in alle Raumrichtungen.

Es erscheint abwegig, dass Nerven oder Nervenwurzeln die Ursache von Schmerz sind, obwohl dies die vorherrschende orthopädische Lehrmeinung darstellt. Ein Nerv hat als eine Art Datenleitung die Aufgabe, lediglich diejenigen Informationen weiterzugeben, die er über Signalgeber /Rezeptoren aufgenommen hat. Er ist nicht Ursprung dieser Informationen, und er ist deshalb nicht in der Lage, selbst einen Schmerz zu produzieren. Die Tatsache, dass die Betäubung eines Nerven Schmerzen zum Verschwinden bringt, ist dadurch erklärbar, dass keine Informationen über diesen Nerven an das Unterbewusstsein mehr weitergeleitet werden können. Hieraus lässt sich umgekehrt nicht schlussfolgern, dass der Nerv den Schmerz produzieren würde. Neben anderen Aufgaben gibt ein Nerv auf einem elektrischen Weg Informationen über den Spannungszustand der Muskulatur an das Unterbewusstsein weiter, welches diese Informationen verarbeitet. Anschließend kann im „Störungsfall", wie bereits dargestellt, ein Schmerz an einen bestimmten Ort im Körper projiziert werden. Häufig entsteht dieser Schmerz im Bereich der „gesunden" muskulären Gegenspieler einer „gestörten" Muskelgruppe. Beim Rückenschmerz ist die Ursache deshalb gewöhnlich in der Muskulatur der Vorderseite zu finden.

Zu Schmerz kommt es nur, wenn das Unterbewusstsein zu dem Schluss gelangt, dass dieser nützlich und sinnvoll ist. Falls im Rahmen eines technischen Diagnoseverfahrens bei einem Neurologen ein Nerv elektrisch stimuliert wird, reagiert das Unterbewusstsein ebenfalls und wird aus den ankommenden Impulsen eine entsprechende

Reaktion ableiten. Diese ist meist die typische reflexartige Antwort auf einen Gefahrenreiz oder Angriff – eine Schmerzreaktion, um uns auf die Gefahr (=Elektroschock) an der jeweiligen Stelle hinzuweisen. Dieser Schmerz muss gedanklich von der gleichzeitigen muskulären Antwort, dass beispielsweise sich das Bein bewegt, getrennt werden. Beide Reaktionen erfolgen in diesem Fall gleichzeitig, sind aber nicht direkt miteinander verknüpft, sondern eigenständige Antworten des Unterbewusstseins, um eine mögliche Gefahr abzuwehren. Die wissenschaftliche Fehlinterpretation dieser Vorgänge in der Vergangenheit hat zu einem falschen Schmerzverständnis und unwirksamen Therapien geführt.

Ich gehe davon aus, dass in der Medizin – aus meiner Sicht fälschlicherweise – immer noch die Nervenbahnen oder Nervendehnungen als eine der Hauptschmerzursachen angesehen werden, weil Beschwerden beispielsweise häufig im Verlauf des Ischiasnervs bis ins Bein hinunter bestehen. Genau dieser Nerv steuert jedoch auch die Bewegung des Beines vom Becken bis zum Fuß. Er ist regelrecht in die Muskelkette eingebettet, und so wird es kaum feststellbar, ob nun der Nerv schmerzt oder die Muskeln. Genau genommen schmerzt keines von beiden, denn diese Wahrnehmung wird erst vom Bewusstsein in den Verlauf der Muskelkette hineinprojiziert. Deshalb gelingt es Menschen auch mehr oder weniger, den Schmerz im Bewusstsein zu beeinflussen. Fakire oder Kampfkunstmeister scheinen dies perfektioniert zu haben. Ein Nerv, wie der Ischias, hat mit dem eigentlichen Schmerz nur indirekt zu tun, da er die entsprechenden Informationen wie Spannungszustände aus dem Bein in das Unterbewusstsein weiterleitet. An der Schmerzentstehung ist er somit nur indirekt beteiligt. Er ist sehr dehnbar und kann nicht „eingeklemmt" werden. Dies gilt im Allgemeinen auch für andere Nerven, die in beweglichen Strukturen verlaufen.

Operationen

Auf chirurgischen Fachkongressen konnte ich mir mehrmals einen Eindruck darüber verschaffen, dass die Orthopädielehre bislang offensichtlich noch keinen befriedigenden operativen Behandlungsansatz bei Rückenschmerz gefunden hat. Die Operationstechniken sind zwar in den vergangenen Jahren verfeinert worden: Immer öfter werden hierbei minimal-invasive Verfahren eingesetzt. Doch dies ändert nichts an den dahinter stehenden, oftmals fragwürdigen Erklärungsmodellen zur Ursache von Schmerzen. Dennoch wird Betroffenen oftmals suggeriert, dass eine (teure) Operation sicher die Probleme lösen kann. Aus der Praxis leidender Patienten weiß ich, dass dem oftmals nicht so ist. Noch schlimmer – es gibt leider immer wieder sogar Fälle von echten Operationsschäden.

Selbst Lähmungen und Taubheitsgefühle, die in der medizinischen Lehrmeinung als sofort operationsbedürftig eingestuft werden, müssen nicht zwangsweise durch eine Nervenschädigung hervorgebracht werden. In den meisten Fällen wird es sich hierbei um muskelbedingte (myogene) Lähmungen handeln. Diese sind folgenlos reversibel, sofern es sich nicht um Folgen schwerer Unfallverletzungen, um bestimmte Nervenerkrankungen oder Tumore handelt. Derartige Erkrankungen sind glücklicherweise eher nur selten die Ursache von Lähmungen. Deshalb müssen im Regelfall lediglich die entsprechenden Muskelstrukturen wieder in Ordnung gebracht werden, um derartige Störungen zu beseitigen. Dies gilt genauso für Missempfindungen, die ähnlich wie Schmerz erst durch bestimmte Informationen anschließend im Bewusstsein hervorgebracht werden. Bislang eilig anberaumte Notfalloperationen können zukünftig in vielen Fällen vermieden werden, falls die muskuläre Ursache im Beckenbereich mittels Druckpunkttherapie und anschließenden Beweglichkeitsübungen behoben wird. Erst wenn eine solche muskuläre Ursache wirklich ausgeschlossen ist, kann eine Operation (bei entsprechender Indikation) notwendig sein.

Zum Ausgangspunkt einer Therapie wird in den Fällen, wo letztlich muskuläre Probleme der Grund für Schmerzen im Lendenwirbelbereich oder Bein sind, meist die beckennahe Muskulatur. Hierbei ist die Beweglichkeit des Oberkörpers nach hinten oft ein entscheidender Parameter. Diese Beweglichkeit wird nicht zuletzt durch meist täglich sitzende Berufstätigkeit zunehmend eingeschränkt. Diese Rückneigefähigkeit im Bereich der unteren Wirbelsäule beträgt anatomisch maximal etwa 90 Grad. Ab weniger als 45 Grad muss mit Schmerzproblemen im Rücken, Gesäß, Bein oder Iliosakralgelenks-Blockaden gerechnet werden. Hierzu wird ab diesem Grad der Unbeweglichkeit lediglich einen Auslöser benötigt – ein Unfall oder eine ruckartige Bewegung, bevorzugt ein Aufrichten mit einer Drehung.

Insbesondere ältere Menschen sind in diesem Körperbereich oft regelrecht steif geworden, und ihre Rückneigefähigkeit liegt meist lediglich bei 5-20 Grad. Der maximale Bewegungsumfang des gesamten Oberkörpers läge im Extrem bei etwa 180 Grad, wie es bei Schlangenmenschen gut zu beobachten ist. Mit zunehmendem Lebensalter kommt es zu einer „schleichenden Einsteifung" auf häufig nur noch 5-10 % der maximalen Beweglichkeit. Dies hat oftmals eine Verkalkung der unteren Lendenwirbelkörper zur Folge – eine Art letzter Stabilisierungsversuch des Körpers, um einer muskulär bedingten, zunehmenden Instabilität zu begegnen. Dann sind anatomisch keine Bandscheibenvorfälle mehr möglich, die gehäuft im Alter von 25-50 Jahren auftreten. Doch den chronischen Rückenschmerzen ist damit nicht die Grundlage entzogen. Eher im Gegenteil – sie werden häufiger im Alter, da die Funktionsfähigkeit dieses Wirbelsäulensegments nun vollends reduziert ist.

Der Zusammenhang zwischen Beweglichkeit und Rückenschmerz lässt sich vergleichsweise einfach beweisen, wenn mittels einer bestimmten Rückneigeübung auch bei gesunden Menschen ein Schmerz in genau dem Bereich der Lendenwirbelsäule hervorgebracht werden kann, den schmerzgeplagte Menschen häufig als ihre Schmerzstelle angeben. Sofern die Bewegung schmerzhaft ist, weist dieser Sachverhalt deutlich auf die bereits bestehenden Muskelfunktionseinschränkungen hin. Bei Kindern oder Menschen mit guter Beweglichkeit und Funktion in diesem Bereich wird ein solcher Schmerz dagegen nicht auftreten. Sie gelangen schmerzfrei an die Limitierungen ihrer Muskulatur. Dies ist ein effektiver Test, um abschätzen zu können, inwieweit bereits Defizite vorhanden sind. Derartige Einschränkungen machen die Entstehung von Rückenproblemen im unteren Wirbelsäulenbereich erheblich wahrscheinlicher und sollten erst gar nicht auftreten.

Prinzipiell ist die angesprochene Übung bei richtiger Anwendung auch das richtige Hilfsmittel, um derartigen muskulären Störungen dauerhaft vorzubeugen. Bei ausreichender Beweglichkeit im Bereich des Beckens befinden sich die Wirbel, die letztlich vor allem durch muskuläre Zugkräfte in ihrer Position gehalten werden, automatisch (wieder) in der richtigen Position. Bei Schmerzpatienten ist die Vorgehensweise grundsätzlich identisch, doch wird hier die Übung zu Beginn eher eine Schmerzverstärkung nach sich ziehen, bevor sich nach einigen Tagen oder auch Wochen die Besserung einstellt. Je nach Umfang der Probleme kann dies etwas zeitaufwendiger werden und andere Übungen mit umfassen. Im Regelfall ist der Einsatz lohnenswert und führt häufig zu vollständiger Heilung und Beschwerdefreiheit. In der oberen Wirbelsäule, im Bereich des Halses ist das Vorgehen ähnlich, jedoch therapeutisch weitaus komplexer, da hier viele verschiedene Muskelgruppen auf engstem Raum zusammenlaufen.

Mit genau dieser Methode habe ich meine ursprüngliche Leistungsfähigkeit, sportlich ambitioniertes Skifahren eingeschlossen, wieder voll herstellen können. Seit Jahren habe ich keinerlei Rückenbeschwerden mehr. Bei vielen meiner Patienten, die mit dieser Art der Therapie ihre Beweglichkeit und Muskelfunktion wieder ausreichend herstellten, konnte ich die Wiederkehr der Gesundheit und Leistungsfähigkeit ebenfalls verfolgen.

In der klassischen Orthopädie wird dagegen meist die Bandscheibe in Verbindung mit einer Nervenwurzelreizung als Schmerzursache angesehen. Dann werden oftmals antientzündliche Medikamente gespritzt, Teile wegoperiert oder Enzymcocktails zum Verkleinern der Bandscheibe eingesetzt. In vielen Fällen kommt es dann zu einer zumindest zeitweisen Verbesserung. Die Gründe hierfür sind vielfältiger Art, dürften jedoch eher wenig mit der eigentlichen Bandscheibenbehandlung zu tun haben. Muskelentkrampfung durch die Gabe von Betäubungsmitteln, Aktivierung von Selbstheilungskräften durch Erneuerungsanreize oder Placeboeffekt sind einige mögliche Erklärungsmodelle hierfür.

Spätestens mehrere Monate nach einem operativen Eingriff kommt es oftmals wieder zu den gleichen Schmerzproblemen. Dann werden manchmal (als letztes Mittel) Wirbelkörperfixierungen oder künstliche Bandscheiben empfohlen. Laut klinisch-wissenschaftlichen Studien auch mit Erfolg. Bei genauerer Betrachtung handelt es sich bei diesem „Erfolg“ oftmals lediglich um eine Schmerzlinderung und eine leichte Verbesserung der körperlichen Leistungsfähigkeit. Dies wird über eine Veränderung des Wertes eines statistischen

„Wohlbefindens-Index“ ausgedrückt, in den Parameter wie „Schmerz beim Sitzen“ oder „Gehen“ einfließen. Regelmäßig werden von den so behandelten Patienten immer noch Schmerzmedikamente eingenommen. Von ärztlicher Seite wird zudem nicht selten auf eine (angebliche) Narbengewebsbildung hingewiesen, welche den Operationserfolg letztlich vereitelt oder verringert haben soll. Kostenmäßig liegen diese Operationen nebst Anschlussheilbehandlungen nicht selten bei mehreren zehntausend Euro. Teuer muss jedoch nicht unbedingt sinnvoll und gut bedeuten. Meine Definition von Erfolg und Heilung liegt nicht primär in der Reduktion von Beschwerden und der Verbesserung eines statistischen Indexes, sondern in der Wiederherstellung der vollen Leistungsfähigkeit, auch unter körperlicher Belastung.

In der Zukunft werden operative Eingriffe an der Bandscheibe sicher zunehmend kritisch hinterfragt werden müssen, da sie auf einer Schmerztheorie basieren, die logisch-rational nicht vollkommen nachvollziehbar erscheint. Insbesondere die schweren operativen Eingriffe an der Halswirbelsäule sind nach meiner Ansicht zur Beseitigung von chronischen Schmerzproblemen nicht zu rechtfertigen. Sie können den Körper direkt schädigen und so eine erfolgreiche Therapie der Muskelfunktion später unmöglich machen. Viele verschiedene Operationsverfahren und unterschiedliche Diagnosen sollten einen Betroffenen stutzig werden lassen. Er sollte daher niemals vorschnell in die Operation einwilligen, auch wenn die Schmerzen extrem sind.

Ein Patient darf sich zudem keinesfalls verängstigen lassen und sollte genau hinterfragen, ob er beispielsweise wirklich einen zu engen Wirbelkanal im Halsbereich (Stenose) hat. Ich bin sicher, dass die Natur in der Regel den passenden Durchmesser des Rückenmarkskanals gewählt hat. Über Jahre hinweg hat dieser Wirbelkanal beim Betroffenen keine Probleme gemacht. Warum sollte plötzlich hier die Ursache für Beschwerden liegen? Zu oft habe ich von Patienten erzählt bekommen, dass ein Arzt einen Patienten grundlos mit der Angst vor einer Querschnittslähmung konfrontiert und anschließend eine dringende Operation empfiehlt, beispielsweise zur Beseitigung von „Verdickungen". Es ist jedoch völlig unangebracht, leichtfertig von diesem Zusammenhang bei chronischen Schmerzen auszugehen. Tatsächliche Querschnittslähmungen treten eigentlich nur nach erheblichen Unfallverletzungen oder auch bei extrem seltenen Krebserkrankungen auf. Hierbei handelt es sich um etwa 900 Fälle pro Jahr in Deutschland, davon etwa 750 unfallbedingt. Es ist abwegig, dass der Körper ohne äußeren (Unfall-)Einfluss durch körpereigene Veränderungsprozesse oder einen Bandscheibenvorfall eine Querschnittslähmung hervorbringen kann. Von mir konsultierte Neurochirurgen teilen diese Sichtweise, wenngleich sie Bandscheibenoperationen meist nach wie vor für richtig halten. Es besteht Hoffnung, dass sich diese Sichtweise in Zukunft ändert.

Die bei Bandscheibenvorfällen im Halsbereich häufig bestehenden Probleme, wie Armkribbeln, Missempfindungen oder Schwindel, lassen sich meist über bestehende Muskelproblematiken und auf diese Weise hervorgerufene Funktionsstörungen in der Eigenwahrnehmung (Propriozeption) des Körpers herleiten. Über dieses Erklärungsmodell lassen sich beispielsweise auch die nachgewiesenen Erfolge der Osteopathie oder der manuellen Physiotherapie erklären, welche die Bedeutung der Muskeln bereits seit längerer Zeit erkannt haben. In diese Therapiekonzepte ist jedoch selten das aktive Umtrainieren der Muskulatur im Anschluss an die Akutbehandlung eingebettet. Es fehlt der aktive, zielgerichtete Einsatz des Patienten zur Behebung der ursächlichen muskulären Funktionsdefizite. So werden die Beschwerden häufig lediglich kurzfristig behoben und kommen oftmals wieder.

Lähmungserscheinungen und Druckpunkttechnik

Eine 25-jährige Frau kam sehr verängstigt in meine Praxis. Sie litt unter Schmerzen im Arm, Rücken und Schulterblatt. Weiterhin klagte sie über Taubheitsgefühle in den Fingern. Sie kam gerade aus einer Münchner Klinik, in der ein Radiologe einen Bandscheibenvorfall in der Halswirbelsäule diagnostiziert hatte. Ein hinzugezogener Neurochirurg empfahl die umgehende Operation an der Halswirbelsäule. Diese Frau kam in ihrer Sorge über eine Empfehlung zu mir und fragte mich, ob die Operation wirklich notwendig sei. Ich beruhigte sie erst einmal und erklärte ihr meine Vermutung, dass die Beschwerden nicht von der Bandscheibe, sondern muskulär verursacht seien. Ich führte weiter aus, dass ich versuchen würde, diese Beschwerden mittels einer Druckpunkttechnik mit dem Finger aufzulösen. Nach einer eingehenden Untersuchung drückte ich mit meinen Fingern auf bestimmte Bereiche ihrer Hals- und Brustmuskulatur. Diese waren sehr druckschmerzhaft. Ich übte einige Minuten Druck auf die jeweiligen Punkte aus, und sie berichtete mir von sofortiger Schmerzreduktion. Wäre die Bandscheibe oder der Nerv verantwortlich für ihren Zustand gewesen, hätte meine muskuläre Therapie keinen Effekt haben dürfen. Doch zu ihrem Erstaunen ging sogar das Taubheitsgefühl in den Fingern vollständig zurück und verschwand vollkommen. Nach einigen Therapiesitzungen in der Praxis sowie speziellen Beweglichkeitsübungen, die sie täglich regelmäßig alleine zu Hause durchführte, war sie innerhalb weniger Wochen wieder vollkommen fit. Eine Kontrolluntersuchung sechs Monate später bestätigte, dass mit ihrer Halswirbelsäule alles wieder vollkommen in Ordnung war. Sie konsultierte hierzu allerdings einen neuen Orthopäden, da sie den Klinikarzt nie wieder aufsuchen wollte.

Diese Fälle zeigen deutlich die Wichtigkeit, neue Konzepte der Schmerzentstehung und der Bedeutung der Muskulatur in die medizinische Schmerztherapie zu integrieren. Auf diese Weise werden unnötige Operationen vermieden, die von falschen Ursache-/Wirkungszusammenhängen ausgehen. Vor allem an der Halswirbelsäule wäre mir persönlich eine Bandscheibenoperation zu gefährlich, da es nachfolgend zu Beschwerden wie dauerhaftem Schmerz, Schwindel, Migräne oder Sehstörungen kommen kann. Ich wünsche mir zukünftig, dass durch die neuen Erkenntnisse zum Thema Schmerz die wirklich notwendigen von den nicht notwendigen Operationen klarer zu trennen sind.

Meniskusschmerzen

Bei den Menisken handelt es sich um zwei halbmondförmige Gelenkknorpel im Kniegelenk, die für die optimale Bewegung in alle drei Raumrichtungen erforderlich sind. Sie sind mit der Oberschenkelmuskulatur verwachsen und werden von dieser in die jeweils richtige Position geführt. Deshalb muss jede Bewegung des Knies synchron mit der gesamten Oberschenkelmuskulatur und dem Rest der Bein-Muskelkette, von der Hüfte bis zu den Zehen, ablaufen.

Rund um das Knie entstehen nun öfters Schmerzproblematiken, welche die orthopädische Lehrmeinung manchmal mit einem „Meniskusproblem“ erklärt. Dies führt in der Konsequenz zu vielerlei Operationen, von eher harmlosen Eingriffen zur Knorpelglättung bis hin zu schweren Eingriffen, bei denen das Knie so „optimiert“ wird, dass sich später schwerwiegende Probleme aufgrund des operativen Eingriffs ergeben können. So ist beispielsweise bereits bewiesen worden, dass bei einer

Meniskusentfernung häufig eine Kniegelenksarthrose zu einem späteren Zeitpunkt folgt. Diese Arthrose wird in diesem Fall dadurch begünstigt, dass das Knie nach einer Meniskusentfernung meistens nicht mehr in seiner natürlichen Art und Weise arbeiten kann. Es kommt zu Fehlbelastungen. Zudem ist bereits im Vorfeld von einer muskulären Funktionsstörung auszugehen, welche durch die Operation nicht ursachengerecht behandelt wurde. Mittelfristig kann dies zu einer gestörten Erneuerung des Knorpels führen. Sofern zusätzlich Quer- oder Scherkräfte wirken, weil die muskuläre Führungsbahn des Knies gestört ist, kommt es möglicherweise zu einem schwerwiegenden Knorpelschaden. Diese Form der Arthrose ist somit ein Effekt einer Kniebewegung, bei der die Harmonie der einzelnen „Bauteile“ nicht mehr vollumfänglich gewährleistet ist.

Mit in die Therapie einbezogen werden sollten zudem körperliche Kompensationsmechanismen. Falls ein Betroffener beispielsweise unterbewusst seinem linken Bein nicht mehr voll vertraut, belastet er das rechte Bein laufend stärker. Es wird hierdurch überfordert und diese Funktionsstörung wird vom Körperbewusstsein oftmals mit Schmerz quittiert. In zahlreichen Fällen konnte ich beobachten, dass aufgrund dieses Zusammenhangs ein gesundes Bein Schmerzen verursachte. Selbstverständlich kann schulmedizinisch dann keine Ursache gefunden werden, und es kommt daher manchmal zu „verzweifelten“ Therapieansätzen, die in Operationen münden können. Zielführender ist es hier aus meiner Sicht, auf geeignete Weise das Vertrauen in den eigenen Körper wiederherzustellen und ein vielleicht immer noch bestehendes (Unfall-)Schocktrauma therapeutisch aufzulösen.

Es steht außer Zweifel, dass ein Meniskus durch einen Unfall verletzt werden kann. Hier kann eine Operation Sinn machen, um den betroffenen Meniskus zu nähen, damit dieser bei der perfekten Heilung unterstützt wird. Manchmal sollte auch ein vorhandenes, loses Knorpelteilstück aus dem Gelenk entfernt werden. Dies ist eine Art Ergänzung der natürlichen Heilung, sofern dies erforderlich erscheint. Diese Operationen schädigen den Körper bei sorgfältiger Ausführung nicht.

Was den eigentlichen Schmerz in der Knieregion anbelangt, scheint die Orthopädie immer noch zu übersehen, dass der Meniskus nicht dessen Ursache sein kann. Wie bereits geschildert, ist es die Wahrnehmung einer gestörten Bewegungsfunktion, die den Schmerz überhaupt erst im Bewusstsein entstehen lässt. Der Meniskus hat keine Möglichkeiten zur Auslösung eines direkten Schmerzreizes, da er weder über Nervenbahnen verfügt, noch relevante Botenstoffe ausschütten kann. Insofern drückt das Wort „Meniskusschmerz" allenfalls die Region des Schmerzes korrekt aus und ist eine Fehlinterpretation der Ursache. Diese liegt bei einer Vielzahl von Knieschmerzen in der Wahrnehmung einer gestörten Funktion der Muskelkette des Beines; meistens am stärksten ausgeprägt in der vorderen Oberschenkelmuskulatur. Der weitere Verlauf dieser Muskelkette nach oben geht in Richtung der Lendenwirbelsäule, nach unten in Richtung Fuß. Dieser gesamte Bereich sollte therapeutisch mit einbezogen werden. Auch andere Diagnosen, wie Kniegelenksergüsse, Wadenkrämpfe und sogenannte Bakerzysten sollten unter diesem Blickwinkel betrachtet werden.

Bei Fußballern oder Radprofis sind Knieprobleme deshalb so häufig anzutreffen, weil sie aufgrund des intensiven Trainings zu starken muskulären Verkürzungen in diesen Bereichen neigen. Sicherlich werden Beweglichkeitsübungen in das Training mit eingebaut, doch in der Regel ist das Training zu extrem auf Ausdauer, Kraft und Geschicklichkeit ausgerichtet.

Sofern die Funktion der Muskeln dann zunehmend eingeschränkt ist und dazu vielleicht noch eine schnelle Bewegung oder ein Foul hinzukommt, kann es während der Bewegung des Kniegelenkes passieren, dass der durch die Oberschenkelmuskulatur geführte Meniskus nicht mehr genau an seiner richtigen Position ist. Der Meniskus wird dann eingeklemmt und kann einreißen. Selbstverständlich wird dies vom Körper registriert und mit Schmerzen, Schwellung und Unbeweglichkeit beantwortet. Die primäre Ursache, welche zu der Meniskusverletzung geführt hat, ist hier in der Muskulatur zu suchen. Für eine vollständige Ausheilung sind die Wiederherstellung der natürlichen Muskelfunktion und die Auflösung entsprechender Blockaden von entscheidender Bedeutung.

Ich bin durch die Praxis zur Überzeugung gelangt, dass ein Mensch einen Meniskus selbst wieder vollständig regenerieren kann – in der Orthopädielehre wird diese Möglichkeit jedoch weitgehend ausgeschlossen. Um diese Heilung zu ermöglichen, muss die vorherige Einklemmung und Positionsverschiebung des Meniskus zuerst therapiert werden. Die Grundvoraussetzung ist hier die maximale Entspannung der Beinmuskeln, um den Abstand der Knochen im Gelenk maximal zu erweitern, damit der Meniskus aus seiner Fehlposition befreit werden kann.

In den meisten Fällen sind Knieschmerzen – auch ohne Einklemmung oder Beschädigung eines Meniskus – auf muskuläre Ungleichgewichte und Störungen bei der Führung des Kniegelenks zurückzuführen. Oftmals findet sich ein Streckdefizit, bei dem das Bein aufgrund von muskulären Verkürzungen nicht mehr ganz durchgestreckt werden kann. Häufig ist die Oberschenkelmuskulatur so verhärtet, dass sie schon bei leichtem manuellem Druck schmerzt. Dies ist eine denkbar schlechte Voraussetzung für das komplexe Zusammenspiel der einzelnen Muskelfasern. Es kommt so zu Überlastungen in den

Gelenken. Die erforderliche Therapie besteht darin, diese Muskelfasern wieder optimal derart umzutrainieren, dass die gesamte Bewegung des Beines über das Knie bis in den Fuß hinein wieder synchron und harmonisch abläuft. Dieses Training muss der Patient (anfangs häufig) regelmäßig durchführen – nur er kann seinen Körper effektiv zum Umbau anregen. Anschließend werden die Schmerzen verschwinden und die sportliche Leistungsfähigkeit wird wieder zurückkommen. Die Gelenke und Knorpel werden dafür dankbar sein.

„Angebliche" Knorpeldefekte im Bereich der Kniescheibe sind ebenfalls in der Regel nicht die Ursache für Schmerzen. So hat ein amerikanischer Orthopäde bei einem Chirurgenkongress in München von einem Selbstversuch berichtet, bei dem er sich selbst ohne Betäubung im Kniebereich durch einen minimal-invasiven Eingriff reizte. Zur Überraschung vieler Kongressteilnehmer berichtete er davon, dass der Bereich hinter der Kniescheibe, dessen Knorpel oft als Schmerzursache angesehen wird, überhaupt nicht schmerzempfindlich war. Insofern scheint der Begriff „retropatellare Chondropathie" gleich „krankhafte Knorpelveränderung hinter der Kniescheibe" eine weitere Diagnose zu sein, die grundsätzlich zu hinterfragen ist. Auch bei diesem Krankheitsbild wird häufig operiert, und es werden Knorpel geglättet, die aus meiner Sicht mit dem Schmerzgeschehen überhaupt nicht im Zusammenhang stehen. Ich habe zahlreiche dieser Fälle behandelt, bei denen Betroffene über ein geeignetes Muskeltraining – ohne Operation – schmerzfrei wurden. Dies setzt jedoch Eigeninitiative des Patienten voraus.

In Amerika wurde eine wissenschaftliche Studie veröffentlicht, wo der Nutzen einer Kniearthroskopie bei der Behandlung der Kniearthrose und Schmerz überprüft wurde. 180 Patienten wurden in drei Gruppen eingeteilt. Der behandelnde Chirurg war Dr. James Bruce Moseley.

Die erste Gruppe erhielt eine Operation, bei der das Knie gespült wurde, um schlechten Knorpel oder Knorpelabrieb zu entfernen. Bei der zweiten Gruppe wurde schadhafter Knorpel weggeschnitten und entfernt. Die dritte Gruppe wurde nicht real operiert, sondern erhielt eine Art Simulation, bei der lediglich die Haut am Knie eingeritzt wurde, um den Patienten glauben zu lassen, er wäre operiert worden – medizinisch Placebo genannt. Kein Patient erfuhr, wer in welcher Gruppe zugehörig war. Über zwei Jahre hinweg wurden die Patienten beobachtet und es stellte sich heraus, dass über 90% mit der Operation und Heilung hochzufrieden waren. Unter den vollkommen schmerzfreien Patienten war jedoch die Gruppe der scheinoperierten Patienten in der Mehrzahl. Es ließ sich kein Nutzen der Operation im Vergleich zu Placebo ermitteln. [9] Der Sinn dieser arthroskopischen Operationen kann deshalb in Zweifel gestellt werden. Es ist ein Beispiel dafür, dass eine vorhandene Operationsmethode nicht unbedingt immer sinnvoll ist. In Amerika lag die Zahl dieser Eingriffe im Jahre 2002 bei etwa 500.000 – bei durchschnittlichen Kosten von $ 3.000 pro Operation. Diese Methode ist in Deutschland ebenfalls häufig im Einsatz und kostet die Krankenkassen viele Millionen Euro, die sinnlos ausgegeben erscheinen.

Selbstverständlich berichten viele Menschen, die am Knie operiert wurden, von Verbesserungen oder vollständigem Heilungserfolg. Neben dem Placeboeffekt könnte in diesen Fällen die Betäubung, welche Muskeln mit einschließt, anschließendes Rehabilitationstraining und die natürliche Tendenz zu einer Selbstheilung – die besonders stark nach einer äußeren Reizung wird – die Hauptrolle bei einer Genesung gespielt haben. Auf die Sinnhaftigkeit, bei Kniebeschwerden die muskuläre Beweglichkeit wiederherzustellen, um die optimalen Voraussetzungen für die Knorpelregeneration zu schaffen, habe ich bereits hingewiesen.

Schleudertrauma

Das Schleudertrauma tritt häufig im Zusammenhang mit Autounfällen auf. Hierbei wird der Betroffene meist durch einen Aufprall zuerst nach vorne beschleunigt. Durch den Sicherheitsgurt wird der Körper anschließend zurück in den Sitz geschleudert.

Dies alles spielt sich in Bruchteilen einer Sekunde ab. Das Unterbewusstsein reagiert sofort mit der Aktivierung von Schutzinstinkten, um den körperlichen Schaden so gering wie möglich zu halten. Ein besonderes Schutzbedürfnis haben hierbei der Kopf und die Halswirbelsäule, da an diesen Stellen wichtige Körperstrukturen ihr Zentrum haben. Weiterhin ist dort die Verletzbarkeit der Halswirbel aufgrund ihres recht kleinen Durchmessers besonders groß.

Bei einem Unfall spannen sich deshalb die Nackenmuskeln bei der ersten Vorwärtsbewegung blitzschnell an. Dies geschieht zum Schutz der Halswirbelsäule, um Verletzungen der Wirbel und des Rückenmarks zu verhindern. Bei der nachfolgenden, plötzlichen Rückwärtsbewegung des Kopfes verkrampfen sich zusätzlich tendenziell die vorderen Halsmuskeln. Da der schräg verlaufende Sicherheitsgurt den Körper insgesamt in eine Drehbewegung versetzt, ist anschließend eine Vielzahl von Hals- und Nackenmuskeln in einer Art muskulären Zuggurtung, welche die Halswirbelsäule und die darin verlaufenden Strukturen wie in einem Korsett beschützen soll. Dies alles geschieht vollkommen automatisch durch das Unterbewusstsein, welches diese Arbeit insbesondere über das muskuläre Bindegewebe leistet. Es handelt sich hierbei um den gleichen Schutzreflex des Bindegewebes, der bereits im Zusammenhang mit muskulären Blockaden ganz allgemein erwähnt wurde. Je nach Schwere des Unfalls ist meist nicht nur die Halsmuskulatur betroffen, sondern auch andere Muskelstrukturen. Beispielsweise ist in der Fußsohle oft regelrecht der Abdruck des Bremspedals tastbar.

Der Betroffene kann anschließend mitunter viele Monate über Schmerzen klagen. Es ist die Rolle, welche die Halswirbelsäule bei der Wahrnehmung von Sinneseindrücken (Propriozeption) spielt, die dann zu Störungen wie Schwindel, Sehstörungen oder Übelkeit führen kann. Doch das Schleudertrauma ist schwer diagnostizierbar. Zumindest mittels radiologischer Verfahren, wie Röntgen oder Kernspintomographie, kann der veränderte Anspannungszustand der Muskulatur nicht festgestellt werden. Die Problematik wird zusätzlich durch die häufige Vermutung erhöht, dass der Betroffene nur simulieren würde, um beispielsweise Schadensersatz von einer Versicherung zu erstreiten.

Wie kann diese Überanspannung der Muskeln nun therapiert werden, falls sie sich nach einiger Zeit nicht von selbst wieder löst? Eine Möglichkeit besteht in physiotherapeutischer, manueller Therapie, bei der ein Muskel nach dem anderen wieder mittels eines Drucks auf muskuläre Spannungsrezeptoren gelockert wird. Als sogenannte Druckpunkttechnik wurde sie im Zusammenhang mit dem Bandscheibenvorfall bereits erwähnt. Sie ist am Hals eines Menschen meist sehr zeitaufwendig und wird aus anatomischen Gründen nicht in die tieferen Strukturen der Halsmuskulatur eindringen können. Die andere (bereits ebenfalls ausgeführte) Möglichkeit besteht darin, über Körperübungen die entsprechenden Muskeln wieder zum Arbeiten zu bewegen. Da eine Muskelstruktur nicht blockiert sein und gleichzeitig arbeiten kann, werden so die betroffenen Muskelfasern wieder langsam in ihre natürliche Funktion gebracht. Diese Arbeit ist aufgrund der Komplexität der im Halsbereich zusammenlaufenden Muskelstrukturen gleichfalls extrem zeitintensiv.

Aufgrund des Unfalltraumas ist diese Therapie zudem meist mit Schmerzen für den Betroffenen bei den entsprechenden Körperübungen verbunden.

Derartige Übungen unterscheiden sich in hohem Maße von den heutzutage empfohlenen krankengymnastischen Übungen der Physiotherapie, die eher auf eine Kräftigung der Muskulatur und Koordinationsschulung abzielen. Es wäre wünschenswert, diese bereits in der Schule zu erlernen.

Behandlung des Unterbewusstseins

Um die Therapiedauer zu verkürzen, wende ich in der Praxis deshalb bei chronifizierten Schmerzen im Zusammenhang mit einem Schleudertrauma häufig eine andere Möglichkeit an, die wesentlich sanfter und schneller umgesetzt werden kann. Diese revolutionäre Therapie bietet sich bei allen Unfallereignissen an. Sie funktioniert vor allem dann hervorragend, sofern kein körperlicher Schaden medizinisch nachweisbar ist, und die Probleme vor dem Unfall noch nicht bestanden haben. Hierbei wende ich mich in der Behandlung direkt an das Unterbewusstsein des Patienten und therapiere dort in der Erinnerung den immer noch bestehenden Unfallschock, welcher meist die zugrundeliegende Ursache für die vorhandenen Muskelverspannungen oder Schutzreflexe des Bindegewebes ist. Wenn die Folgen einer derartigen Unfalltraumatisierung oder eines ähnlich belastenden Ereignisses „aufgelöst“ werden, kommt es nachfolgend meist zu einer Lockerung der Muskulatur und des Bindegewebes. Die Anspannung wird wieder auf ein gesundes Normalmaß reduziert.

Schmerzfreiheit ergibt sich dann oft bereits während der Behandlung.

Bei dieser Therapieform dürfte es sich um eine Gabe handeln, weniger um eine für jeden Menschen erlernbare Technik. Das bedeutet allerdings im Umkehrschluss nicht, dass es keine größere Anzahl an Therapeuten gibt, die derartiges bewirken können. Die Basis hierfür ist ein hohes Maß an Einfühlungsvermögen, Training und Nächstenliebe seitens des Therapeuten. Bei meinen Seminaren hatte ich schon viele Teilnehmer, die Ähnliches in kurzer Zeit bewirken konnten.

Voraussetzung für diese schnelle und einfache Form einer Heilbehandlung ist, dass nach dem Unfall vergleichsweise wenig Zeit vergangen ist. Anderenfalls haben sich Muskulatur und Bewegungskoordination meist schon so sehr an den „Unfallzustand“ angepasst, dass nun die Muskeln mittels geeigneter Muskeltherapie wieder in den ursprünglichen, normalen Funktionszustand gebracht werden müssen. Nachfolgend verändern sich die Knochen ebenfalls, falls diese sich bereits den veränderten Bewegungsmustern angepasst hatten. Sofern kein Bruch vorliegt, müssen sie deshalb im Regelfall nicht chirurgisch korrigiert werden.

Da ich in meiner Praxis häufig auf „austherapierte“ Patienten treffe, wende ich beide Behandlungsansätze oftmals mit Abständen hintereinander an. Zuerst die emotionalen Belastungen und den Schock, dann das gezielte Umtrainieren der Muskulatur im Sinne einer gesunden Funktion und Lockerheit.

Es gehört oft mehr Mut dazu,
seine Meinung zu ändern,
als ihr treu zu bleiben.

Friedrich Hebbel

Die Aufgabe des Lebens besteht nicht darin,
auf der Seite einer Mehrzahl zu stehen,
sondern dem inneren Gesetz gemäß zu leben

Marc Aurel

Schock und seine Wirkung auf den Menschen

Jeder Mensch hat in seinem Leben bereits Schockerlebnisse vielerlei Art erlebt. Häufig steht Schock in Zusammenhang mit einem Ereignis, welches der Betroffene überhaupt nicht erwartet hat und das ihm Angst macht. Im Regelfall widerspricht es seinen Wünschen oder Zielen während einer bestimmten Handlung. Ein Vorfall, der plötzlich in sein Leben tritt und auf den er nicht vorbereitet ist. Er fühlt sich deshalb meist überwältigt, erschrocken und hilflos. Da er in diesem Zustand nicht mehr in der Lage ist, die richtigen Entscheidungen zu treffen, übernimmt das Unterbewusstsein häufig die Kontrolle, um ihn zu beschützen. Es arbeitet dann eine Art Notfallprogramm und der Betroffene fühlt sich anfangs meist wie ferngesteuert.

Die Bedeutung von Schock bei Krankheiten kann im Allgemeinen nicht hoch genug eingeschätzt werden. Neben psychischen Problemen hat ein Schock auch das Potential, dauerhafte körperliche Probleme verursachen. An konkreten Patientenbeispielen werden die Zusammenhänge und Therapieoptionen verdeutlicht. Selbstverständlich gäbe es auch hier andere denkbare Behandlungsmöglichkeiten. In diesem Kapitel werde ich mich jedoch weitgehend auf die Arten der Intervention beschränken, die im Bedarfsfall in meiner Praxis Anwendung finden. Es werden hier bewusst einfachere (=monokausale) Patientenfälle geschildert. So wird die Darstellung der Zusammenhänge leichter verständlich, als bei komplexeren (z. B. multikausalen) Behandlungsepisoden möglich wäre.

Die Folgen eines Schleudertraumas

Durch ein Unfallereignis tritt ein Schock auf, dessen Stärke von der Schwere des Unfalls, aber auch den Rahmenbedingungen und dem Charaktertypus des Geschädigten stark abhängig ist. Dieser Schock ist mit Angst verknüpft. Selbst wenn kein unmittelbarer körperlicher Schaden vorliegt, wird die Präsenz dieser Angst das Unterbewusstsein alarmiert haben. Es sieht quasi die Unfallsituation als immer noch dauerhaft präsent an und will den Körper beschützen. So kommt es beispielsweise zu einer permanenten Verhärtung der Halsmuskeln des Unfallbeteiligten, die durch das muskuläre Bindegewebe hervorgebracht wird. Das Hauptanliegen des Unterbewusstseins, unseren Körper vor Verletzungen zu beschützen, wird im weiteren Verlauf noch häufig angesprochen.

Um das Unterbewusstsein anschließend dazu zu bewegen, diese muskuläre „Schutzblockade“ wieder aufzulösen, müssen der Unfallschock und die damit verbundene Angst eliminiert werden. Viele Unfallbeteiligte bemerken diese an sich eher unterschwellige Angst überdeutlich, wenn sie nach einem Unfall nur noch ungern Autofahren wollen. Dies ist ein klares Anzeichen, dass hier der Unfallschock immer noch eine Rolle im Leben spielt. Es gibt auch viele andere denkbare Anzeichen, wie die Beendigung einer Sportart nach einem Unfall, obwohl irgendwie noch immer Lust darauf besteht. Hier verhindert das Unterbewusstsein die Umsetzung einer Aktivität – wiederum, um uns zu beschützen. Es greift, ohne dass wir etwas davon mitbekommen, in unseren freien Willen ein.

Um zu erklären, wie das Unterbewusstsein Ereignisse im Leben verarbeitet, wird auf ein berühmtes Experiment des russischen Forschers Iwan Petrowitsch Pawlow hingewiesen, der im Jahr 1904 den Nobelpreis bekam:

Konditionierung

Pawlow bot Hunden Futter an, die darauf selbstverständlich mit vermehrtem Speichelfluss reagierten. In späteren Versuchen läutete er im Zusammenhang mit der Futtergabe immer eine Glocke. Nach einiger Zeit konnte er feststellen, dass die Hunde auch ohne Futterangebot immer dann mit mehr Speichelfluss reagierten, wenn er lediglich die Glocke läutete. Das Unterbewusstsein der Hunde hatte somit die Glocke im Zusammenhang mit Futter gebracht. Eine erlernte Reaktion, die man in der Biologie klassische Konditionierung nennt.

So ähnlich läuft dieser Vorgang auch bei Menschen ab, wobei die meisten dieser Konditionierungen bereits in der frühen Kindheit angelegt werden. In diesem Zusammenhang wird von der Psychologie häufig von „Assoziation" gesprochen. Bestimmte Handlungen und Erfahrungen eines Menschen werden miteinander verknüpft.

Diese Assoziationen spielen in unserem Leben eine große Rolle. So wird ein Mensch automatisch negative Erfahrungen der Vergangenheit tendenziell nicht wiederholen wollen, wie der Griff auf eine heiße Herdplatte, während er als positiv erlebte Erfahrungen grundsätzlich öfters wiederholen oder als Dauerzustand erleben möchte.

Im Falle eines Schleudertraumas wird deutlich, dass der veränderte Funktionszustand der Muskulatur eine gezielte Antwort des Unterbewusstseins im Sinne eines „Schutzreflexes" ist. Es will uns zukünftig automatisch vor einer ähnlichen Gefahr beschützen. Die muskuläre Bewegungseinschränkung wird deshalb solange aufrechterhalten, bis die potentielle Bedrohung – nach Ermessen des Unterbewusstseins – vorüber ist.

Häufig spürt der Betroffene auf der bewussten Ebene keine Angst oder Bedrohung vor einem Unfall. Doch die schmerzende und dauerhaft angespannte Halsmuskulatur zeigt, dass hier das Unterbewusstsein noch immer die Kontrolle über das Leben übernommen hat. Es drückt die potentielle Bedrohung über Körpersprache aus und setzt dabei Verspannung und veränderte Bewegungsmuster als Mittel ein. Die Unfallsituation wird immer noch als in der Gegenwart bedrohlich angesehen. Neben Schmerzen kann es deshalb auch zu Symptomen einer Phobie kommen, wie beispielsweise Panikattacken, wenn ein Auto bestiegen werden soll. Derartige Symptome sollten als Kommunikationsmittel des Unterbewusstseins mit der bewussten Verstandesebene interpretiert werden.

Warum akzeptiert das Unterbewusstsein nicht einfach, dass die Gefahr vorüber ist und löst die Blockade nach ein paar Tagen von alleine auf?

Es klingt vielleicht überraschend, doch das Unterbewusstsein hat kein zeitliches Konzept von Vergangenheit und Zukunft, wie das die logisch-rationale Verstandesebene kennt. Eine der Hauptaufgaben liegt in der Verknüpfung einer riesigen Datenmenge von Informationen. Hieraus werden automatisierte Handlungsabläufe zusammengestellt, die dem Menschen das Leben erleichtern.

Das Erlernen von bestimmten Fertigkeiten geht deshalb so schnell, weil das Unterbewusstsein schon nach wenigen Wiederholungen die neuen Handlungsmuster abspeichert und automatisiert. Wie oft fährt man beispielsweise mit dem Auto und wundert sich nach dem Ankommen am Ziel, dass kaum Erinnerungen an die Fahrtstrecke mehr abrufbar sind.

Diese automatisierten Handlungsmuster laufen für das Unterbewusstsein, sofern sie aktiviert werden, immer in der Gegenwart ab. Situationen des Alltags werden permanent darauf überprüft, ob Ähnliches vielleicht schon einmal im Leben passiert ist. Genau deshalb ist für das Unterbewusstsein eine negative Erfahrung von früher immer noch in der Gegenwart aktuell präsent. Die potentielle Gefahr im Jetzt wird gesucht, unabhängig davon, wie früh im Leben die Verknüpfung mit einem Ereignis erfolgt ist oder wie niedrig die logisch-rationale Eintrittswahrscheinlichkeit auch sein mag. Bildhaft lässt es sich mit einer „Wenn/ Dann“ Logik eines Tabellenkalkulationsprogramms in einem Computer vergleichen.

Weil das Unterbewusstsein den Menschen in erster Linie beschützen will, wird es alles unternehmen, was in seiner Macht steht, um die nochmalige Wiederholung einer negativen Erfahrung zu verhindern. An sich ist das positiv zu bewerten, denn das Unterbewusstsein kann in Gefahrensituationen sehr viel schneller reagieren, als die analytische Verstandesebene dies könnte. Doch in Einzelfällen können sich die Ziele des Unterbewusstseins und der freie Wille einer Person entgegenstehen. Da das Unterbewusstsein sehr machtvoll und lang andauernd in alle Bereiche unseres Lebens eingreifen kann, muss es deshalb manchmal wieder aktiv „in die Schranken verwiesen“ und umprogrammiert werden.

Schockenergie als Ursache von unterbewusstem Verhalten

Das Unterbewusstsein wird bestimmte Handlungsmuster, zu denen insbesondere auch chronische Schmerzen gehören, solange aufrechterhalten, wie aus seiner Sicht eine Gefahr präsent ist. Diese Gefahr wird von ihm solange als präsent empfunden, bis der Unfallschock und die bei einem Unfall entstandene Schockenergie im Körper sich aufgelöst haben.

Bei dieser Schockenergie handelt es sich nach meiner Definition um die Summe von Emotionen, die während des Unfallereignisses hochgekommen sind. Dabei kann es sich um eine Kombination aus Ängsten, Ohnmacht und Hilflosigkeit handeln. Manchmal kommt auch Wut oder Trauer hinzu. Der Versuch, beispielsweise einer Unfallsituation Herr zu werden und gleichzeitig in einer Art Notprogramm gerade noch „zu funktionieren“, kann zudem so viel Energie beanspruchen, dass kurzfristig so wenig Energie im Körper zur Verfügung steht, dass es zu einer Bewusstlosigkeit kommt. Die bekannten körperlichen Symptome eines akuten Schocks sollten deshalb medizinisch auch unter dem energetischen Blickwinkel betrachtet werden. Selbstverständlich bleiben die Empfehlungen der Notfallmedizin zur Behandlung von Schock auf der körperlichen Ebene hierbei weiter gültig (u.a. Schocklage, Blutdruckstabilisierung).

Die Beschreibung ist schwierig, aber diese Schockenergie ist bei einem Patienten mit einem früheren Schockereignis für mich meist als Kälte und als ein Gefühl der Angst in seiner Bauchregion während der Behandlung spürbar. Diese Energie kann mit Hilfe einer speziellen energetischen Technik freigesetzt werden. Für den Patienten ist ein Effekt meist schon nach wenigen Minuten spürbar. Häufig tritt dabei anfangs kurzfristig ein Zittern der Muskulatur oder ein Gefühl der Übelkeit auf, während die Schockenergie den Körper verlässt. Während der Behandlung wird dem Patienten oft sehr heiß, und er spürt eine Veränderung seines Körperzustandes aufgrund des energetischen Heilungsprozesses.

Auflösung eines Schocktraumas

Bei einem Seminar für Körpertherapeuten übte ich in der Rolle des Patienten mit einer Teilnehmerin eine Muskelentspannungstechnik. Nach kurzer Zeit bemerkte ich ein Zucken in ihrem Arm und fragte sie, was das sei. Sie berichtete mir von einem zeitweise bestehenden Problem unklarer Ursache. Wir brachen meine „Behandlung" ab, und ich berührte sie mit meinem Finger – weil es sich so richtig für mich anfühlte – am Hals. Mit meiner anderen Hand hielt ich ihre Hand. Innerhalb von Sekunden wurde mir sehr heiß, und auch sie fing zu schwitzen an. Da wir beide in einem Workshop waren und die anderen Teilnehmer nicht stören wollten, beschränkte ich mich auf diese Art der Therapie. Ich sagte ihr, dass es sich um ein Schockerlebnis handeln musste – vielleicht aus ihrer Kindheit. Nach einigen Minuten beruhigte sich der Energiefluss, und die Hitze ließ nach. Ihr Arm fühlte sich gut an. Als sie am nächsten Morgen zum Workshop erschien, berichtete sie mir von der Erinnerung, die sie in der Nacht hatte. Als sie noch sehr klein war, kugelte die Schwester ihr das Schultergelenk des betroffenen Arms aus. Nun war das Schockerlebnis gefunden, auf das ich mich bezogen hatte. Die Beschwerden waren verschwunden, und in diesem Fall hat die reine Energiearbeit, verbunden mit der nächtlichen Erinnerung, das Problem vollständig beheben können. Vermutlich hatten Vorträge über Schulterschmerzen im Rahmen des Seminars das Problem wieder an die Oberfläche dringen lassen.

In der Praxis kombiniere ich diese energetische Technik häufig mit einer Art meditativen Rückführung in die ursprüngliche Unfallsituation. Hierbei verändere ich mittels einer neuartigen, psychologisch-energetischen Technik die im Unterbewusstsein abgespeicherte Erfahrung so, dass eine Situation oder ein erlittenes Trauma als nicht mehr präsent und bedrohlich in der Gegenwart angesehen wird. Mich überrascht dabei immer wieder, wie detailliert Menschen sich an Schockerlebnisse zurückerinnern können. Der Körper wiederholt während einer Behandlung oftmals genau die damit verknüpften Bewegungen aus der Vergangenheit. Für mich einer der faszinierendsten therapeutischen Ansätze und insbesondere bei Sportunfällen interessant zu beobachten. Die beeindruckende Wirkung beruht auf der Kombination einer – subjektiv wirklich als genial empfundenen – Therapietechnik und bedingungsloser Akzeptanz des Patienten (= Nächstenliebe).

Im Fall der Seminarteilnehmerin kam die Erinnerung an das zugrundeliegende Trauma über Nacht. Dies kann als zweiter Teil der Behandlung angesehen werden. Die bewusste logische Verarbeitung des Ursache-/Wirkungszusammenhanges ermöglichte es ihr, diese traumatische Belastungsstörung zu verarbeiten. Hier zeigt sich auch deutlich, dass körperliche Beschwerden keine wirklich große Ursache haben müssen.

Dies ist das Grundprinzip meines Therapieansatzes bei Reaktionsmustern, bei denen das Unterbewusstsein die Kontrolle über einen Menschen übernommen hat. Die alte Erfahrung häufig noch einmal „durchspielen“ und durch eine neue Erfahrung, die nicht mehr als bedrohlich wahrgenommen wird, zu ersetzen. Es ist vielleicht ein wenig mit dem Überschreiben einer alten Datei mit einer neuen Datei auf der Festplatte eines Computers zu vergleichen. Das Unterbewusstsein ist dem Verhalten eines Computers in vielen Bereichen sehr ähnlich. Hierdurch gelingt es häufig, beispielsweise ein Schleudertrauma oder die Folgen eines Skiunfalls, sowie dessen psychische Folgen in nur einer einzigen Behandlung aufzulösen.

Oftmals wird ein aktueller Unfall eines Erwachsenen auch in Zusammenhang mit weit früheren Erinnerungen dieses Menschen gesehen werden müssen. Dann wird die Therapie den Betroffenen weiter zurück in Erlebnisse oder Unfälle der längeren Vergangenheit führen.

Durch viele derartige Patientenfälle aus der Praxis bin ich grundsätzlich davon überzeugt worden, dass ein eventuell vorhandenes Schmerzgedächtnis wieder neutralisiert werden kann – sofern ein solches überhaupt existent ist. Anders wäre sonst für mich nicht erklärbar, warum in zahlreichen Fällen chronifizierter Beschwerden der Schmerz noch während der Behandlung verschwand. Aus meiner Sicht handelte es sich hierbei weniger um ein Schmerzgedächtnis, als vielmehr um die Tatsache, dass das eigentliche Patientenbedürfnis durch vorangegangene Therapien noch nicht vollständig befriedigt worden war. Das Unterbewusstsein sah in der Vergangenheit weiterhin einen Bedarf, den Schmerz noch aufrechtzuerhalten.

Der Zusammenhang zwischen Schuldgefühl und gespeicherter Schockenergie

Insbesondere falls ein Unfall oder eine als negativ erlebte Erfahrung bereits in der Kindheit passiert ist, wird der Betroffene für das Geschehene meist verantwortlich gemacht. Er fühlt sich anschließend schuldig.

Es sind Sätze der Eltern wie „Kannst Du nicht besser aufpassen!“, „Habe ich Dir nicht gesagt, dass….“ oder „Wenn Du nicht im Wege gestanden hättest, wäre das nicht passiert!“, die ein Kind mit massivem Schuldgefühl belasten können. Selbstverständlich werden diese Sätze in den meisten Fällen keinesfalls absichtlich gesagt, und die

Eltern sind sich der Folgen ihrer Aussagen nur selten bewusst. Doch für das kindliche Unterbewusstsein stellt sich die Situation gänzlich anders dar.

Normalerweise kann ein Kind seinen Schock und dessen Energie nach einem Unfall oder ähnlichem Ereignis durch die Liebe einer Bezugsperson, wie den Eltern, leicht auflösen. Ein wenig Weinen und Schreien, und nach kurzer Zeit ist die Welt für gewöhnlich wieder in Ordnung. Je weniger bedrohlich die Bezugsperson die Situation ansieht, umso weniger bedrohlich ist diese auch für das Kind. Daher sollten vor allem die erwachsenen Beteiligten im ersten Moment die Ruhe bewahren und keinesfalls in Panik ausbrechen. Ein eventuell entstandener Schock wird dann schnell vergehen. Falls dagegen das Kind für das Ereignis sofort verantwortlich gemacht wird und sich schuldig fühlt, etwas falsch gemacht zu haben, wird es sich der Bezugsperson gegenüber nicht öffnen. Es behält dann seine Tränen und Schockenergie weitgehend in sich und hat oft keine Möglichkeit, anschließend alleine das Trauma zu verarbeiten und aufzulösen.

Zudem wird sein Unterbewusstsein sich diese Situation als höchst bedrohlich einprägen, da ein Kind normalerweise zunächst vollkommen von der Fürsorge seiner Bezugspersonen abhängig ist und diese deshalb nicht absichtlich verärgern möchte. Der Betroffene wird deshalb versuchen, in Zukunft eine solche Situation zu vermeiden. Viele Verhaltensweisen von Erwachsenen, bestimmte Dinge wie Nahrungsmittel nicht zu mögen oder allergisch zu reagieren, beruhen auf diesem Zusammenhang mit kindlichen Erfahrungen. Dem Unterbewusstsein stehen zur „Warnung“ viele verschiedene Eingriffsmöglichkeiten in den Körper zur Verfügung, steuert es doch selbst alle Körperfunktionen. Es kann deshalb x-beliebige Krankheitssymptome auslösen („simulieren“), die den Anschein einer rein körperlichen Erkrankung erwecken.

Emotionaler Knieschmerz

In die Praxis kam eine Frau, die seit vielen Jahren unter chronischen Knieschmerzen litt. Sie hatte zudem ständig Unfälle, bei denen sie immer wieder auf das gleiche Knie fiel. Die Ärzte konnten keine Ursache finden und machten deshalb ihr bestehendes Übergewicht dafür verantwortlich. Dies ging so weit, dass ein Orthopäde die Behandlung davon abhängig machte, sie müsse vorher erst abzunehmen. Nach einer kurzen Untersuchung kam ich zu dem Ergebnis, dass es sich hierbei um einen vom Unterbewusstsein hervorgebrachten, emotionalen Schmerz handelte. Sie ging während der anschließenden Therapiesitzung zur Ursache des Problems zurück und erzählte mir von einer Situation als etwa 5-jähriges Kind, in der sie immer wieder aus ihrem Zimmerfenster im Erdgeschoss nach draußen auf den Rasen sprang. Dies ging eine Weile gut und irgendwann fiel sie auf ihr Knie und verletzte sich. Ihre Mutter kam, schimpfte sie und sagte ihr, dass sie doch selbst daran „schuld“ sei. Dies war eine Situation, an die sich die Patientin vorher nicht mehr bewusst zurückerinnern konnte. Die Patientin und ich halfen diesem kleinen Mädchen – das als sehr real und präsent empfunden wurde – anschließend, ihren Schock und das Schuldgefühl aufzulösen. Damit war die Ursache, das erste Ereignis in ihrem Leben mit einem Knieschmerz, gefunden. Die Gesamtsituation wurde danach therapeutisch so verändert, dass es für das Unterbewusstsein kein Bedürfnis mehr gab, diesen Unfall immer und immer zu wiederholen. Die Knieschmerzen verschwanden sofort, und es traten in den Monaten danach keine weiteren Knieverletzungen mehr auf.

Beispiele wie dieses sind häufig in meiner Praxis. In den meisten Fällen sind es Situationen aus der frühen Kindheit, die das Problem ursächlich hervorgebracht haben. Logisch-rational können die Betroffenen sich im Alltag an diese Situationen nicht aktiv zurück erinnern.

Dies kann damit erklärt werden, dass eine für das Unterbewusstsein als bedrohlich oder negativ eingeschätzte Situation tief „vergraben" wird. Es will nicht zulassen, dass der Betroffene sich aktiv an ein Trauma zurückerinnert. Dennoch kann ein solches Ereignis später im Leben noch Schwierigkeiten bereiten. Falls in einer Situation der Vergangenheit noch Angst und Schuldgefühl steckt, wird es sogar wahrscheinlicher, dass es zu Problemen im späteren Leben kommt. Hierzu benötigt es nur einen späteren Auslöser, der die Erinnerung an die Ursprungssituation wieder hochbringt.

In der Regel wird es hierzu erst nach der Pubertät kommen, weil dann das Unterbewusstsein die vollständige Verantwortung für das Wohlbefinden eines Menschen übernimmt. Deshalb übersehen viele Therapeuten diesen Zusammenhang, da viel Zeit zwischen der ersten prägenden Erfahrung im Kindesalter und dem Auftreten eines Problems im Erwachsenenalter liegen kann.

So passiert es beispielsweise, dass ein kindlicher Unfallschock aus der Vergangenheit erst dann zu Problemen des Erwachsenen führt, wenn dieser selbst ein Kind gleichen Alters hat und dieses einen Unfall erleidet. Oft werden genau die Schmerzen in dem Erwachsenen entstehen, die er damals als Kind selbst erlitten hatte. Hierbei darf niemals die quasi unbegrenzte Speicherkapazität des Unterbewusstseins unterschätzt werden. So kann ein gleich gesprochener Satz, ein bestimmter Geruch oder ein Nahrungsbestandteil die Erinnerung an ein kindliches Trauma reaktivieren. Es liegt mir fern, mit dieser Sichtweise in einem Leser Sorgen oder Panik auslösen zu wollen. Die

Eintrittswahrscheinlichkeit ist sehr gering. Doch wenn plötzlich Probleme oder Symptome entstehen, die unerklärbar sind, beziehe ich die ausgeführten Überlegungen therapeutisch immer in die Ursachenforschung mit ein. In vielen Fällen finden sich dann Parallelen zu Erfahrungen der Vergangenheit, die auf irgendeine Weise plötzlich reaktiviert wurden. Emotional verstecken sich dahinter meist Traurigkeit, Ängste, Schmerzen sowie Schuldgefühl. Im Regelfall ist die dahinter stehende (Kindheits-) Situation aber nicht aktiv, d. h. bewusst, erinnerbar.

Dennoch kann mit der richtigen Vorgehensweise therapeutisch oftmals schnell und gut geholfen werden, so dass emotionale oder körperliche Symptome, die auf diesen Zusammenhängen beruhen, sich vollständig zurückbilden.

Es gibt keine größeren Entdeckungen
und Fortschritte,
solange es noch
ein unglückliches Kind auf Erden gibt.

Albert Schweitzer

Körpersprache als die Ausdrucksform des Unterbewusstseins

Das Unterbewusstsein drückt sich einer Person gegenüber durch Körpersprache aus. Dies ist leicht nachvollziehbar, denn da es die Kontrolle über sämtliche Körperfunktionen hat, sind hier die Eingriffsmöglichkeiten am leichtesten gegeben. Es kann sich um Äußerlichkeiten handeln, wie Statur und Aussehen. Selbstverständlich sind Regulationen, wie Blutdruck oder Herzfrequenz. Hier liegt die Wurzel vieler psychosomatischen Erkrankungen. Vielen Menschen ist nicht bekannt, dass das Unterbewusstsein ebenfalls die Verhaltensweisen in großem Umfang beeinflussen kann. In diesem Bereich greift es sogar sehr häufig in den freien Willen ein, so dass ein Mensch im Alltag oft „unfreier" in seiner Wahl ist, als er vielleicht sein möchte.

Oberstes Ziel des Unterbewusstseins ist es, mit seinen Mitteln den Körper bestmöglich zu beschützen. Da es kein „logisch-rationales" Zeitkonzept von Vergangenheit und Zukunft besitzt, wird es mehr potentielle Gefahren sehen, als tatsächlich wirklich präsent sind. Deshalb ergeben sich in der Praxis oftmals Konflikte zwischen einer bewussten, freien Wahl und dem, was das Unterbewusstsein für sinnvoll hält. Es wird permanent versuchen, über körperliche Eingriffe einen Menschen von Situationen fernzuhalten, die aus seiner Sicht gefährlich sein können. Die Eingriffe können harmlose Müdigkeit oder Unlust sein, sich in Richtung Panik steigern oder den Körper so stark beeinflussen, dass er regelrecht gelähmt bestimmte Handlungen nicht mehr ausführen kann.

Körpersprache

Im Alltag können viele Menschen betrachtet werden, die entweder sehr auffällig nach vorne oder nach hinten geneigt laufen. Manche neigen auch dazu, sich ständig seitlich anzulehnen.

In diesem Fall ist offensichtlich, dass der Betroffene – logisch unbewusst – Angst vor einem Umfallen hat. Mit großer Wahrscheinlichkeit wird in der Vergangenheit ein Unfall auf die entsprechende Seite stattgefunden haben. Von diesem ist zumindest noch ein Restschock vorhanden. Leider führt eine solche Haltung außerhalb des natürlichen Gleichgewichts zu sehr einseitigen Muskelanspannungen, die nach gewisser Zeit zu Überbelastungen und dauerhaften Schmerzen führen können. Dies kann leicht selbst ausprobiert werden, wenn man einmal sehr stark nach vorne oder hinten geneigt umher läuft. Auf diese Weise werden neben allerlei muskulären Schmerzproblemen selbst Krallenzehen erklärbar, die trotz Operation meist wieder zurückkehren werden, wenn die zugrundeliegende Fallangst nach vorne als häufige Ursache nicht therapiert wird.

Die Statur wird in diesem Beispiel durch das Unterbewusstsein beeinflusst, welches jedoch leider nicht zu berücksichtigen scheint, dass eine zunehmende Verkrampfung aufgrund von Angst zukünftige Unfälle nur noch wahrscheinlicher macht. Es ist die fehlende Vorwärtsschau des Unterbewusstseins in die Zukunft, welche einem Menschen dann wirklich gefährlich werden kann.

Weiterhin führt ein Fehlen der Balance, beispielsweise im Kopfbereich, aufgrund der dann stärker wirkenden Schwerkraft zu einer zu hohen Beanspruchung und einseitigen Dauerbelastung von Muskelstrukturen.

Das Einflusspotential des Unterbewusstseins ist unvorstellbar vielfältig. Es kann sogar (lebens-) bedrohliche innere Krankheiten hervorbringen. So sollte sich bei Krebserkrankungen immer vor Augen gehalten werden, dass ein außerordentliches Zellwachstum durch das Unterbewusstsein beeinflusst wird. Es steigert und kontrolliert nicht zuletzt auch die Immunabwehr, welche entartete Zellen gezielt zerstören kann. Dieser Vorgang spielt sich (in geringem Maße) täglich ganz natürlich in jedem Menschen ab. Grundsätzlich ist das Zellwachstum von einer Perfektion, die bei 99,999... % liegen dürfte. Insofern stellt sich bei außergewöhnlichem Zellwachstum immer die Frage, warum – beziehungsweise wodurch – diese Perfektion gestört wird. Ganz sicher dürfte es sich nicht um reinen Zufall handeln. In manchen Fällen dürfte dem Unterbewusstsein aufgrund energetischer Kommunikationsdefizite die Steuerung eines Körperbereichs „entglitten" sein. In anderen Fällen macht es über drastische Körpersprache auf (emotionale) Konfliktbereiche aufmerksam.

Ganz allgemein kann in vielen Fällen innerer Erkrankungen eine große, unterbewusste Angst gefunden werden, welche so stark ist, dass sie eine Störung in einem bestimmten Organsystem hervorbringt. Hierbei scheinen bestimmte Organe mit bestimmten Emotionen verknüpft zu sein. Die Leber steht beispielsweise im Zusammenhang mit Wut und Aggression, die nach innen gerichtet ist und sich äußerlich meist nicht verbal ausdrücken kann. Gleichzeitig ist die Leber intensiv an Stoffwechselprozessen beteiligt und eine Fabrik für zahlreiche Botenstoffe im Körper. Eine Störung in diesem Bereich kann deshalb zahlreiche innere Erkrankungen hervorbringen, die vordergründig nicht mit der Psyche oder einem emotionalen Problem als Ursache in Verbindung gebracht werden. Diesen Zusammenhang sollte ein Therapeut immer mit in Erwägung ziehen. Gelingt es in einem derart gelagerten Fall, den Grund für eine innere Wut zu finden und das Problem aufzulösen, wird das Unterbewusstsein keine Notwendigkeit mehr für die Störung des Leberorgans sehen. Die Erkrankung wird dann entweder von selbst verschwinden oder zumindest auf organbezogene Therapien viel besser ansprechen.

Allergien

Nahrungsmittelallergien können ebenfalls ein Ausdruck von Körpersprache sein, denn das Unterbewusstsein ist in der Lage, jeden x-beliebigen Nahrungsbestandteil zu registrieren. Dies spielt eine große Rolle bei bestimmten Nahrungsmittelallergien, bei denen geringe Konzentrationen einer Substanz im Alltag kaum vermieden werden können. Betroffene leiden hierunter oft sehr.

Es stellt sich die Frage, warum einige Menschen an einer bestimmten Allergie leiden, während andere keinerlei Probleme diesbezüglich haben. Die schulmedizinische Wissenschaft kann derzeit nicht erklären, warum etwa ein Drittel aller Menschen Antikörper gegen ein bestimmtes Allergen im Körper tragen, aber gleichzeitig nicht unter einer Allergie leiden und keine körperlichen Symptome zeigen. Grundsätzlich sind Menschen anatomisch sehr ähnlich aufgebaut, so dass zu hinterfragen ist, ob eine allergische Reaktion wirklich ihre Ursache alleine auf der körperlichen Ebene haben kann. Dies erscheint höchst unwahrscheinlich. Zweifelsfrei kann das Unterbewusstsein wiederum als Ausdruck von Körpersprache eine Allergie im Einzelfall absichtlich hervorbringen. Hierbei laufen sicher die medizinisch beobachteten körperlichen Reaktionen ab, doch die im Vorfeld entscheidende Instanz, ob ein Allergen körperliche Reaktionen auslöst oder nicht, dürfte das Unterbewusstsein sein. Somit sind Allergien grundsätzlich vollständig heilbar. Dies ist eine positive Botschaft für Betroffene, denn bestimmte Allergene, wie Feinstaub, sind überall präsent und im Alltag kaum vermeidbar. Die Einnahme von Medikamenten zur Unterdrückung einer allergischen Reaktion kann zudem Nebenwirkungen haben, von den finanziellen Aspekten einmal abgesehen. Insofern ist sie letztlich nicht als dauerhaft befriedigende Lösung anzusehen.

Die unglaubliche Macht des Unterbewusstseins

In meine Praxis kam eine Patientin, die unter einer starken Milchallergie zu leiden hatte. Als ich sie im Rahmen einer Behandlung therapeutisch zur wahren Ursache ihrer Erkrankung zurückführte, erinnerte sie sich wie in einer Art Videofilm, als kleines Mädchen mit der Milchkanne zum Bauern gelaufen zu sein, um Milch zu holen. Auf dem Heimweg war sie etwas übermütig und die Milchkanne glitt ihr aus den Händen. Als sie zu Hause angelangt war, wurde sie von ihrer Mutter geschimpft und fühlte sich nicht zuletzt auch deshalb schuldig, weil sie übermütig gewesen war. Als wir dieses Mädchen liebevoll davon überzeugen konnten, dass es nicht ihre Schuld gewesen und nichts Schlimmes passiert war, konnte sie all ihren Schock und die Angst aus der Vergangenheit auflösen. Sie berichtete mir anschließend einige Wochen später, dass die Milchallergie komplett verschwunden war. Ich gehe davon aus, dass Sie auch keine Angst mehr hatte, etwas übermütig in ihrem Leben zu sein.

Dies dürfte zusätzliche Lebensfreude freigesetzt haben. Vor der Behandlung konnte sie sich (typischerweise) an dieses Ereignis der Vergangenheit nicht erinnern. Die bewusste Verstandesebene hatte es verdrängt, während das Unterbewusstsein über Körpersprache eine Botschaft der Warnung sendete.

Hier wird deutlich, wie Angst und Schuldgefühl zusammenwirken, um eine Allergie hervorzubringen. Deshalb zielt meine spezielle Art der Therapie diesbezüglich darauf ab, die Verknüpfung zwischen Nahrungsbestandteil und negativer, traumatischer Erfahrung aufzulösen. Der Allergie wird damit die Grundlage für ihr Bestehen entzogen. Bislang habe ich in der Praxis bei einer Vielzahl von Allergien keine Anhaltspunkte dafür bekommen, an diesem Erklärungsmodell zu zweifeln. Die Erfolgsquote dieser revolutionären Therapiemethode liegt bei etwa 70% einer vollständigen Ausheilung.

Introvertierte Charaktere werden zu Allergien tendieren, während extrovertiertere Menschen später eher mit einer Phobie oder einer Panikattacke reagieren werden. Die Zutaten für diese Art von Problemen sind nach meiner Erfahrung im wesentlichen **Angst und Schuldgefühl**.

In dem Beispiel entstand die Milchallergie gleich im Anschluss an das Schock-Ereignis. Sehr viel häufiger braucht es jedoch ein zweites, späteres Ereignis, um das vorher ausgebrachte „Saatgut der Allergie“ zum Keimen zu bringen. Zwischen beiden Ereignissen vergehen oft Jahre. Dazwischen liegt in der Regel die Pubertät.

Bei der Feststellung, dass viele Allergien auf Nahrungsmittel entstehen, kann leicht eine Assoziation zu allerlei traumatischen Kindheitserlebnissen in Bezug auf Nahrung und die Küche hergestellt werden. Hier habe ich zahlreiche Praxisfälle erlebt. Deshalb treten Allergien auch häufiger bei oft verwendeten, natürlichen Lebensmitteln auf. Bei nicht natürlichen Lebensmittelzusätzen kann auch eine direkte Immunreaktion des Unterbewusstseins gegen diese Zusätze möglich sein, ohne dass es eine spezifische, traumatische Situation geben muss. Diese Stoffe lassen sich meist leicht vermeiden. Einige davon stehen bereits seit längerem in Verdacht, Allergien auszulösen.

Grundsätzlich davon auszugehen, wie es die Medizinwissenschaft derzeit immer noch häufig postuliert, dass eine Allergie eine Überreaktion eines unterforderten Immunsystems sein, erscheint eher abwegig. Wenn die Komplexität des menschlichen Körpers genauer betrachtet wird, dürften solche einfachen Erklärungsmodelle, hier würde ein „Fehler" des Körpers vorliegen, nicht anwendbar sein. Täglich passt sich der Körper laufend veränderten Umweltbedingungen an. Er sollte deshalb mit neuen Substanzen – das betrifft grundsätzlich auch Schadstoffe – weitgehend zurechtkommen. Ein Beweis für diese These ist, dass es immer nur einige Menschen sind, die auf bestimmte Stoffe reagieren, während andere völlig unbeeindruckt von diesen Substanzen bleiben. Eine Ausnahme gilt selbstverständlich für stark reizende Substanzen, die beispielsweise zu Haut- oder Atemwegsreizungen führen. Die jeweiligen Symptome treten dann bei praktisch allen Menschen gleichermaßen auf. Vielleicht sollte man hier deshalb weniger von Allergie sprechen, sondern vielmehr von einer Überreizung des Körpers durch Giftstoffe.

Es würde zum Verständnis von Krankheit im Allgemeinen helfen, hinter jedem Krankheitssymptom zuallererst eine sinnvolle Reaktion zu sehen. Da das Unterbewusstsein alle Körperfunktionen steuert, ist die Frage zu stellen, was der Grund für das Hervorbringen eines Beschwerdebildes sein könnte. Durchschnittlich etwa 75% aller Patienten eines Allgemeinarztes leiden an einer chronischen

Erkrankung. Hierbei kann es sich nicht in allen Fällen um „Fehler“ handeln. Wäre dies der Fall, wäre die Menschheit vermutlich schon lange ausgestorben, denn die Natur hat eine grandiose Tendenz zur Fehlerkorrektur und permanenter Verbesserung. Es muss sich deshalb in vielen Fällen um eine sinnvolle Reaktion des Körpers handeln, um beispielsweise über eine Allergie auf einen emotionalen Problembereich bezüglich eines bestimmten Stoffs hinzuweisen.

Sofern ein emotionales Trauma im Zusammenhang mit einem bestimmten Stoff besteht, können machtvolle Aussagen in den Medien wie „Hohe Pollenbelastung im Norden Deutschlands“ das Unterbewusstsein im Sinne einer machtvollen Suggestion in eine Art Alarmzustand versetzen. Es kommt anschließend zu entsprechenden körperlichen Symptomen.

Im Zusammenhang mit Allergien wird häufig von Wissenschaftlern auf eine Studie verwiesen, wonach Kinder aus dörflicher Umgebung und Bauernhöfen seltener an dieser Erkrankung leiden. Sie rätseln bis heute, warum das so ist. Der Grund dürfte nach meiner Auffassung auch darin zu suchen sein, dass diese Kinder seltener mit der Kombination aus Schock und Schuldgefühl überladen werden. Sie wachsen in einer natürlicheren Umgebung auf, in der auch nicht alles übervorsichtig bewertet wird. Somit gibt es weniger Ängste vor Schmutz oder Milben. Mit Heu als Nahrungsmittel für die Kühe dürften beispielsweise eher positive Dinge assoziiert werden. Dagegen werden Stadtkinder schon sehr früh mit der „Bedrohung durch Heuschnupfen“ konfrontiert, sei es über Medien oder übervorsichtige Erwachsene, die in einer weniger natürlichen, eher sterilen Welt leben. Sterilität in einer Art und Weise, wo Schmutziges sofort mit der Gefahr einer möglichen Krankheit verknüpft wird.

Es ist manchmal die Nervosität und Angst der Erwachsenen bezüglich der Kinder, welche eine potentielle Bedrohung durch bestimmte Stoffe erst in das Unterbewusstsein bringt. Auf ein Trauma braucht das Kind dann oft nicht lange zu warten, wenn ein Erwachsener regelrecht in Panik verfällt. Sätze wie, „Um Gottes Willen, Du kannst doch nicht vom Boden essen, da kannst Du krank werden“. Ich übertreibe hier absichtlich etwas, aber von Fall zu Fall werde ich mit ähnlichen (Glaubens-)Sätzen bei Patienten konfrontiert, die therapeutisch zurück zu der Ursache einer Allergie oder Phobie in die Vergangenheit gingen.

Falls es sich um Allergien auf Stoffe handelt, die nicht in Nahrungsmitteln vorkommen, suche ich grundsätzlich den Zusammenhang zu einer als traumatisch erlebten Situation. Wichtig ist hierbei, nicht im Vorgespräch mit dem Patienten die Behauptung aufzustellen, dass hier ein Ereignis stattgefunden hat. Insofern manipuliere ich nicht ein gewünschtes Ziel, sondern lasse den Patienten mit einer geeigneten Methode selbst die Ursache seines Problems finden. Seinem Unterbewusstsein ist die Ursache – sofern es eine Situation aus der Vergangenheit ist – wohlbekannt. Dass die Informationen im Betroffenen selbst verfügbar sind, steht für mich nach vielen erfolgreichen Behandlungen dieser Art außer Zweifel. Dem Unterbewusstsein diese Information „herauszukitzeln“, erfordert allerdings ein großes Verständnis seiner Wirkungsweise und ein vertrauensvolles Verhältnis zum Patienten, welches auf Nächstenliebe beruht.

Deutlich offensichtlich werden manchmal Parallelen bezüglich der körperlichen Symptome einer Allergie und einem als traumatisch erlebten Kindheitsereignis. Rötungen können mit einer Ohrfeige zu tun haben oder Blässe und Schwäche mit damaligen Schock. Dies ist kein theoretischer Exkurs, denn ich erlebe in der Praxis oft, dass die heutigen Symptome mit einem früheren Erlebnis übereinstimmen. Ein Fall ist mir gut in Erinnerung geblieben, bei der eine Verletzung mit einem rostigen Eisennagel die Ursache für eine spätere Eisenmangelanämie war. Während eine medikamentöse Eisengabe das Problem über längere Zeit nicht ursächlich behob, konnte die therapeutische Aufarbeitung des ursprünglichen Traumas dann doch echte Heilung bringen.

Insofern können derartige Phänomene weniger als Erkrankungen, sondern vielmehr als Ausdruck von Körpersprache angesehen werden, welcher im weitesten Sinne auf ein „Defizit an Liebe“ hinweist. Dahinter verbirgt sich häufig ein unglückliches, verletztes und mit Schuldgefühl beladenes Kind in einem Ereignis aus der Vergangenheit. Ich bin bei Behandlungssitzungen immer wieder überrascht, welche machtvollen Auswirkungen derartige Erlebnisse viele Jahrzehnte später in einem Erwachsenen (auch plötzlich) hervorbringen können. Dies kann zu wirklich ernstzunehmenden Erkrankungssymptomen führen.

Im Alltag lassen sich die körpersprachlichen Auswirkungen eines „Traumas“ über die unterbewusste Steuerung kaum von einer „rein körperlichen“ Erkrankung unterscheiden. So dauert es oft lange, bis die richtige Hilfe geleistet werden kann. Ein gutes Abgrenzungskriterium für Betroffene ist oftmals die dauerhafte Therapieresistenz der Beschwerden gegenüber den gängigen, schulmedizinischen Behandlungsmethoden. Sei es, dass Medikamente kaum wirken und die Dosierung immer weiter erhöht werden muss, oder dass neue Symptome noch hinzukommen.

Dies deutet auf die Botschaft des Unterbewusstseins hin, dass ein bestimmtes Bedürfnis noch nicht therapeutisch befriedigt wurde. Dann ist es meist sinnvoll, mit einem Spezialisten für emotionale Belastungsstörungen Kontakt aufzunehmen, um mögliche Ursachen auf dieser Ebene zu finden.

Programmierte Verhaltensweisen

Nicht nur körperliche Symptome, sondern auch bestimmte Verhaltensweisen können Ausdruck unterbewussten Handelns sein. Häufig handelt es sich um ein Verhalten, dass anders ist, als bewusst logisch-rational von einer Person gewünscht. Eine Art Fremdbestimmung durch das eigene Unterbewusstsein.

Wenn ein Mensch beispielsweise Angst hat, seine Arbeitsstelle zu verlieren und sich deshalb in der Firma unkollegial verhält, kann dies eine Art der Phobie sein, welche auf ein traumatisches Erlebnis zurückgeht, als vielleicht sein eigener Vater einmal die Arbeitsstelle verloren hat. Bei Panikattacken hingegen kann die Erinnerung an eine besondere Situation in der Vergangenheit eine Rolle spielen, bei der es einmal um das Überleben gegangen ist. Der Betroffene wird meist im Nachhinein bedauern, dass er so panisch reagiert hat, weiß aber auch, dass ihn irgendetwas zum Handeln angetrieben hat. Frühere Bedrohungssituationen, die eine Widerspiegelung in aktuellen Geschehnissen haben, können zu Erschöpfungs-Symptomen (Burnout) führen. Stress und Ängste von damals können unterbewusst an die Oberfläche kommen, so dass anschließend ein Großteil der im Körper verfügbaren Energie zur Unterdrückung dieser vergangenen Traumatisierung aufgewendet werden muss. Das System Körper bricht durch den Energiemangel dann regelrecht zusammen – die Folgen sind vollkommene Antriebslosigkeit und Erschöpfung. Der Betroffene weiß hierbei auf der bewussten, logischen Verstandesebene in fast allen Fällen nicht, was mit ihm geschieht und warum er sich so kraftlos fühlt.

Extreme körperliche Aktivität kann ebenfalls ein Anzeichen einer Phobie sein. Beispielsweise gibt es Menschen, die ständig Muskelaufbau betreiben, weil sie niemals wieder in eine Situation aus der Kindheit kommen wollen, in der sie geschlagen wurden. Die im Unterbewusstsein gespeicherte Erfahrung treibt sie an, niemals wieder zu schwach zu sein, um sich wehren zu können. Bezogen auf die Übernahme von Verantwortung können vergangene Erfahrungen ebenfalls eine große Rolle spielen. So sind mir zahlreiche Fälle bekannt, in denen ein Kind in jungen Jahren so viel Verantwortung für Geschwister und Ähnliches aufgeladen bekam, dass der anschließend Erwachsene jegliche Überforderungssituation in seinem Leben vermeiden wollte. Für den beruflichen Erfolg sind das sicher eher unglückliche Voraussetzungen, zumal genau diese Überforderungssituation aufgrund einer diesbezüglichen Angst geradezu magisch angezogen wird.

Insofern sollten im Alltag die Verhaltensweisen von Mitmenschen etwas vorsichtiger bewertet und hinterfragt werden, um herauszufinden, welches unterbewusste Handlungsmuster hier wirkt. Kaum ein Mensch dürfte vollkommen frei von derartigen Prägungen sein. Oftmals kann – sofern überhaupt nötig – eine therapeutische Aufarbeitung regelrecht Wunder bewirken und den Betroffenen beispielsweise aus seinem permanenten Stress und Existenzängsten befreien. Aus meiner Sicht sind Menschen nicht von Natur aus böse oder problematisch in der Gesellschaft. Es mag Ausnahmen geben, aber im Regelfall werden sie erst durch ihr Umfeld dahin gehend geprägt. Manchmal beginnt diese Prägung bereits in der Schwangerschaft oder den ersten Lebensmonaten. Es müssen es nicht immer die Eltern sein, die einen negativen Einfluss ausüben. Es können auch destruktive Energien im Umfeld sein, die sensiblere Naturen aufnehmen können, und von denen sie anschließend nicht mehr loskommen.

Geburtstraumatisierungen und ihre Auswirkungen

Die Umstände unserer Geburt zählen mit zu den ersten Erfahrungen, die unser Unterbewusstsein abspeichert. Sofern es hier zu Problemen kommt, können allerlei traumatische Erfahrungen mit dem Ereignis der Geburt verknüpft werden. Diese werden – so wie die meisten Erfahrungen bis zum Alter von etwa drei Jahren – ganz tief im Unterbewusstsein „vergraben" und haben häufig keinerlei Auswirkungen auf das spätere Leben.

Manchmal kann jedoch gerade die Geburt eines eigenen Kindes oder ein anderes Ereignis, in dem das Unterbewusstsein eine Assoziation zur eigenen Geburt erkennt, ein vergangenes Trauma so aktivieren, dass es im Alltag des Erwachsenen plötzlich spürbar wird.

Angst provoziert Nackenverspannungen

Es kam ein Mann in die Praxis, der unter starken Hals-/Nackenschmerzen litt. Sie bestanden seit einigen Monaten. Auf mein Nachfragen hin erwähnte er einen Kinderwunsch mit seiner Partnerin, der ungefähr zeitgleich mit dem Auftreten der Schmerzen diskutiert wurde. Als ich ihn in einem entspannten Bewusstseinszustand zur Ursache des Problems zurückführte, konnte er sich als Baby im Bauch seiner Mutter, kurz vor seiner Geburt, spüren. Er hatte panische Angst während der Geburt. Im Laufe der Behandlungssitzung stellte sich heraus, dass er damals die Nabelschnur um den Hals hatte und deshalb bei der Geburt fast gestorben wäre. Ich konnte ihm helfen, den Schock und das Trauma aufzulösen, und schon kurze Zeit später entspannte sich seine gesamte Halsmuskulatur.

Die Schmerzen verschwanden noch während der Behandlung vollständig. Auch in den darauffolgenden Wochen sind keine Probleme mit dem Hals mehr spürbar geworden. Physiotherapie hatte in diesem Fall nur eine Linderung der Beschwerden, jedoch keine echte Heilung erbringen können. Die tatsächliche Ursache war in Wirklichkeit emotionaler Natur. Sein eigentliches emotionales Bedürfnis war, diese Angst zu überwinden. Die anschließende Geburt seines Kindes wurde so für ihn ein schönes Erlebnis, dass kein Trauma mehr weckte.

Hieran sieht man deutlich, wie das Unterbewusstsein sich über Körpersprache ausdrücken kann, falls es eine aktuelle Situation mit etwas Bedrohlichem verknüpft. Auf der bewussten Verstandesebene des Erwachsenen war die Angst nicht präsent gewesen. Im logischen Verstand freute er sich auf sein zukünftiges Kind – das Unterbewusstsein dagegen brachte über Körpersprache die Warnung bezüglich eines vergangenen Traumas an die Oberfläche.

Ich erlebe immer wieder in der Therapie Erwachsener, dass sich die Panik der behandelnden Ärzte sowie der Mutter auf das Baby übertragen kann, falls es zu Komplikationen rund um die Geburt kommt. Aus Sicht des Babys verständlich, denn es ist in dieser Situation vollkommen abhängig von den handelnden Erwachsenen. Sein Überleben kann davon abhängig sein, und das Unterbewusstsein wird deshalb in dieser Stresssituation höchst alarmiert sein. So wird offensichtlich, dass die Angst in einem Baby viel größer wird, falls seine Mutter gleichzeitig in Panik gerät. Zu diesem Zeitpunkt kann es von Schock erfasst werden, der später im Leben manchmal zu Problemen führt. Deshalb sollten alle Beteiligten rund um die Geburt darauf achten, Ängsten wirkungsvoll zu begegnen und diese keinesfalls zu begünstigen.

Doch nicht nur die Geburt, sondern bereits die Schwangerschaft ist eine Zeit, in der schon viele Prägungen in das Unterbewusstsein des Babys stattfinden. Der Fötus bekommt beispielsweise über die Nabelschnur hormonell alle Gefühle der Mutter gespiegelt. Falls die Mutter zu dauerhaften Ängsten neigt, kommt es zu einer Verengung ihrer Blutgefäße – das Baby erhält weniger Energie und Sauerstoff. So kann es zu Existenzängsten kommen oder einem Gefühl des Unerwünschtseins. Deshalb können Depression, zwanghaftes Verhalten oder Panikattacken eines Erwachsenen ihre wahre Ursache in Ereignissen rund um die Schwangerschaft haben, durch die der Charakter bereits vorgeburtlich geprägt wurde.

Schwangerschaft und das Bedürfnis nach Liebe

Eines der am stärksten ausgeprägten Bedürfnisse eines Menschen und insbesondere eines Babys ist Liebe. Über die Monate der Schwangerschaft hinweg entwickelt sich in der Regel eine sehr tiefe, innig-liebevolle Beziehung zwischen Mutter und Baby. Das Baby selbst ist vollkommen abhängig von der Mutter – sie ist seine Lebensquelle. Die Gefühlswelt des ungeborenen Kindes wird über biochemische Marker schon zu diesem Zeitpunkt als Reaktionsmuster im Organismus tief verankert. Ist das Baby gewünscht und bekommt ausreichend Liebe seiner Mutter zu spüren, produziert es ausreichend das Hormon Oxythocin, das für den Aufbau von Beziehungen eine große Rolle spielt. Fehlt dieses Hormon in ausreichendem Maße, ist die Bindungsfähigkeit des Kindes herabgesetzt. Auf diese Weise wird die Fähigkeit oder die Unfähigkeit zu lieben schon vom Beginn des Lebens an entscheidend mitgeprägt.

Nach der Geburt verspürt das Baby, insbesondere in den ersten Lebensmonaten, immer ein Bedürfnis nach der liebevollen Zuneigung durch die Mutter. In der Natur ist dies entsprechend über den Stillprozess so angelegt. Durch das Stillen wird gewährleistet, immer regelmäßig die Nähe und die Zuneigung der Mutter zu spüren. Es handelt sich dabei nicht nur um Nahrungsaufnahme, sondern insbesondere um das Verbleiben im Energiefeld der Mutter, mit dem auch Schutz und Sicherheit assoziiert werden. In einer Studie in Russland mit 14.000 Kindern konnte sogar ein Zusammenhang zwischen Intelligenz und Stilldauer nachgewiesen werden. Babys, die länger als drei Monate gestillt wurden, schnitten in Sprachtests und bei ihren praktischen Fähigkeiten im Alter von sieben Jahren deutlich besser ab als ihre Vergleichsgruppe mit weniger Stillzeit.[10] Aus meiner Sicht liegt die Ursache des höheren Intelligenzquotienten weniger in der Muttermilch als Stoff, sondern vielmehr in der Zuwendung und Liebe der Mutter im frühesten Kindesalter. So kann sich das natürliche Potential des Kindes am besten entfalten.

Die Art der Bindung zwischen Mutter und Kind, die bis weit zurück in die Schwangerschaft hineinreichen kann, wird im Unterbewusstsein des Kindes mit den jeweiligen Ereignissen verknüpft und abgespeichert. Diese frühkindlichen Prägungen begleiten diesen Menschen anschließend mehr oder weniger ein Leben lang. Sie können stark zu seinem Vorteil, aber auch sehr traumatisierend sein, wenn die Umstände schwierig waren. Je nach Charaktertypus – dessen Anlagen schon vorgeburtlich vorhanden sind – reagieren Menschen in unterschiedlichem Ausmaß auf derartige Belastungen. Manche überwinden diese Probleme schnell über die gezielte Konfrontierung mit ihren Ängsten. Andere werden ihr ganzes Leben lang in ihrer Fröhlichkeit und Unbeschwertheit beeinträchtigt. Insofern kann die Bedeutung der frühen Mutter-Kind-Bindung nicht genügend betont werden.

Hinzu kommt, dass Gefühle wie Traurigkeit oder Freude auch biochemische Auswirkungen auf den Körper haben. So werden im Gehirn hormonähnliche Substanzen (Neuropeptide) ausgeschüttet, die anschließend auf der körperlichen Ebene der Traurigkeit oder auch der Freude Ausdruck verleihen. Diese Botenstoffe lösen Emotionen im Körper aus.

Derartige Substanzen können heutzutage auch künstlich hergestellt werden und werden oft bei Drogenkonsum missbraucht. So kann es zu schwerwiegenden Auswirkungen auf das körpereigene Regelungs- und Steuerungssystem kommen, welches hierdurch aus dem Gleichgewicht gebracht wird. Bestimmte Medikamente greifen ebenfalls in dieses System ein. Natürlicherweise steuert das Unterbewusstsein als höchste Steuerungsinstanz die Ausschüttung dieser Substanzen, damit sie in der jeweiligen Situation genau passend sind. Deshalb erscheint es mir grundsätzlich sinnvoller, therapeutisch nicht auf der Ebene der Chemie anzusetzen, sondern direkt bei der unterbewussten Programmierung von Verhaltensmustern, wenn ein Mensch längere Zeit unglücklich oder depressiv ist.

Grundsätzlich dürfte durch einen Zustand der Liebe, zu sich selbst und anderen Menschen, ein gesundes Gleichgewicht der Biochemie des Körpers besonders gefördert werden. Um diesen Zustand zu erreichen, ist die Auflösung von Traumen und Ängsten, welche häufig mit Schuldgefühlen einhergehen, zweckdienlich. Die Voraussetzungen für Gesundheit und Wohlbefinden sind dann gegeben.

Therapieoptionen bei unterbewussten Programmierungen

Es gibt viele verschiedene Therapien als Antwort auf psychosomatische Erscheinungen oder Verhaltensweisen, welche das Unterbewusstsein absichtlich hervorbringt. Vieles davon ist sinnvoll, doch einige Therapieverfahren bringen leider keinen dauerhaften Erfolg, weil lediglich die Symptome bekämpft werden und das tatsächliche Bedürfnis des Patienten nicht wirklich befriedigt wird. So gibt es für zahlreiche körperliche Symptome verschiedene medikamentöse und operative Verfahren, während vor allem im Bereich der Verhaltensstörungen eine Vielzahl von psychotherapeutischen Verfahren auf dem Markt ist.

Im Bereich der Stressreduktion gibt es ebenfalls viel Nützliches, aber beispielsweise die gezielte dauerhafte Beeinflussung von Blutdruck oder Herzschlag – wie es beispielsweise mit Meditationen möglich ist – erscheint auf Dauer sehr zeitraubend. Leichter wäre es herausfinden, was den Körper in eine permanente Stresssituation versetzt und diese Situation anschließend befriedigend aufzulösen. Das Problem wäre so an seiner Wurzel gepackt.

Deshalb versucht der Therapieansatz, den ich in diesem Zusammenhang verfolge, auf eine besondere Weise direkt am Unterbewusstsein anzusetzen. Hier ist im Regelfall die Steuerungszentrale, welche die Symptome hervorbringt. Auch bei den muskulären Störungen, die im vorherigen Kapitel ausgeführt wurden, kann in Wirklichkeit im Hintergrund das Unterbewusstsein der Hauptverursacher sein. Die Verkrampfung und Verspannung der Muskulatur als Ausdruck von Körpersprache oder die Auswirkung eines älteren Schockerlebnisses.

In diesen Fällen ist es möglich, sehr viel schneller zur Problemlösung zu gelangen, ohne vergleichsweise aufwendig einzelne Muskelketten physiotherapeutisch umzutrainieren und zu lockern. Hier bin ich dem britischen Therapeuten Malcolm S. Southwood sehr zu Dank verpflichtet, mit dem ich einige Jahre intensiv zusammenarbeitete und der mir tiefe Einblicke in diese neue Therapieform gab, welche die Ursache eines Problems meist vergleichsweise einfach und schnell an die Oberfläche bringt. Damit kann das Unterbewusstsein in einer Art meditativem, entspanntem Bewusstseinszustand direkt gefragt werden, wo die Ursache für ein Problem liegt. Dies hat in der Praxis enorme Vorteile für den Therapeuten, denn er muss nicht umständlich herausfinden oder vermuten, welche Situation im Leben des Patienten das Problem hervorgebracht hat. Bei der Vielzahl von zum Teil unangenehmen Erlebnissen der Vergangenheit eines Menschen wird es normalerweise schwierig sein, dasjenige Ereignis gezielt zu finden, welches ursächlich für ein bestimmtes Beschwerdebild ist. Deshalb sind viele der bisherigen Therapien im psychischen Bereich so zeitaufwendig und damit kostenintensiv – ganz abgesehen vom dauerhaften Erfolg.

Ich gehe grundsätzlich davon aus, dass ein Patient auf einer tieferen, unterbewussten Ebene genau die Ursache für sein Problem – ob körperlich oder psychisch – kennt. Dabei ist jedoch wahrscheinlich, dass der Patient im Vorgespräch die wirkliche Ursache des Problems nicht nennen kann. Diese ist dem Bereich des logisch-rationalen Denkens nicht zugänglich. So wird erklärbar, warum das Unterbewusstsein sich über den Umweg von Körpersprache oder Krankheitssymptomen auszudrücken versucht.

Mit einer speziellen Therapiemethode gehe ich mit dem (meist stehenden) Patienten zurück zur wirklichen Ursache des Problems. Hierbei gibt es grundsätzlich keine Limitierungen zeitlicher oder räumlicher Art. Gemeinsam werden wir – mit etwas Glück – die Situation automatisch finden, die ursächlich für das Problem ist. Der Betroffene wird dies häufig als eine Art Videofilm im Detail erleben und manchmal auch körperlich die Bewegungen, wie einen Sturz, noch einmal nachvollziehen. Anschließend liegt das Ziel darin, die bestehende Angst, den Schock und das Schuldgefühl aufzulösen. Sofern notwendig, wird auch die persönliche Sichtweise der Situation so verändert, dass diese nicht mehr als traumatisch empfunden wird.

In schweren Fällen von körperlichem oder sexuellem Missbrauch wird es darüber hinaus notwendig sein, die Person gedanklich aus der Vergangenheit in die Gegenwart zu bringen, in der die Gefahr vorüber ist. In Fällen extremer Traumatisierung ist das Leben einer Person quasi teilweise in der Vergangenheit stecken geblieben, und es gibt verschiedene Wege, denjenigen (bzw. bestimmte Bewusstseinsanteile) liebevoll aus der Situation zu befreien.

Für mich ist hierbei spirituelle Nächstenliebe als die höchste Heilkraft anzusehen, mit der es möglich wird, dem Patienten genügend Vertrauen zu geben, um mit Hilfe eines Therapeuten eine traumatische Erfahrung endlich hinter sich zu lassen. Er kann dann nach vorne in eine unbeschwertere Zukunft blicken und seine Lebensfreude wiederfinden. Ziel ist es also nicht primär, das traumatische Erlebnis im Sinne einer Rückführung noch einmal zu erinnern, sondern mittels Nächstenliebe (im Sinne einer Energie und Gesprächsführung) hauptsächlich die Bedrohung, Angst und Schuldgefühl vollständig aus dem Energiesystem und der Erinnerung zu „löschen". Sofern die wirkliche Ursache des Problems in einer Erfahrung der Vergangenheit auffindbar ist, der Patient offen genug ist und ausreichend Vertrauen in den Therapeuten hat, genügt in vielen Fällen eine oder wenige Behandlungssitzung(en).

Sobald das Unterbewusstsein die ursprüngliche Situation aufgearbeitet und nicht mehr als unmittelbar bedrohlich ansieht, wird es keine Notwendigkeit mehr sehen, Symptome gleich welcher Art hervorzubringen. Der Mensch kann dann befreit von diesen Fesseln der Vergangenheit wieder die Gegenwart genießen. Viele Patienten beschrieben es als eine Last, die endlich von ihnen abgefallen ist.

Um nicht falsch verstanden zu werden: Das Unterbewusstsein leistet enorm viel, und es ist permanent – vielleicht zu sehr – um unser Wohlergehen besorgt. Dafür sollte jeder dankbar sein. Aber manchmal kommt es zu Problemen. Es sind diese kleinen „Softwarefehler" und Missinterpretationen im Unterbewusstsein, die aufgearbeitet werden sollten, um ein freies und nicht irgendwie fremdbestimmtes Leben führen zu können. Das Unterbewusstsein als seinen Diener wertschätzen, während man es unter Kontrolle hat und nicht umgekehrt. Denn das Unterbewusstsein ist sehr machtvoll. Sein Einfluss kann so weit gehen, dass die Zerstörung des eigenen Körpers ein legitimes Mittel zur Vermeidung einer traumatischen Erfahrung wird.

Obwohl die hier angesprochene Therapieoption gewisse Parallelen zu psychoanalytischen Verfahren aufweist, unterscheidet sie sich doch erheblich von diesen. So wird von Patienten beispielsweise nicht verlangt, immer und immer wieder in eine als traumatisch empfundene Situation zurückzukehren. Ein einziges Mal oder wenige Sitzungen sollten genügen, um mit Hilfe eines in dieser neuartigen Methode ausgebildeten Therapeuten und spiritueller Nächstenliebe die Vergangenheit erfolgreich hinter sich zu lassen. Nicht das Ereignis und die genauen Details einer Situation sind wesentliches Ziel der Behandlung, sondern das meist verängstigte, traumatisierte Kind von damals steht im Mittelpunkt. Ziel muss es sein, dieses Kind wieder glücklich werden zu lassen. Es besteht kein Zweifel, dass dieses innere Kind in jedem Menschen sehr real ist – auch wenn einigen Menschen der Zugang dazu fehlt.

Zahlreiche dieser Kinder fühlen sich sehr unglücklich.

Dies aufgrund von Ereignissen, bei denen Erwachsene die Verantwortung für ein Ereignis hätten übernehmen müssen. Doch es scheint eine menschliche Tendenz zu sein, eigenes Schuldgefühl auf andere Menschen abwälzen zu wollen. So sind es häufig die Schwächsten, unschuldige Kinder, die dominiert werden und am Ende den langfristigen „Schaden" haben. Und die sich hieraus entwickelnden Erwachsenen geben diese erlittenen Traumatisierungen oftmals später unbewusst an ihre eigenen Kinder weiter. Ein folgenschwerer Kreislauf.

Um hier jetzt vielleicht aufkeimenden Schuldgefühlen von Eltern gleich entgegenzuwirken, und um das Ganze in ein positives Licht zu rücken: Kinder können vergleichsweise viel aushalten. Sie wissen oft genau, wenn sie etwas „angestellt" haben. Ihnen müssen auch die Folgen ihres Tuns auf geeignete Art und Weise vor Augen gehalten werden, damit sie Lebenserfahrung gewinnen. Deshalb werden nur die wenigsten Traumatisierungen letztlich negative Konsequenzen haben. Grundsätzlich sollte aber eine unmittelbare Bestrafung von Kindern vermieden werden. Erst sollte das Kind einen erlittenen Schock durch die Liebe der Bezugspersonen auflösen können. Oftmals sind die beteiligten Erwachsenen selbst in einer Art Schockzustand, in der ihre Handlungen auch nicht immer optimal sind. Deshalb sollte erst mit einer Verzögerung – vielleicht einige Stunden später – mit dem Kind gesprochen und dann herausgearbeitet werden, inwieweit Einsicht da ist.

Ich meine hier sicher keinen „Kinder dürfen sich alles erlauben"-Ansatz in der Erziehung, sondern empfehle vielmehr eine gründlich durchdachte Handlung von Seiten eines Erwachsenen, um das Kind auf vernünftige und kindgerechte Weise auf Gefahren aufmerksam zu machen. Sicher sind auch kindgerechte Empfehlungen wichtig, durch welche Vorsichtsmaßnahmen oder Überlegungen sich ähnliche Ereignisse in Zukunft vermeiden lassen.

Normalerweise machen Kinder nicht absichtlich Fehler und wollen ihre Eltern nicht verärgern. Meist sind es Missverständnisse oder Unachtsamkeiten, aus denen das Kind für seine Zukunft auch viel lernen kann. Wer weiß schon sicher, ob beispielsweise das dauernde Herunterwerfen einer Plastiktasse nicht ein physikalisches Experiment für ein kleines Kind ist – mit welchem es die überaus große Bedeutung der Schwerkraft zu verstehen lernt?

Mit diesen Ausführungen soll insbesondere der Zusammenhang von Traumatisierung und Gesundheitsproblemen sowie die Bedeutung der Vermeidung von Schuldgefühl in Schocksituationen herausgearbeitet werden. Weiterhin wurde eine neuartige Therapieform aufgezeigt, die ein Problem, dessen Ursache in einer traumatischen Erfahrung der Kindheit liegt, in vielen Fällen vergleichsweise schnell und einfach aus der Welt schaffen kann.

Glücklicherweise lassen sich die Konditionierungen des Unterbewusstseins wieder umprogrammieren, wenn der Wille zu einer Veränderung im Betroffenen ausreichend stark ist.

Wenn wir fehlerfrei wären,
würde es uns nicht so viel Vergnügen bereiten,
sie an anderen festzustellen.

Horaz

Instinkt und Instinktprogramm

Neben rein körperlichen Ursachen und den Auswirkungen, die unterbewusste Einflüsse auf unsere Gesundheit haben, kommt noch ein weiterer Aspekt als Urheber von körperlichen oder mentalen Störungen in Frage. Für viele Menschen dürfte es weitgehend unbekannt sein, dass einige chronische Erkrankungen und viele psychische Verhaltensauffälligkeiten ihre Ursache in einem nicht vollständig freigesetzten Instinktprogramm des Menschen haben können.

Die in diesem Kapitel angesprochenen Ursache-/Wirkungszusammenhänge sind nach meinen Informationen in dieser Tiefe erstmals in einer Buchform veröffentlicht.
Bislang gibt es leider nur wenige Therapeuten, die diese Sachverhalte kennen und entsprechend therapieren können. Deshalb sehe ich es als wünschenswertes Ziel und meine Aufgabe an, dieses Wissen in Workshops praxisnah auch an Therapeuten zu vermitteln.

Zum besseren Verständnis der Grundlagen wird eine Unterscheidung zwischen Instinkten und einem Instinktprogramm getroffen:

Instinkte

Diese sind angeboren und begleiten uns das ganze Leben, um vor allem in Notfallsituationen bestimmte Handlungsabläufe oder Verhalten automatisch zu steuern. Sie können als ein immer gleich ablaufendes, reflexartiges Reaktionsmuster betrachtet werden – mit dem Ziel, das Überleben zu sichern, wenn der (un-)bewusste Verstand nicht mehr zum Handeln fähig ist. In ihrer Priorität liegen Instinkte unterhalb der Verstandesebene und können von dieser beeinflusst oder gestoppt werden. Bei Instinkten in ihrer Reinform bedarf es keiner Konditionierung durch Erlebnisse – auf Situationen, die das erste Mal erlebt werden, reagiert ein Mensch mit einer Standard Verhaltensweise, soweit nicht auf höheren Ebenen des Verstandes ein anderes Handeln gewählt wird. Diese Instinkte, beispielsweise an der Brust der Mutter saugen zu müssen oder nach Nahrung zu schreien, werden mit zunehmendem Alter immer mehr von bewussten oder unterbewussten Handlungsmustern abgelöst, die durch Lebenserfahrungen geprägt werden. Das Unterbewusstsein ist bei Instinktverhalten nicht maßgeblich beteiligt, zumindest was die im vorherigen Kapitel angesprochenen Konditionierungen anbelangt.

Instinktprogramme

Ein Instinktprogramm ist eine Art energetische Information, welche zu einem bestimmten Zeitpunkt im Energiefeld des Menschen freigesetzt wird. Sie beinhaltet einen bestimmten Ablaufplan, welcher von A bis Z abgearbeitet werden muss. Dieses Programm bringt für gewöhnlich große körperliche und emotionale Veränderungen mit sich. Falls in diesen Ablauf von außen oder bewusst selbst eingegriffen wird, kann es zu einer Vielzahl unterschiedlicher Probleme kommen.

Folgende Instinktprogramme werden im Detail ausgeführt:

- Geburtsinstinkt / Gebärinstinkt
- Pubertätsinstinkt
- Sterbeprozess

Geburtsinstinkt – Der Beginn des Lebens

Die Geburt ist sicherlich einer der wichtigsten Momente in unserem Leben. Bereits im Mutterleib erlebt ein Baby bewusst mit, wie sich die Schwangerschaft entwickelt und was um es herum passiert.

Den Beweis hierfür erlebe ich täglich in der Praxis. Neben Tönen ist es vor allen Dingen das Befinden der Mutter, welches eine große Rolle spielt. Insofern ist es erstrebenswert, ein Baby während dieser Zeit so weit wie möglich vor stressigen Situationen im Leben der Eltern zu beschützen.

Dann kommt der Zeitpunkt des Geburtstages, auf den das Baby so viele Monate gewartet hat. Es weiß instinktiv, dass nun der Moment gekommen ist, wo es sich freikämpfen und abnabeln muss. Der Ablauf der natürlichen Geburt ist ein Instinktprogramm, und das Baby mit seinem kleinen Körper weiß genau, was zu tun ist, um sich aus dem Bauch der Mutter heraus zu kämpfen. Alle Bewegungen, vom Kopf, über die Schulter bis hin zur Hüfte und das Herausstrampeln der Beine sind vorab als feste Ablaufhandlungen einprogrammiert. Es handelt sich gleichzeitig um eine Art von Aggression, die hierbei freigesetzt werden muss.

Natürlicherweise dauert dieser Vorgang einige Stunden. Während dieser Zeit arbeitet auch die Mutter ein Instinktprogramm ab – den Instinkt, ein Baby zu gebären.

Für sie spielt diese Freisetzung ebenfalls eine große Rolle. Es handelt sich um das innere Gefühl und den Antrieb, etwas ausstoßen zu müssen. Die im Rahmen der Wehen entstehenden Schmerzen scheinen hierbei auf irgendeiner Ebene sinnvoll und notwendig zu sein. Dieser Instinkt endet mit der Nachgeburt, wenn die Plazenta ausgestoßen ist.

Sofern es sich um eine normale Geburt handelt und alles natürlich verläuft, werden hinterher die Instinktprogramme, die sowohl Kind wie auch Mutter in sich tragen, vollständig abgearbeitet sein. Somit wird der rein instinktive Teil dieser Erfahrung keine Probleme im zukünftigen Leben mehr bereiten.

Was aber passiert, wenn in diesen natürlichen Ablauf eingegriffen wird oder falls (aus welchen Gründen auch immer) das Instinktprogramm nicht vollständig abgearbeitet werden kann?

Die Auswirkungen sind bei Mutter und Kind unterschiedlich. Ihnen ist gemeinsam, dass die natürlich vorgesehene Trennung voneinander auf der geistig-emotionalen Ebene nicht vollständig stattgefunden hat. Die Folgen sind davon abhängig, auf welche Art und Weise in den Geburts-/Gebärinstinkt eingegriffen wird. An erster Stelle wäre hier der Kaiserschnitt zu nennen, wobei es sehr wohl Situationen gibt, in denen aus medizinischen Gründen im Rahmen eines Notfalls der Kaiserschnitt als eine Notwendigkeit angesehen werden muss, um das Leben und die Gesundheit der Kindes und/oder der Mutter zu beschützen. Dennoch kann es auch in diesen Fällen häufiger zu Problemen im späteren Leben kommen, weil hier das entsprechende Instinktprogramm nicht vollständig abgearbeitet werden konnte.

An dieser Stelle ist die Mitteilung wichtig, dass die nachfolgend beschriebenen Probleme auftreten können, aber nicht zwingend sind. Ich möchte keinerlei Schuldgefühle in Müttern auslösen, die sich für einen Kaiserschnitt entschieden haben. Sie haben sicher das Beste für ihr Kind gewollt und sind dem Rat der Medizin gefolgt, welche tendenziell die Verkürzung des Geburtsvorgangs als wünschenswert und Kaiserschnitte als komplikationsloseste Art der Geburt erachtet. Ich hoffe, dass die nachfolgenden Ausführungen hier ein Umdenken einleiten.

Der Beginn des Lebens als Kaiserschnitt

Kaiserschnitte sind in den letzten Jahren regelrecht in Mode gekommen. In manchen Ländern werden bereits mehr als 50% aller Kinder mittels Kaiserschnitt zur Welt gebracht. Bei vielen davon handelt es sich zudem um „Wunschkaiserschnitte", falls der Geburtszeitpunkt von den Eltern oder den behandelten Ärzten vorgegeben wird. So gab es beispielsweise zahlreiche Eltern, die sich den 08.08.08 um 08.08 Uhr als perfekten Geburtszeitpunkt für ihr Kind wünschten. Nicht immer dürfte das Baby den gleichen Wunsch gehabt haben.

Vielen Menschen ist scheinbar nicht bewusst, dass es sich bei der Geburt weit weniger um einen technischen Vorgang, als vielmehr um einen spirituellen Prozess handelt. Es ist aus meiner Sicht eine gefährliche Fehlentwicklung, wenn der Geburtsvorgang durch vermeintliche Optimierungen der Natur maximal vereinfacht und verkürzt werden soll. Denn während der Geburt vereinigt sich die Seele eines Menschen mit dem Körper zu einem harmonischen Ganzen, oft wird von der Inkarnation der Seele gesprochen. Was hierbei im Einzelnen geschieht, kann ich nicht in Worte fassen. In diesen Zusammenhang ist es ausreichend, sich vorzustellen, dass es sich bei der Geburt um sehr viel mehr als das Hinausgleiten eines Körpers aus der Gebärmutter handelt. Mütter werden verstehen, was hiermit gemeint ist – sie spüren auch häufig schon rund um den Schwangerschaftsbeginn die Präsenz eines kindlichen Bewusstseins. Etwas fühlt sich plötzlich anders an, und es ist nicht nur die körperliche Veränderung, die gespürt wird. Schwangere sind zudem von einer liebevollen Aura umgeben, welche sensitive Personen im Umfeld stark spüren können. Von diesem energetischen Phänomen abzugrenzen sind selbstverständlich die Folgen einer erhöhten körperlichen Belastung und erhöhter Reizbarkeit, die schwangere Frauen häufig spüren. Sie haben ihre Hauptursache in der erheblichen Zusatzbelastung während dieser Zeit. Dies kann zu einem Mangel an körperlicher Energie führen.

Falls nun, zu einem Zeitpunkt, in dem die Seele des neuen Erdenbürgers noch nicht bereit ist, in den Körper vollständig einzutreten, ein Kaiserschnitt durchgeführt wird, kann es der Seele hierdurch das ganze Leben lang versagt bleiben, sich vollständig mit dem eigenen Körper zu harmonisieren. Diese Menschen haben oft lebenslang das Gefühl, neben sich zu stehen, sich nicht geerdet oder sich in ihrem Umfeld nicht wohl zu fühlen. Die Eltern sind dagegen meist sehr stolz auf ihre Kinder und sehen die häufigen Begabungen von Kaiserschnittkindern, wie Sensitivität oder Hellsichtigkeit als ein Zeichen an, dass ihr Kind besonders hochbegabt sei. In Amerika wird hierfür der Ausdruck Indigo-Kinder verwendet. Für das Kind dagegen ist dieses Leben oft mit vielen Schwierigkeiten verbunden, kann es doch mit zahlreichen weltlichen Dingen nicht richtig viel anfangen. So ist es häufig in vielen Lebensbereichen unglücklich und zieht hierdurch oft Ärger mit den Eltern geradezu magisch an. Viel schlimmer wirkt vielleicht noch, dass dieses Kind überhaupt nicht kennt, wie sich das Leben „richtig“ anfuhlt. Insofern fehlt auch häufig das Bestreben zu einer Veränderung. Sie wird dem Betroffenen oftmals später allerdings regelrecht aufgezwungen, wenn das Leben als Erwachsener vielfältige Probleme hervorbringt.

Eltern soll in diesem Zusammenhang kein Vorwurf gemacht werden, sich vielleicht für einen Kaiserschnitt entschieden zu haben. Sie sind meist in Unkenntnis der größeren Zusammenhänge und werden nicht selten von Ärzten oder Geburtskliniken, denen es juristische und wirtschaftliche Vorteile bringt, hierzu regelrecht genötigt. Verängstigung wird manchmal zusätzlich subtil als Druckmittel eingesetzt. Dabei ist der Kaiserschnitt nicht grundsätzlich die sicherste Geburtsmethode. Sie befreit den Arzt oder die Klinik jedoch weitgehend von rechtlichen Haftungsrisiken. Zudem kann eine Klinik in etwa das Doppelte im Vergleich zu einer normalen Geburt mit den Krankenkassen abrechnen.

Insofern sollte dem Kaiserschnitt aus meiner Sicht nicht grundsätzlich der Vorzug gegeben werden. Denn hiermit wird dem Baby die Möglichkeit genommen, sein voreingestelltes Instinktprogramm abzuarbeiten. Es gibt keinen Geburtskampf, keinerlei Aggressionsfreisetzung und kein abzuarbeitendes Bewegungsmuster, mit dem sich durch den Geburtskanal gearbeitet wird. Dies kann Folgen für das älter werdende Baby haben. Sie reichen bis in das Alter des Erwachsenen, der sich aus diesem Kind entwickelt.

Auf der körperlichen Ebene haben Kinder mit einer Kaiserschnittgeburt manchmal viele Jahrzehnte später immer noch die Tendenz zu der Haltung eines Babys. Sie sind nicht selten tendenziell nach vorne geneigt und machen sich eher klein. Genau die Art von Haltung , die eingenommen werden sollte, wenn durch einen engen Tunnel gekrochen werden soll. Die Hals-/Nackenmuskulatur ist häufig angespannt, da der Kopf während der Geburt als Rammbock eingesetzt werden soll. In manchen Fällen ist sogar der Brustumfang möglichst klein (eine Art Trichterbrust), was später zu allerlei Kurzatmigkeiten oder Herzblockaden führen kann. Auch finden sich nicht selten Muskelverspannungen vielfältiger Art oder Hüftfehlstellungen, wie Dysplasien. Die Auswirkungen sind stark davon abhängig, ob damals bereits die Wehen eingesetzt hatten und wie weit fortgeschritten die Abarbeitung des Geburtsinstinktprogramms zum Zeitpunkt des Kaiserschnittes war. Die ganzen Auswirkungen lassen sich jeweils immer nur individuell am Einzelfall aufzeigen.

Bei der ersten Konfrontation mit diesen Phänomenen hätte ich niemals geglaubt, dass der Geburts-/Gebärinstinkt eine derart große Rolle bei der Prägung unserer Persönlichkeit und körperlichen Aspekten spielt. Doch die Erfahrung lehrte mich eines Besseren.

Die Tatsache, dass ein Betroffener instinktiv nach einem Kaiserschnitt auf einer unbewussten, nicht logisch-rationalen Ebene glaubt, noch nicht (vollständig) geboren worden zu sein, hat weitere Konsequenzen. Denn es scheint eine Art zusätzliche energetische Botschaft zu geben, wenn der Geburtsvorgang auf natürliche Art und Weise vollständig abgeschlossen ist. Diese ist erforderlich, damit der Körper nun auf das Programm „Draußen“ umschaltet. Anderenfalls kommt es häufig zu allerlei Nahrungsmittelallergien, meist rund um Milch, Eier oder Weizen. Irgendetwas scheint über eine Körperbotschaft mitteilen zu wollen, dass es noch zu früh ist, feste Nahrung oder Milch aufzunehmen. Beim kindlichen Asthma scheint es die Mitteilung zu sein, dass es noch zu früh zum Atmen ist. Beliebige Stresssituationen oder das Liegen im dunklen, kuscheligen Kinderbettchen, welches an die Situation im Mutterleib erinnert, können Assoziationen zur Geburt wecken. So kann es zu Asthmaanfällen kommen. Es ist mir bewusst, dass dieses Erklärungsmodell in der medizinischen Lehrmeinung so wohl kaum anerkannt wird – doch es mehren sich immer mehr Hinweise aus der Praxis, dass diese Zusammenhänge zumindest mit berücksichtigt werden sollten.

Es darf auch hier nicht übersehen werden, dass es primär energetische Informationen sind, die erst nachfolgend körperliche Symptomatiken auslösen.

Da ein Kind mit einer Kaiserschnittgeburt seinen Instinkt, mit den Beinen zu strampeln, noch nicht aktiviert hat, kann es häufig auch (muskulär bedingte) Fehlstellungen der Hüfte aufweisen. Aufgrund einer teilweise inaktiven Beckenbodenmuskulatur kann es dann Schwierigkeiten haben, frühzeitig auf seine Windeln zu verzichten. In diesem Fall ist es sehr vorteilhaft, wenn die Eltern regelmäßig den Reflex zu strampeln durch „Radfahrbewegungen" mit ihrem Kind auslösen. Immer etwas vom Einzelfall abhängig, haben diese Kinder meist großen Spaß hierbei und werden nach einiger Zeit zumindest einen Teil ihrer Probleme überwunden haben. Auf diese Weise wird das Instinktprogramm angeregt, sich abzuarbeiten.

Auf der Verhaltensebene können die Auswirkungen oft noch dramatischer sein. Diese kommen aber meist erst nach Beginn der Pubertät zum Vorschein, wenn das Verhalten zunehmend selbst gesteuert wird. So haben Menschen mit einer Kaiserschnittgeburt manchmal das Gefühl, aggressiv werden zu wollen, wenn Sie körperlich oder emotional unter Druck gesetzt werden. Im Prinzip der gleiche Instinkt, der sich im Baby als Aggression ausdrückt, wenn es im Bauch der Mutter zu eng wird und die Geburt bevorsteht. Doch der Jugendliche oder Erwachsene ist mittlerweile stärker. Da ihm nicht bewusst ist, dass es sich um einen nicht freigesetzten Geburtsinstinkt handelt, sind die Auswirkungen deshalb oftmals problematisch. Meist sprechen diese Personen nach einem Vorfall in der Familie oder Partnerschaft auch davon, dass sie gar nicht logisch-rational nachvollziehen konnten, warum sie plötzlich so aggressiv gehandelt haben. Das ist verständlich. Denn es war ein instinktives Verhalten, das sie zum Handeln angetrieben hat. Dessen Eigendynamik ist weitgehend nicht aktiv und bewusst steuerbar.

Bei Erwachsenen können die Umstände der Geburt häufig auch die Partnerschaft mit einer anderen Person stark beeinflussen. Was als Kind die Beziehung zur geliebten Mutter war, wird nun (meist) unbewusst durch die Beziehung zu einem geliebten Partner ersetzt. Hierbei können die alten Handlungsmuster und das nicht (vollständig) abgearbeitete Instinktprogramm aus den ersten Lebenstagen das Beziehungsverhalten entscheidend mitprägen. Falls nun immer noch ein instinktiver Antrieb vorhanden ist, sich von einer geliebten Person abnabeln zu müssen, kann dies oft die Grundlage für massive Beziehungsprobleme sein. In solchen Fällen neigt der Betroffene auch häufig zu einem Jo-Jo Effekt. Die Beziehung beenden, etwas Abstand und anschließend wieder eine Beziehung mit derselben Person eingehen zu wollen. Eine mehr oder weniger perfekte Kopie des Vorganges der Geburt. Abnabeln von der geliebten Mutter, um anschließend an die Brust zurückzukommen. Dieses Verhalten kann sowohl bei Männern als auch bei Frauen beobachtet werden. Mir ist der Fall einer Frau bekannt, die sich über 50-mal so verhielt. Glücklicherweise lässt sich dieses Verhaltensmuster, sofern instinktiv bedingt, häufig mit einer einzigen Behandlungssitzung verändern.

Ein möglicher (aber nicht zwingender) Hinweis, dass ein Geburtsinstinktprogramm sich immer noch abarbeiten möchte, sind die folgenden Verhaltensweisen:

- Sich in Tunneln unwohl zu fühlen / „raus wollen“
- Neigung zu positiv empfundener, körperlicher Anstrengung (bevorzugt in schnellen Sportarten)
- Angst vor Situationen des Eingeschlossenseins / Klaustrophobie in engen Räumen
- Das Gefühl „neben sich zu stehen“
- Schwierigkeiten im Bereich materieller Lebensziele

Manchmal ist auch der Wunsch, sich fallen lassen zu wollen oder irgendwo hinunter springen zu wollen, stark ausgeprägt. Dieser Wunsch ist häufig bei Geburten zu beobachten, die weit vor dem normalen Geburtszeitpunkt stattgefunden haben oder aus Sicht des Babys unkontrolliert abgelaufen sind. Es handelt sich hierbei um den spirituellen Aspekt der Geburt, der hier zum Tragen kommt. Die Seele will sich quasi in den Körper hineinfallen lassen, und viele Menschen dürften dies erst als bewiesen ansehen, wenn sie es selbst während einer therapeutischen Sitzung erlebt haben. Für mich ist es mittlerweile selbstverständlich, denn manchmal berichten Patienten während einer Behandlung davon, dass sie kurz vor der Geburt Bilder sahen, sich in ein Gewässer hineinzustürzen, bevor ihnen plötzlich bewusst wurde, dass es sich hier um den Geburtsvorgang handelt. Wasser weckt häufig Assoziationen zur Geburt, da ein Kind normalerweise aktiv die Fruchtblase zum Platzen bringt und bildhaft wie auf einer Wasserrutsche nach draußen gleitet. Deshalb sollte dieser Zusammenhang bei manchen Beschwerden rund um die Blase und bei ständigem Harndrang von Erwachsenen (insbesondere nachts) ebenfalls Berücksichtigung finden.

Alle bisher genannten Beschwerden verschlimmern sich häufig, sofern eine beliebige Situation im Alltag die Erinnerung an die Geburt hochbringt. Das kann aufgrund der Verbindung zum Geburtsstress, der meist stressigsten Situation unseres Lebens, eine berufliche Anspannung sein, oder auch das Liegen nachts im Bett, in dem es dunkel und warm-kuschelig ist. Das weckt Assoziationen zur Situation im Bauch der Mutter. Selbstverständlich ist die Zeit im Leben, in der eine Partnerschaft eingegangen wird oder eigene Kinder ins Leben treten, ebenfalls eine Phase, in der die Erinnerungen an die eigene Geburt besonders stark aufleben. Hierdurch kann das Instinktprogramm der Geburt in den Vordergrund treten. Es weist dann häufig über körpersprachlichen Ausdruck auf die Problematik hin.

In diesem Zusammenhang ist es wichtig zu verstehen, dass die jeweilige Situation des Betroffenen höchst individuell ist. Ein „Schubladendenken" muss unbedingt vermieden werden. Es ist ausreichend, wenn der Therapeut einige Indizien bezüglich eines nicht frei gesetzten Geburtsinstinkts vorliegen hat. Das Verlangen, sich freizukämpfen, ist nur bei einem Teil der Betroffenen stark ausgeprägt. Denn bei vielen Kaiserschnitten war der Zeitpunkt ihrer Geburt schlicht zu früh, um diesen Teil des Instinktprogramms schon beginnen zu lassen. Solche Menschen neigen vor allem als Erwachsene mehr dazu, sich bei Stresssituationen beschützt in den Bauch der Mutter zurückzusehnen. Hinzu kommt ganz allgemein die traumatische Komponente des Kaiserschnittes, plötzlich und unerwartet von der Mutter weggerissen zu werden. Dies wurde im Zusammenhang mit Kindheitstraumen bereits ausgeführt. Sofern das Geburtstrauma groß war, kann auch eine Höhenangst – die in Wirklichkeit meist eine Fallangst im Sinne des Geborenwerdens darstellt – gehäuft auftreten.

Schnelle Geburten

Viele der Probleme von Menschen mit einem Kaiserschnitt lassen sich häufig in abgeschwächter Form auch bei denjenigen beobachten, die eine zu schnelle Geburt hatten.

Schnell ist in diesem Zusammenhang ein relativer Begriff. Falls die Mutter bereits mehrere Kinder geboren hat oder wenn die Geburt nur wenige Stunden dauerte, ist die Wahrscheinlichkeit jedoch groß, dass zumindest noch ein Teil des Geburtsinstinktes nicht vollständig abgearbeitet wurde. Da in diesem Fall der Geburtszeitpunkt nicht durch Fremdeinfluss bestimmt war und in der Regel auch kein Trauma mit der Geburt verbunden ist, kann diesen Babys therapeutisch besonders in jungen Jahren sehr leicht geholfen werden, den verbliebenen Teil des Geburtsinstinkts abzuarbeiten – sofern überhaupt erforderlich.

Die Therapie des nicht freigesetzten Geburtsinstinkts

Ständiges Weglaufen eines Kindes

Eine junge Mutter brachte ihr knapp zweijähriges Mädchen zu mir. Sie erzählte, dass die Kleine immer sehr unruhig ist und wild umherläuft. Jedes Mal, wenn Sie eine Tür nach draußen öffnete, marschierte das Mädchen – ohne auf die Worte ihrer Mutter zu hören – geradeaus. Meistens war es eine Situation im Garten, bei der sie unbeirrbar auf einer geraden Linie bis zu einer Autostraße lief, an der sie ihre Mutter immer gerade noch abfangen konnte.

Zudem erzählte die Mutter, dass Ihre Tochter es liebte, unter ihren Pullover zu kriechen und „Baby im Bauch“ zu spielen. Ich bat sie daraufhin, von der Geburtssituation zu erzählen. Diese war einfach und unkompliziert gewesen: „Keine drei Stunden hat sie gedauert.“ Daraufhin erklärte ich ihr, dass das Verhalten ihrer Tochter wohl auf den nicht abgearbeiteten Geburtsinstinkt zurückzuführen sei. Anschließend ließen wir das kleine Mädchen therapeutisch nochmals eine natürliche Geburt erleben. Vollkommen spielerisch, mit ein wenig Druck, aber natürlich ohne das Kind irgendwie zu verletzen. Das Mädchen entwickelte unter meiner energetischen Begleitung der Gesamtsituation einen Riesenspaß dabei. Es handelte sich um eine vollkommen natürliche Instinktfreisetzung. Sie lachte und wollte es immer und immer wiederholen. Nach ca. 10 Minuten hatte sie den Spaß daran verloren und ging wieder zum Spielen.

Ich erklärte der fast sprachlosen Mutter, dass ihre Tochter gerade den Instinkt abgearbeitet hatte, der eigentlich während der Geburt freigesetzt werden sollte. Da sie noch klein war, konnte diese Instinktfreisetzung noch problemlos angestoßen werden. Es war hierbei vorteilhaft, dass ihre eigene Mutter dies unter Anleitung durchführte. Ich bat sie, diesen Vorgang in den kommenden Tagen als Spiel und ohne Zwang zu wiederholen. Am besten abends im Bett, wo es warm und dunkel ist.

Nach einer Woche sprach ich mit der immer noch verblüfften Mutter, die mir von einer völlig veränderten Persönlichkeit der Tochter berichtete. „Endlich kann ich im Garten auch mal eine Tasse Kaffee trinken, während meine Tochter vor mir spielt“.

Dieses Beispiel zeigt deutlich, wie leicht es insbesondere in den ersten Lebensjahren ist, diese instinktive Programmierung abzuarbeiten. So kann die weitere Entwicklung des Kindes frei und ohne Störung ablaufen. Geburtsmediziner und ebenso Hebammen sollten diese Informationen kennen, doch leider ist eher das Gegenteil der Fall. In dem Fall des kleinen Mädchens kann nur gemutmaßt werden, welche anderen Probleme im Leben ihr nun erspart bleiben – nach einem Zeitaufwand von insgesamt etwa 45 Minuten für die gesamte Behandlung inklusive Vorgespräch. Diese besondere Art der spielerischen Instinktfreisetzung bleibt in jungen Jahren des Kindes grundsätzlich der Mutter (unter Anleitung) vorbehalten.

Für einen Therapeuten ist die Frage nach der Art der Geburt häufig lohnenswert. Insbesondere bei Frauen ist beispielsweise die zyklusabhängige Migräne oft ein Indiz für einen nicht vollständig abgearbeiteten Geburtsinstinkt. Das Gleiche gilt für Menschen mit dauerhaft verspannten Muskeln, die ebenfalls auf eine Geburtsthematik hindeuten können. Dies vor allem, wenn beim Schlafen eine Art Embryonalstellung mit angezogenen Beinen eingenommen wird.

Bei Kaiserschnittgeburten kann es in den ersten Lebensjahren ebenfalls sehr lohnenswert sein, therapeutisch mit einer „nochmaligen Geburt" vorzugehen. Denn je näher das Kind zum Geburtszeitpunkt an seiner natürlich geplanten Geburtszeit war, umso wahrscheinlicher ist es, dass dieses abgespeicherte, instinktive Geburtsprogramm im Kindheitsalter noch leicht angestoßen werden kann. Es ist hierbei wichtig, dies vollkommen frei von Zwang ganz spielerisch umzusetzen.

Sofern die Kaiserschnittgeburt für das Kind mit einer unnötigen Traumatisierung verbunden war, sollten Eltern diese weitgehend ignorieren und nicht unnötig dramatisieren. Mittels Liebe und Zuneigung löst sich diese häufig über die Zeit oft von alleine auf. Sofern doch Probleme entstehen, zeigen diese sich meist erst nach der Pubertät. Sie können dann von einem in dem Feld „Geburtstherapie“ erfahrenen Therapeuten in der Regel gut behoben werden. Diese darf allerdings nicht mit dem Therapiekonzept des „Rebirthing“ verwechselt werden.

Viele Kinder arbeiten sich diesen Instinkt in den ersten Lebensjahren zudem vollkommen selbständig ohne äußeres Eingreifen ab, beispielsweise durch Kriechtunnel, Wasserrutschen und viele andere Dinge. Wichtig scheint hierbei zu sein, dass der Kopf zuerst durchkommt und die Beine zum Schluss, genau so wie bei dem Regelfall einer natürlichen Geburt. Irgendwie muss das Kind am Ende der Bewegung fühlen können, dass die vorher eingeschlossenen Beine nun frei beweglich sind, um das Instinktprogramm vollständig abzuschließen. Diese Form der „Eigentherapie“ im Kindesalter dürfte eine Erklärung sein, warum einige Menschen mit einer zu schnellen Geburt Probleme bekommen, während andere vollkommen frei von diesbezüglichen Symptomen im späteren Lebensalter sind.

Bis zum Alter von etwa 7 Jahren dürfte die Therapie so einfach wie in dem Beispiel sein. Danach ist der angeborene Instinkt meist nicht mehr ganz so einfach anzustoßen. Es ist dann ein therapeutischer Rahmen nötig, um einen Erwachsenen nochmals in eine vorgeburtliche Situation hineinzuversetzen. Während der Behandlung geht es letztlich darum, einen durch äußere Faktoren unterdrückten Instinkt sich natürlicherweise wieder vollständig abarbeiten zu lassen. Der Körper weiß ganz genau, was notwendig ist, um dieses Ziel zu erreichen.

In der Regel wird dies besonders für einen Erwachsenen eine sehr interessante und beeindruckende, auch spirituelle Lebenserfahrung sein. Denn einerseits ist er logisch-rational der Erwachsene, andererseits arbeitet sein Körper vollautomatisch den Instinkt eines Babys mit seinen unkontrollierbaren Bewegungen ab, während oft gleichzeitig Bilder des Geburtsvorganges präsent werden. Diese Bilder sind keine fiktiven Erfindungen des Geistes und können später meist im Gespräch mit der eigenen Mutter bestätigt werden.

Für mich ist es immer wieder erstaunlich, dass Bilder aus der Zeit im Mutterleib (hier vor allem auch die Gefühle) oder direkt nach der Geburt präsent sind. Für gewöhnlich geht die medizinische Psychologie davon aus, dass ein bewusstes Zurückerinnern nur bis zum Alter von etwa 3 Jahren zurückreicht. Vermutlich ist das auch gut so, denn wer möchte sich gerne an die Zeit der ersten unbeholfenen Krabbelversuche erinnern? Doch während der Behandlung ist die Verbundenheit mit dem kleinen Kind oft sehr emotional spürbar und dies hat einen großen Nutzen. Denn der Grund, warum in der Behandlung in die Zeit der Schwangerschaft oder der Geburt zurück gegangen wird, ist eine (wie auch immer geartete) traumatische Erfahrung oder ein nicht freigesetzter Geburtsinstikt. Oftmals auch eine Kombination. Der intensive Kontakt, den der Patient währenddessen mit seinem „kleinen Kind" spürt, bringt im Regelfall so viel Liebe in Wallung, dass bestimmte Ängste und Probleme sich in kürzester Zeit auflösen können. Manche Menschen beschreiben, dass es ihnen „aus Freude fast das Herz zerreißt".

Manchmal werde ich von Müttern gebeten, einen pubertierenden Jugendlichen zu behandeln. Wenn das Vorgespräch einen möglichen Zusammenhang der Probleme mit der Art der Geburt ergibt, lehne ich hier meist eine Behandlung ab. Das Alter zwischen 10 und 16 Jahren ist therapeutisch eher schwierig, und ich mache das nochmalige Erleben einer natürlichen Geburt hier sehr vom Einzelfall abhängig. Der Grund liegt in dem zeitlichen Zusammenfall mit der Pubertät, ein ebenfalls starkes Instinktprogramm, das noch angesprochen wird.

Der Zusammenhang zwischen Geburt und Statur

In meine Praxis kam eine 25-jährige Patientin, die unter Rückenschmerzen in der Lendenwirbelsäule litt. Auffallend war ein dauerhaft zur Seite geneigter, schiefer Hals (Tortikollis), mit dem sie sich bereits abgefunden hatte. „Da kann man nichts machen!“ Sie war eine sehr schnelle Geburt gewesen. Ich stellte ihr Fragen zu den typischen Verhaltensmustern dieses Geburtstyps und erhielt eine Bestätigung, dass ihre Probleme mit der Geburt zusammenhängen könnten. So berichtete sie von Klaustrophobie, Beziehungsthematiken und Abnabelungsproblemen vom Elternhaus. Darüber hinaus wurde sie von Freunden oft als kindisch beschrieben. Ich hatte ebenfalls den intuitiven Eindruck, dass eher ein „Kind“ vor mir saß. Therapeutisch führte ich sie nun in die Zeit ihrer Geburt zurück. Innerhalb von Sekunden begann ihr Körper genau die Abfolge von Bewegungen einzuleiten, die bei einer Geburt erfolgen. Gleichzeitig hatte sie das Gefühl, durch einen Tunnel zu kriechen. Sie war sich sehr bewusst, dass es sich um eine (nochmalige) Geburt handelte. Als diese abgeschlossen war und das Ganze noch einen schönen Endrahmen erhielt, sah sie die Welt mit gänzlich anderen Augen. Was vorher in der Umwelt regelrecht diffus und irreal auf sie wirkte, war plötzlich realer geworden. Sie war nun richtig geerdet. Die Hüfte schmerzte nicht mehr, und zu ihrem Erstaunen war die Schiefheit des Halses vollkommen beseitigt. Die Muskulatur war lockerer und im Tonus normal. Ihre gesamte Persönlichkeit war verändert und sie strahlte. Einige Wochen später rief sie mich an und berichtete von ihrer immer noch vollständigen Genesung.

Lediglich die Eltern hatten etwas Probleme mit dem neuen Freiheitsdrang ihrer Tochter bekommen. Eine Art zweite Pubertät mit den entsprechenden Spannungen.

In der Praxis ist eine anschließende Persönlichkeitsveränderung meist sofort offensichtlich. Die Worte „Ich fühle mich wie neugeboren“ kommen hierbei recht häufig vor.

Auch die Wirkung auf Mitmenschen verändert sich häufig sehr stark. Während der „Patient“ vorher in der Öffentlichkeit oft nicht mit seinem ganzen Potential wahrgenommen und übersehen wurde, führt die nun vollständige Präsenz im Leben zur Auflösung von Problemen in verschiedenen Lebensbereichen, wie Beruf oder Partnerschaft. Auch die „kindische“ Wahrnehmung in der Gesellschaft ändert sich durch eine Auflösung des lange unterdrückten Restinstinkts meist schlagartig. Körperliche Veränderungen beim Erwachsenen, wie eine veränderte Statur oder die Beseitigung eines chronischen Beckenschiefstands, werden in der Regel ebenfalls schnell sichtbar. Das Verschwinden vieler muskulärer Blockaden und damit verbundenen chronischen Schmerzen ist häufig.

Zudem ist diese Art der Behandlung bei entsprechender Erfahrung des Therapeuten mit keinem Risiko verknüpft. Entweder kann das Instinktprogramm vollständig abgearbeitet werden, oder es passiert einfach nichts weiter während der Behandlung. Dies kann beispielsweise auftreten, wenn das Geburtsprogramm sich durch äußere Umstände im frühen Leben des Kindes bereits selbständig abgearbeitet hat. Dennoch werden trotzdem häufig Bilder der eigenen Geburt präsent. Für den Erwachsenen ist dies in der Regel ein sehr beeindruckendes und schönes Ereignis.

Auf speziellen Seminaren lehre ich diese Art der „Geburtstherapie“, damit zukünftig viele Menschen bei ihren jeweiligen Therapeuten die Vorteile dieses Erlebnisses spüren können. Wenn alle historischen Hürden beseitigt wurden, macht eine „neue“ Geburt meist richtig Spaß und die Lebensfreude des Patienten ist häufig unübersehbar – selbst wenn der eine oder andere oft recht überrascht von dieser Erfahrung ist.

Geburtshilfe und Schmerzreduktion

Für die werdende Mutter und ihre Geburtshelfer stellt sich die grundsätzliche Frage, inwieweit der natürliche Geburtsvorgang vereinfacht oder beschleunigt werden sollte.

Für das Verständnis, dass eine für die Mutter leichte Geburt nicht immer auch das Beste für das Kind ist, ist es sinnvoll, sich einmal im Tierreich umzusehen. Was passiert dort, sofern es den Nachkommen leicht, wahrscheinlich zu leicht, gemacht wird? Von Küken ist bekannt, dass ein Mithelfen beim Aufbrechen der Schale durch einen Menschen meist zu ihrem Tod führt. Zudem sind optisch häufig schiefe Hälse und Spreizfüße sichtbar. Bei vielen Nutztieren wie Kälbern oder Schafen führt die aktive Geburtshilfe durch Menschen in der Regel zu schwächeren Tieren, verglichen mit den Artgenossen, die eine natürliche Geburt hatten. Die menschliche Spezies ist vermutlich weiter entwickelt als das Tierreich, doch auf der reinen Instinktebene unterscheiden wir uns bezüglich des Geburtsprozesses nicht wirklich grundlegend von Säugetieren.

Die Geburt ist ein einprogrammierter, instinktiver Prozess, bei dem sowohl das Baby als auch die Mutter ein genau definiertes Programm durchlaufen. Solange es hierbei zu keinen Komplikationen kommt, sollte nach meiner Auffassung in diesen Prozess nicht allzu sehr eingegriffen werden. Sowohl der Kampf des Kindes als auch die Schmerzen und Wehen der Mutter scheinen eine Notwendigkeit zu sein, welche einem Zweck dienen.

Doch heutzutage wird in den natürlichen Geburtsvorgang allerdings fast immer – neben Kaiserschnitten – beispielsweise mit Medikamenten eingegriffen, welche die Wehen beeinflussen oder auch die Schmerzen erleichtern sollen. Dies geschieht oftmals leider ohne Notwendigkeit und ohne Berücksichtigung der Folgen.

Es stellt sich die grundsätzliche Frage, ob wirklich so häufig medizinisch eingegriffen werden sollte?

Bei einer natürlichen Geburt wird das Baby durch die eigenen Bewegungen und die Wehenkontraktionen der Mutter langsam nach draußen gebracht. Der hierbei entstehende Schmerz hat auch eine Schutzfunktion, damit keine körperlichen Schäden entstehen. Durch Wehenkontraktionen der Muskulatur entsteht ein Rhythmus, der das Kind nach draußen befördert. Schmerz verhindert hierbei wirksam, dass es zu Dauerkontraktionen und damit einer Gefährdung des Kindes kommt.

Mit der Geburt ist für das Baby ein großer Tag gekommen – die Erfahrungen in meiner Praxis bestätigen das immer wieder –, an dem es mit einer starken Energie und Kraft angefüllt wird, um sich nach draußen in das Leben zu kämpfen. Es handelt sich im Regelfall um einen sehr erwartungsfreudigen Moment für das Baby. Genau jetzt bekommt die Mutter zur Ruhigstellung und um die Schmerzen zu lindern oftmals ein Betäubungsmittel in den Rückenmarkskanal gespritzt – und zusätzlich meist Medikamente verabreicht. Teilweise wird das ungeborene Kind diese Substanzen direkt über das Nabelschnurblut aufnehmen. Zudem wird die Betäubung des Rückenmarks zwar nicht direkt in den Blutkreislauf des Kindes gelangen, aber weitreichende Auswirkungen auf die hormonelle Ebene der Mutter haben. So wird im Regelfall eine Beruhigung des Körpers in allen Bereichen bewirkt und anschließend wird ein Teil dieser Hormone auch über das Nabelschnurblut dem Kind zugeführt, das genau zu diesem Zeitpunkt noch einen letzten großen „Schluck" daraus nimmt. So werden Mutter und Kind in einem sehr entspannten und beruhigten Zustand gebracht – das Gegenteil dessen, was natürlicherweise vorgesehen ist. Muskelkontraktionen und der Kampf in das Leben werden somit in größerem Umfang beeinflusst und unterdrückt. Weiterhin darf nicht vergessen werden, dass Mutter und Kind auf energetischer Ebene die Gedanken und Gefühle des jeweils anderen intuitiv spüren.

In Kombination mit zusätzlichen, extrem beruhigenden Worten der Geburtshelfer kann dies Auswirkungen auf das spätere Leben des Babys haben. Als Erwachsene sind solche Menschen in Stresssituationen oft zu sehr entspannt. Alles was im Entferntesten an Anstrengung erinnert, wird nur wenig beachtet oder unbearbeitet liegen gelassen. Im beruflichen Alltag nicht wirklich eine gute Idee, wenn man erfolgreich sein möchte.

Manchmal können sogar Situationen, in denen ein Erwachsener durch Alkoholmissbrauch eine Art Betäubung in stressigen Situationen hervorzubringen versucht, eine Parallele zu den Geschehnissen rund um die Geburt aufweisen. Sofern es sich hierbei um ein Handlungsmuster handelt, ist dieses leider für den Erwachsenden nicht zielführend. Denn neben dem Raubbau an seinem Gehirn ist die Stresssituation danach – im Gegensatz zur Geburt – nicht vorüber. Zudem bringt der dauernde Alkoholgenuss meist anschließend noch mehr Probleme im Umfeld (Familie/Arbeit) hervor.

Der richtige Geburtszeitpunkt

Um die Frage nach dem idealen Geburtszeitpunkt ranken sich viele Mythen. Oftmals wird dieser heutzutage vom Klinikalltag bestimmt. Fakt ist, dass natürlicherweise das Baby die Geburt einleitet und der Zeitpunkt der Geburt insofern vom Kind selbst bestimmt werden sollte. Es dürfte nicht zielführend sein, genaue Geburtstage zu bestimmen und vorschnell von zu früh oder zu spät zu sprechen, wenn es sich dabei lediglich um wenige Tage handelt und Mutter sowie Kind wohlauf sind. Derartige Aussagen können Schuldgefühle in die Mutter und das Kind hineinbringen – das Empfinden, etwas falsch gemacht zu haben oder nicht perfekt zu sein. Leichter wird die Geburt so sicher nicht. Heutzutage lässt sich dank technischer Hilfsmittel sehr gut feststellen, ob ein medizinischer Eingriff zur Aufrechterhaltung der Gesundheit von Mutter und Kind überhaupt erforderlich ist. Sofern die Hebamme vertrauensvoll und offen auf bestehende Ängste oder Sorgen angesprochen wird, kann sie diese meist zerstreuen. In der Natur liegt bei Tieren die Schwankung der Tragzeit oft bei +- 10 %, das wäre beim Menschen etwa ein Monat. Insofern sollte die Mutter das Kind bewusst oder unbewusst keinem Stress aussetzen, nur weil es wenige Tage früher oder später kommen möchte.

Je psychisch entspannter und weniger ängstlich die Mutter ist, umso leichter wird es für das Baby, das zu tun, was notwendig erscheint: sich ins Leben zu kämpfen. Dieser Moment ist dann umso freudiger für das Baby, welches diese Erfahrung im Unterbewusstsein als Grundlage für zukünftige Stresssituationen abspeichern wird, denn bei der Geburt handelt es sich für gewöhnlich um das stressigste Ereignis im Leben eines Menschen. Es dürfte erstrebenswert sein, dass eine Person zukünftigen Stress weniger mit einem Geburtstrauma, als vielmehr mit einem freudigen Ereignis, bei dem nach großer Anstrengung erfolgreich ein Ziel erreicht wird, in Verbindung bringt.

Es muss betont werden, dass bei dem Votum für eine natürliche Geburt immer von Babys gesprochen wird, die ohne das Risiko einer Gesundheitsgefährdung für beide Beteiligte normal geboren werden können. Es ist mein Wunsch, keinerlei Schuldgefühle bei den Eltern zu wecken, falls ihr Kind nicht auf natürliche Weise geboren wurde. Es geht vielmehr darum, Zusammenhänge und

Therapieoptionen aufzuzeigen, falls bestimmte Verhaltensweisen oder körperliche Probleme auf medizinische Interventionen zurückzuführen sind. Sofern unnatürliche Eingriffe rund um die Geburt mit den bereits dargestellten Folgen verbunden sind, lassen sie sich mit entsprechendem Wissen vergleichsweise leicht therapieren. Gerade in den ersten Lebensjahren können die Eltern selbst die Ursache vielleicht zukünftiger Probleme erfolgreich auflösen. Andererseits sollen gleichzeitig auch die Errungenschaften einer technisierten Geburtsmedizin sinnvoll eingesetzt werden, falls dies notwendig ist. Denn in die Zeit der Vergangenheit, als es bis zu 30% Kindersterblichkeit gab, möchte sicher keiner zurückkehren.

Das Bewusstsein ist nicht an eine Gehirnstruktur gebunden

Die Schwangerschaft und die Geburt sind vor allem spirituelle Ereignisse. Die meisten Mütter können spüren, dass es sich um mehr als einen rein mechanischen Vorgang im Körper handelt. Mutter und Kind beeinflussen sich auf der emotionalen Ebene bereits von den ersten Schwangerschaftstagen an. In einigen Fällen konnte ich in der Praxis miterleben, wie ein Erwachsener mit einem körperlichen oder emotionalen Problem sich in die Zeit der Schwangerschaft zurückversetzte und mir die Empfindungen des wenige Wochen alten Embryos schilderte. Durch derartige praktische Erlebnisse reifte die Überzeugung, dass ein kindliches Bewusstsein schon zum Zeitpunkt der Empfängnis und losgelöst vom materiellen Embryo vorhanden sein muss. Sofern therapiebedürftig, handelt es sich fast immer um Traumatisierungen durch Partnerschaftsstreitigkeiten oder Ähnliches, was als Angst, Schuldgefühl oder Stress wahrgenommen wurde. Diese Empfindungen der Vergangenheit können in einem Erwachsenen später in einer ähnlichen Alltagssituation wieder an die Oberfläche gebracht werden. Wie bereits zuvor ganz allgemein im Zusammenhang mit Traumatisierungen ausgeführt, handelt es sich auch hier um unbewusste, nicht aktiv erinnerbare Ereignisse, die erst später im Erwachsenenalter durch eine Situation reaktiviert werden und dann zu Problemen führen können.

Mütter sollten sich hier nicht allzu sehr sorgen. Doch ein Punkt ist wichtig:

Das Kind braucht in der Schwangerschaft bedingungslose Liebe.

Frühgeburten

Falls ein Kind zu früh geboren wurde, das heißt zu einem Zeitpunkt, an dem es noch nicht bereit für die Geburt war, so wird dies in der Regel auf Probleme in der Schwangerschaft zurückzuführen sein. Insofern kann ein Kaiserschnitt notwendig gewesen sein, um Schaden von Mutter oder Baby abzuwenden. Doch auch bei einer natürlichen Geburt können frühgeborene Personen später manchmal viele der Problematiken von Kaiserschnitten aufweisen. Sie hatten meist ein geringes Geburtsgewicht. So kam es zu keiner großen Kraftanstrengung, und die Abarbeitung des Geburtsinstinktes hat meist nicht vollständig stattgefunden. Bei dieser Art der Geburt wird durch die Umstände, wie Brutkasten oder Sorgen der Eltern bei einem

„Frühchen" häufig auch eine traumatische Komponente vorhanden sein. Diese Babys werden manchmal intensivmedizinisch versorgt werden müssen. Hierbei ist es beeindruckend, dass heutzutage mittels Technik das Leben von Kindern gerettet werden kann, die vor einigen Jahren noch sicher verstorben wären. Falls es jedoch zu Entwicklungsstörungen beim Wachstum oder organischen Problemen mit den Nieren oder dem Herzen kommt, kann es lohnenswert sein, in Absprache mit den Ärzten erst einmal mit Operationen abzuwarten. Stattdessen sollte das Kind, wie in dem vorletzten Fallbeispiel beschrieben, immer und immer wieder in eine spielerische Geburtssituation gebracht werden, damit sich der nicht freigesetzte Geburtsinstinkt vollständig abarbeiten und entwickeln kann. Der konkrete Nutzen wird von Einzelfall zu Einzelfall zu entscheiden sein. Selbstverständlich benötigt es danach einige Tage bis Wochen, bis der Körper die Veränderungsprozesse umsetzt. Es soll an dieser Stelle mehr ein Gedanke an Geburtsmediziner sein, die möglichen Ursache- und Wirkungszusammenhänge stärker in ihre Therapieüberlegungen mit einzubeziehen.

Alle Babys haben beispielsweise vor ihrer Geburt ein Loch zwischen linker und rechter Herzkammer, welches während der Versorgung durch die Nabelschnur im Bauch der Mutter erforderlich ist. Dieses schließt sich in der Regel innerhalb von wenigen Wochen. Bei ca. 30 % der Babys bleibt dieses jedoch offen und muss in manchen Fällen bei entsprechender Größe operativ verschlossen werden. In diesen Fällen kann ein nicht vollständig abgearbeiteter Geburtsinstinkt die Ursache sein. Solange dieser Instinkt nicht so weit abgearbeitet ist, dass der Betroffene sich auf der instinktiven Ebene geboren fühlt, wird sein Körper es nicht zulassen, dieses Loch vollständig zu verschließen. Es dient seinem Schutz – im Bauch der Mutter würde es den sicheren Tod bedeuten, wenn dieses Loch schon verschlossen wäre. Interessant ist ebenfalls, dass Ärzte einen Zusammenhang zwischen Migräne und diesem Loch in der Herzwand herstellen konnten. Vermutlich dürfte als Ursache beider Symptome ein noch nicht abgearbeiteter Geburtsinstinkt zumindest grundsätzlich in Frage kommen. Bei Nierenproblemen und vielen anderen körperlichen Problemen von Babys sollte mit gesundem Menschenverstand ebenfalls Art und Zeitpunkt der Geburt in die Ursachenforschung mit einbezogen werden.

Auswirkungen auf die Mutter – Der Gebärinstinkt

Es scheint häufig übersehen zu werden, dass ein Eingriff in die natürliche Geburt auch Folgen für die Mutter hat. Sie hat ebenfalls ein Instinktprogramm, welches vollständig abgearbeitet werden möchte.

Auf der körperlichen Ebene handelt es sich um den Instinkt, etwas auszustoßen. Dieser endet mit dem Austreiben der Plazenta und wäre damit abgeschlossen. Auf der emotionalen Ebene löst dieser Instinkt aus, eine geliebte Person gehen zu lassen und anschließend wieder zu sich an die Brust zurückzuholen.

Das Verhalten der Mutter kann deshalb durch einen nicht vollständig abgearbeiteten Gebärinstinkt stark beeinflusst werden. Beispielsweise, wenn die Mutter das Kind nach der Geburt nicht annehmen oder keine Bindung aufbauen kann. Dies kommt stärker bei Kaiserschnitten vor, bei dem für die Mutter nach Benommenheit oder Bewusstlosigkeit (Narkose) plötzlich ein Baby anwesend ist. Ein Teil von ihr scheint tief innen zu spüren, dass es eigentlich noch gar nicht geboren sein kann. Insbesondere, wenn die

Wehen noch gar nicht eingesetzt haben, dürften auch die entsprechenden Hormone im Körper, welche die Milchproduktion anregen, noch nicht ausreichend freigesetzt worden sein. Diese Hormone haben zusätzlich große Auswirkungen im emotionalen Bereich der Mutter-Kind Bindung. Auf diese Weise kann es zu Störungen in diesem Bereich kommen. Insbesondere bei Kaiserschnitten wird es aus vielfältigen, medizinischen Gründen in den ersten Stunden nach der Entbindung, die für das Baby sehr wichtig sind, eine Trennung von Mutter und Kind geben. Beispielsweise, falls aufgrund der Operation der Mutter das Kind immer angelegt werden muss. Im Tierreich sind diesbezüglich Untersuchungen durchgeführt worden, sowohl bei Kaiserschnitt, als auch bei Rückenmarksbetäubung. Es stellte sich heraus, dass bei vielen analysierten Tierarten die Mutter sich nach der Geburt meist weigerte, ihr Jungtier anzunehmen. Dies dürfte in vielen Fällen sinngemäß in abgemilderter Form auf den Menschen übertragbar sein.

Schwangerschaftsblues

Mitunter kann der nicht vollständig freigesetzte Gebärinstinkt in der Mutter auch ein Grund für aufkommende Partnerschaftsschwierigkeiten sein. Hier ist immer noch ein Programm aktiv ist, eine geliebte Person wegstoßen zu müssen. Sei es das Baby, das zurückgewiesen wird oder auch dessen Vater. Ein Teil im Unterbewusstsein der Mutter hat diese Art der Aggression in sich, eine Trennung herbeiführen zu müssen. Zudem erinnert die Geburtssituation die Mutter meist unterbewusst an die Umstände ihrer eigenen Geburt, so dass hierbei damalige Traumatisierungen hochgebracht werden können, die vorher vergessen waren und keine Probleme gemacht hatten. So können beispielsweise depressive Verstimmungen entstehen.

Da die Art der Eingriffe in die Geburt und die individuellen Rahmenbedingungen sehr unterschiedlich sind, wird man als Therapeut die jeweilige Situation genau hinterfragen müssen. War die eigene Geburt beispielsweise auf irgendeine Art traumatisch, so steigt grundsätzlich die Wahrscheinlichkeit, dass die Geburt des eigenen Kindes aufgrund der Erinnerung an damals ebenfalls eher schwierig werden wird. Manchmal wird sich eine Mutter auch deshalb für den (vermeintlich) sanften Kaiserschnitt entscheiden. In dem Fall ist die Vorgehensweise vermutlich auch die Richtige. Denn die zusätzliche Belastung durch große Ängste – sowohl bei der Mutter als auch übertragen auf das Kind – sollte unbedingt vermieden werden. In zahlreichen Fällen können eventuell bestehende Ängste vor dem Geburtsvorgang allerdings durch einfühlsame Gespräche mit einer guten Hebamme im Vorfeld aufgelöst werden.

Sofern der Gebärinstinkt sich nicht vollständig abarbeitet, kann das Risiko für viele Unterleibsprobleme erhöht sein. Insbesondere gilt dies für die Zeit nach den Wechseljahren, wenn es körperlich unmöglich wird, das Verlangen des Instinktprogramms im Sinne einer Geburt noch einmal durchzuarbeiten. Eine nochmalige Schwangerschaft ist nun ja ausgeschlossen. Die Beschwerden können von Schmerzen, Tumoren bis hin zum Gebärmuttervorfall reichen. Da dieser Instinkt selbst nach einer entsprechenden Unterleibsoperation nicht wirklich abgearbeitet ist, können ähnliche Krankheitssymptome anschließend erneut hervorgebracht werden. Spätestens dann wird klar, dass es einen inneren Antrieb geben muss, solche Beschwerden immer wieder entstehen zu lassen. Hierbei gilt selbstverständlich, dass es nicht notwendigerweise zu solchen Problemen kommen muss, sondern umgekehrt, dass bei dem Bestehen dieser Symptome therapeutisch die Frage nach Geburten und Gebärdauer gestellt werden sollte. Natürlich gibt es viele weitere Erklärungen für diese Art der Beschwerden, doch der nicht abgearbeitete Gebärinstinkt sollte grundsätzlich mitberücksichtigt werden.

Zahlreiche Partnerschaftsprobleme, die nach der Geburt eines Kindes entstehen, können ebenfalls über den angesprochen Sachverhalt aufgelöst werden. Häufig sind die Motive für bestimmte (verletztende) Handlungen in Wirklichkeit instinktiver Natur. Im Vordergrund stehen hierbei die Erinnerungen an eine mangelnde Instinktfreisetzung oder Komplikationen bei der eigenen Geburt der Mutter beziehungsweise des Vaters. Es sind häufig Themenbereiche rund um Loslassen, Einsamkeit, Konkurrenz, Neid oder Probleme bezüglich Sexualität im Allgemeinen etc.

In diesen Fällen sollten bei einem beiderseitigen Interesse an einer intakten Partnerschaft bevorzugt beide Partner in die Praxis kommen – gegebenenfalls getrennt. In vielen Fällen kann es wirklich leicht sein, eine Lösung zu finden.

Demonstration des Gebärinstinktes in der Praxis

Bei einem Workshop kam eine Frau zu mir, die mehrere Kinder mittels Kaiserschnitt geboren hatte. Sie litt seitdem unter Unterleibsbeschwerden und fühlte sich in diesem Bereich „nicht mehr lebendig“. Eigentlich hatte ich nicht vorgesehen, das Thema „Gebären“ weit auszuführen, aber so ergab sich dennoch die Möglichkeit einer Praxisdemonstration:

Sitzend, mit geschlossenen Augen ging die Frau zurück in die Zeit, als sie ihr letztes Kind gebären sollte.

Ich begleitete dies ohne Berührung nur mit Worten und durch eine Veränderung des Energiefeldes. Ihr Bauch wölbte sich – sehr zum Erstaunen der anwesenden Therapeuten – nach vorne und wurde richtig rundlich. Innerhalb von kurzer Zeit begann er im Sinne von Wehenkontraktionen zu zucken. Der Ablauf war analog einer natürlichen Geburt, wie anwesende Frauen beeindruckt bestätigten. Wenige Minuten später nahm die Frau ihr „imaginäres“ Kind zur Brust und sagte „Jetzt fühle ich endlich wieder Leben in meinem Unterleib“. Sie war körperlich angestrengt, aber glücklich.

Dies war eine eindrucksvolle Demonstration der Dynamik von Instinktprogrammen. Derartiges muss man vermutlich „live“ erleben, um es glauben zu können. In dem vorgenannten Fall stimmten offenbar alle Rahmenbedingungen, so dass es regelrecht „spielerisch leicht“ war. Die Auswirkungen auf die Partnerschaft brauchen sicherlich nicht näher erläutert zu werden.

Pubertätsinstinkt

Im Übergang vom Kind zum jugendlichen Erwachsenen wird ein weiteres Instinktprogramm aktiviert, nämlich die Pubertät. Jedem Menschen ist sicherlich bewusst, welche massiven Veränderungen sich während dieser Zeit im Körper vollziehen. Doch eher unbekannt scheint die Dimension der Entfaltung dieses Instinktes auf der emotionalen Ebene zu sein. Die Pubertät lässt sich vielleicht am besten als zweiter Abnabelungsprozess – nach der Geburt – bezeichnen. In der Kindheit ist die Beziehung zu den Eltern in der Regel noch sehr eng. Das Kind braucht diese Nähe, um sich sicher und beschützt zu fühlen. Zudem kopiert ein Kind in dieser Phase seine Handlungen noch häufig von Eltern sowie anderen, nahestehenden Personen. Wenn der Pubertätsinstinkt anschließend einsetzt, wird der junge Erwachsene aus Sicht der Eltern jedoch oftmals regelrecht rebellisch. Er beginnt, sich immer weniger von seinen Eltern sagen zu lassen und trifft mehr und mehr seine eigenen Entscheidungen. Diese Zeit ist für die Eltern oft nicht leicht. Doch ist es wichtig zu verstehen, dass es wünschenswert ist, wenn der junge Erwachsene nun seinen eigenen Weg geht und dabei seine eigenen Fehler macht. Hierdurch wird er immer selbständiger in seinem Denken. Er lernt selbst die Konsequenzen seines Handelns kennen. Hierbei handelt es sich um wertvolle Erfahrungen, damit er selbstbestimmt durchs Leben gehen kann.

Neben den Eltern wird auch das Kind von diesem Instinktprogramm häufig ebenfalls regelrecht überrascht. So kann es passieren, dass es selbst nicht logisch-rational ergründen kann, warum es plötzlich auf die eine oder andere Art handelt. Dies führt manchmal zu großen Spannungen in der Familie. Obwohl keine pauschale Empfehlung für individuelle Situationen gegeben werden kann, ist es wichtig zu verstehen, dass es sich hier um einen Instinkt handelt, der nicht unterdrückt werden sollte. Falls er doch unterdrückt wird, kann das Kind mit großer Wahrscheinlichkeit noch viel rebellischer werden und grundsätzlich das Gegenteil von dem machen, was die Eltern von ihm wollen. So kommt es manchmal zu Situationen, in denen die Familie einen jungen Erwachsenen zu Hause sitzen hat, der Verhaltensweisen an den Tag legt, die nicht gesellschaftskonform sind.

Eltern möchten verständlicherweise vermeiden, dass ihr Jugendlicher Fehler macht. Doch irgendwann wird der junge Erwachsene lernen müssen, alleine durchs Leben zu gehen. Je früher er die Konsequenzen seines Handelns in kleinerem Rahmen lernt, umso besser wird er sich als Erwachsener in der Gesellschaft zurechtfinden und die geeigneten Entscheidungen zum richtigen Zeitpunkt treffen. Spätestens mit der Pubertät ist der Zeitpunkt gekommen, an dem Eltern nur noch auf Nachfrage in Entscheidungen ihrer Kinder eingreifen sollten. Bevor sie ihnen die Entscheidung abnehmen, ist es besser, den Kindern die Informationen zur Verfügung zu stellen, aufgrund derer sie selbst die passende Lösung finden können. Ab dieser Zeit gilt für die Eltern eher Zurückhaltung als Bevormundung. Eltern werden wissen, was damit gemeint ist. Selbstverständlich sollte übergroßer Freiheitsdrang eines Jugendlichen etwas eingebremst werden. Die Begrenzungen der Kindheit müssen aber gelockert werden, sonst wird der Jugendliche zunehmend häufig aggressiv reagieren.

Sofern der Pubertätsinstinkt durch äußere Einflüsse unterdrückt wird, kann dies grundsätzlich auf zwei Arten geschehen:

Durch Dominanz oder einengende Nähe.

Im Falle der Dominanz wird der junge Erwachsene durch körperlichen oder psychischen Druck gezwungen, sich so zu verhalten, wie die Eltern dies gerne möchten. Doch weil der Pubertätsinstinkt ähnlich wie der Geburtsinstinkt mit einer inneren Aggression verknüpft ist – das Programm zwingt denjenigen, sich durchzusetzen – wird der Druck von Seiten der Eltern oft nur wenig erreichen. Es ist vielmehr wahrscheinlich, dass sich der junge Erwachsene im Alltag Situationen sucht, wo er Druck und Aggression abbauen kann. Zudem wird er sich unverstanden fühlen und den Kontakt zu Gleichgesinnten suchen, die ein ähnliches Problem haben. Vielleicht ein Grund, warum einige Jugendliche in Jugendbanden organisiert sind, und dort Aggressionen über Rivalitäten ausgetragen werden.

Aus diesem Grund ist es überaus wichtig, dass Eltern schon ihrem kleinen Kind liebevoll frühzeitig Grenzen setzen, innerhalb derer es sich sicher fühlen kann. Diese Grenzen werden dann mit zunehmendem Alter immer weiter ausgeweitet. Zum Zeitpunkt der Pubertät wird dieses Kind, das seine Eltern immer als starken Beschützer und Berater an seiner Seite wusste, schon sehr selbständig sein. Nun brauchen einerseits die Eltern nicht allzu besorgt zu sein, dass der junge Erwachsene „Dummheiten" anstellt, die von großer Tragweite sind. Andererseits weiß auch der Jugendliche, dass seine Eltern ihn niemals grundlos unter Druck setzen. In Notfällen oder bei schwierigen Entscheidungen wird er deshalb die Eltern weiterhin als hilfreiche Ratgeber schätzen und an seiner Seite wissen.

Die zweite Möglichkeit, den Pubertätsinstinkt zu unterdrücken, ist durch einengende Nähe. Dies kann unbewusst von allen Beteiligten sehr subtil geschehen wie mit folgenden Worten: „Du wirst doch immer unser ein und alles sein!?" oder „Wenn Du uns liebst, dann darfst Du das nicht tun!" „Wir wollen doch nur Dein Bestes für Dich!". Häufige Sätze dieser Art setzen den jungen Erwachsenen stark unter Druck – in Kombination mit oft subtilem Schuldgefühl. Doch weil es liebevoll ausgedrückt wird, wird es der instinktiven, inneren Aggression nicht erlaubt, sich gegen die Eltern durchzusetzen. Der Jugendliche sieht sich dann regelrecht gezwungen, gegen seinen inneren Instinkt den Wünschen und Fußstapfen seiner Eltern zu folgen. Er ist außerstande, sich von seinen Eltern abzugrenzen. Später im Leben kann es deshalb zu Berufstätigkeiten kommen, die unpassend sind. Bei der Durchsetzung seiner eigenen Ziele ist der Betroffene tendenziell schüchtern und ohne Durchsetzungsstärke. Dieses Phänomen kommt öfters bei Frauen als bei Männern vor. In einer Situation, bei der die eigene Mutter ihren Gebärinstinkt nicht vollständig abgearbeitet hat, wird es häufig noch verstärkter auftreten.

Die Mutter kann ihr Kind instinktiv einfach noch nicht seinen eigenen Weg gehen lassen. Irgendetwas teilt ihr mit, dass es noch zu früh ist. Diese Form eines Beschützerinstinkts in der Mutter wird das Kind manchmal zu sehr in seinen eigenen Wünschen und Zielen einengen. Es wird dann oft vieles unternehmen, was die Eltern verärgert, um sich Freiraum zu erkämpfen.

Es ist aufgrund der vielen individuellen Situationen schwierig, konkrete Handlungsempfehlungen zu geben. Eltern sollten dennoch die Zeit der Pubertät so gelassen wie möglich betrachten und Verständnis für den Jugendlichen haben. Sofern nicht zu viel Druck aufgebaut wird, dürfte der junge Erwachsene nach ein paar Monaten aus den größten Problemen heraus sein. Sofern dann beispielsweise eine Schulklasse wiederholt werden muss, sollte dies kein großes Dilemma sein. Auch wenn es einen anderen Anschein hat: Für die meisten Situationen dürfte gelten, dass trotz des Dranges zum „Andersmachen“ das Kind seine Eltern nicht absichtlich ärgern möchte. Mit etwas Abstand betrachtet sind die meisten Probleme dieser Zeit Kleinigkeiten im Vergleich zu den größeren Zusammenhängen des Lebens.

Grundsätzlich sollte der Pubertätsinstinkt mit dem Geburtsinstinkt in Zusammenhang betrachtet werden. Alles was rund um die Geburt vielleicht noch an Problemfeldern besteht, wird durch den nachfolgenden, zweiten Abnabelungsprozess der Pubertät mit großer Wahrscheinlichkeit noch einmal hochgebracht. Deshalb ist die innere Aggression bei manchen Jugendlichen in dieser Zeit sehr hoch. Druck und Stress in der Schule wecken alte Erinnerungen an die Geburt und sind eine Erklärung für entsprechende Probleme rund um diese Zeit. Hinzu kommt der Instinkt, jetzt eigenständig und frei handeln zu müssen. Dies ist ebenfalls eine Art Aggression, die gegen alle Personen gerichtet wird, die den Jugendlichen emotional einengen.

Falls bei einer Kaiserschnittgeburt die Geburtsaggression nicht freigesetzt wurde und diese Person anschließend durch die Pubertät geht, kann die dann freizusetzende Abnabelungs-Aggression doppelt so groß werden. Sie wird dann zu entsprechenden Problemen im Verhalten führen. In diesem Zusammenhang ist vielleicht interessant, dass in einem Land wie Brasilien, wo in den Großstädten mittlerweile mehr als 80% aller Kinder durch Kaiserschnitt auf die Welt kommen, die Aggression und Kriminalität unter Jugendlichen mit am höchsten weltweit ist. Das Problem dürfte sich vermutlich verringern, sofern der Anteil der Kaiserschnittgeburten geringer werden würde.

Die Pubertät ist auch bei Krankheiten und Persönlichkeitsstörungen eine Zeit entscheidender Weichenstellungen. Der Jugendliche wird nun immer mehr selbst verantwortlich für seine Entscheidungen und muss zunehmend alleine die Konsequenzen seines Handelns tragen. Deshalb wird nun das Handeln seines Unterbewusstseins etwas verändert. Es scheint nach dieser Zeit noch viel stärker auf die Konsequenzen des Handelns und die Abwehr von Gefährdung ausgerichtet zu sein. Da eine seiner Hauptaufgaben die Vermeidung von negativen Konsequenzen auf körperlicher oder emotionaler Ebene ist, kommt es zu einer stärkeren Verknüpfung (Assoziation) von negativen Kindheitsereignissen mit heutigen Situationen. Bestimmte Traumen, die als Kind entstanden sind und bis zur Zeit der Pubertät praktisch folgenlos waren, können nun durch ähnliche Situationen wieder reaktiviert werden.

So können Vorfälle, die zu einem einzigen Unfall in der Kindheit geführt haben und danach als Kind immer wieder ohne Probleme erlebt wurden, beim ersten Mal nach der Pubertät genau die Schmerzen und Ängste wieder hochbringen, die beim ersten Unfall in der Kindheit erlebt wurden. Die genauen theoretischen Zusammenhänge sind mir nicht bekannt, doch die Pubertät scheint eine wichtige Rolle zu spielen, was die Aktivierung von vergangenen Kindheitstraumen anbelangt. Als ob der Bogen gespannt wird und anschließend nur noch ein kleines auslösendes Ereignis benötigt wird, um den Pfeil in Richtung Ängste, Blockaden oder Schmerzen abzuschießen. Bei Erwachsenen mit „unerklärbaren" Problemen suche ich deshalb meist nach einem emotionalen, traumatischen Erlebnis vor der Pubertät, welches dieses Problem in Wirklichkeit bewirkt hat. Der erwachsene Patient kann sich dagegen im Vorgespräch der eigentlichen Behandlung meist lediglich an das auslösende Ereignis in der jüngeren Vergangenheit erinnern (=nach der Pubertät). Weiterhin konnte ich beobachten, dass viele Gesundheitsprobleme von kleinen Kindern mit der Pubertät tiefer ins Unterbewusstsein sinken und die Symptome beim Jugendlichen dann verschwinden. Diese Phänomene zeigen deutlich, dass es sich bei dem Pubertätsprogramm um einen tiefen Eingriff auf körperlicher und emotionaler Ebene handelt.

Bei Essstörungen, wie Bulimie oder Magersucht kann der Pubertätsinstinkt mit seinen weitläufigen Auswirkungen auf unterbewusstes Handeln ebenfalls eine Rolle spielen. Es ist gut dokumentiert, dass eine Vielzahl derartiger Störungen erstmals rund um die Pubertät auftreten. Hier kann im Einzelfall sehr erfolgreich und schnell geholfen werden, wenn die wahre Ursache für einen entsprechenden Handlungsmechanismus gefunden wird. Ein Rückbezug zu den Umständen der Geburt mit den Themen Ernährung/Zuneigung und Selbstwert ist häufig. Aufgrund der hohen Individualität des Einzelfalls werden an dieser Stelle keine Fallbeispiele aus der Praxis dokumentiert. Dies soll auch einer Art „Schubladen-Denken" vorbeugen. Einfach kann es beispielsweise in einigen Fällen von Magersucht sein, wenn die/der Jugendliche eine schwierige, traumatische Geburt hatte und das Unterbewusstsein (ausgelöst durch schulischen Druck) mit weitreichenden Folgen folgert, es wäre einfacher, wenn der Betroffene weniger wiegen würde. Leider bringt die Erkrankung mit sich, dass oft noch mehr psychischer Druck aufgebaut wird und so dynamisiert sich die Symptomatik (auch im Sinne einer Gewohnheit) immer weiter. Ohne Zweifel kann es manchmal extrem schwierig sein, bei einem Teenager therapeutisch zur wirklichen Ursache des Problems vorzudringen. Es kann nur gelingen, wenn der Jugendliche freiwillig und mental offen zu einer Behandlungssitzung erscheint.

Für Betroffene Eltern ein kleiner Tipp: Achten Sie darauf, wann die jeweilige Störung am häufigsten auftritt. In manchen Fällen ist es entweder besonders in der Schule (= Druck/Belastung) oder bei der Trennung von den Bezugspersonen (= fehlende emotionale Zuneigung/Liebe). In anderen Fällen häufiger während der Zeit des Kontakts mit den Bezugspersonen (= Hinweis auf mögliche Aggressionen/Spannungen), beispielsweise an den Wochenenden. Dies kann wertvolle Hinweise darauf geben, in welchem Bereich das Problem zu finden sein könnte. Da im Rahmen der schulmedizinischen Behandlung oft zu stationären Klinikaufenthalten oder therapeutischen Wohngruppen geraten wird, kann der angesprochene Sachverhalt hilfreich sein. So wird den Eltern eine Entscheidungshilfe gegeben, ob der Wegfall einer liebvollen Fürsorge, die in der Regel besonders von der (anwesenden) Mutter geleistet wird, die Situation wohl eher verschlechtern oder verbessern wird. Mir ist bewusst, dass derartige Störungen oft die gesamte Familie an ihre Belastungsgrenzen bringen. Selbstverständlich ist mein angesprochener Lösungsansatz nur manchmal zielführend. Es ist <u>eine Behandlungsmöglichkeit</u>, die im Einzelfall sehr erfolgversprechend sein kann und zumindest nicht in andere Therapiekonzepte störend eingreift.

Sterbeprozess

Wenn für die Seele die Zeit gekommen ist, den Körper (endgültig) zu verlassen, setzt das letzte Instinktprogramm ein. Viele Menschen verbinden mit dem Tod hauptsächlich Trauer und Schmerz. Sicherlich sind einige Todesfälle menschlich tragisch und sehr traumatisierend für die Angehörigen. Doch spirituell betrachtet ist der körperliche Tod ein Teil eines viel größeren Zirkels von Geburt und Wiedergeburt, der das logische Vorstellungsvermögen weit übersteigt. Insofern soll nicht zu viel darüber ausgeführt werden, da jede Situation individuell unterschiedlich ist und jeder Mensch ein eigenes Glaubensmodell hat, welches respektiert werden muss.

Eine Gemeinsamkeit gibt es. Hierbei handelt es sich um das Instinktprogramm des Sterbeprozesses. Während des gesamten Lebens ist die Seele eines Menschen elektromagnetisch mit dem Energiefeld des Körpers verbunden. Bevor der Zeitpunkt des Todes nicht gekommen ist, kann diese Verbindung durch nichts getrennt werden. Sie wird durch ein Energiefeld aufrechterhalten, bei dem das Herz maßgeblich beteiligt ist. Solange ein Herzschlag vorhanden ist, bleibt die Seele mit dem Körper noch verbunden und kann sich nicht vollständig von ihm trennen. Hört das Herz zu schlagen auf, dann ist die Seele frei und kann ihren Weg in die spirituelle Dimension gehen. Ob sie schon zu gehen bereit ist, hängt sehr von den individuellen Umständen ab. Im Zusammenhang mit Operationen oder schweren Unfällen geschieht es häufig, dass der Mensch eine außerkörperliche (Nahtodes-)Erfahrung macht und seinen Körper beispielsweise auf dem Operationstisch liegen sieht. Falls der endgültige Todeszeitpunkt noch nicht gekommen ist, wird das Herz kurz danach wieder zu schlagen anfangen und der Betroffene befindet sich zurück im Körper. Seine Persönlichkeit wird sich durch diese Art der spirituellen Erfahrung vielleicht sehr verändert haben. Viele Menschen, die ein derartiges Erlebnis einmal hatten, sind sich sicher, dass das „Leben“ nicht mit dem Tod endet. Das Bewusstsein ist anschließend immer noch vorhanden und „lebendig“. Vielen Herzchirurgen sind bereits Veränderungen der Persönlichkeit ihrer Patienten aufgefallen. Wenn Menschen, die außerkörperliche Erfahrungen in ihrem Leben (z. B. durch ein Koma) hatten, von einer Silberschnur berichten, die sie mit ihrem Körper verband, so ist diese ein Zeichen der elektro-magnetischen Anbindung zum Körper. Es handelt sich hierbei um ein mehr symbolisches Bild. Manchmal kommt die Seele nach einem derartigen Ereignis aufgrund von Schock oder Ähnlichem allerdings nicht mehr in vollständige Harmonie mit dem Körper. Der Patient kann daraufhin Symptome haben, die für die behandelnden Ärzte oft unerklärbar sind. Beispiele sind das Gefühl, „sich nicht mehr richtig geerdet zu fühlen“ oder unerklärbare Lähmungen oder Verhaltensweisen, die aus medizinischer Sicht unbegründet wären. Hier kann eine Therapie es emotionalen Schocks im Nachhinein manchmal „Wunder“ bewirken. Doch leider erkennen viele Menschen diesen Zusammenhang nicht.

Falls die Seele, als spirituelles Bewusstsein, jedoch beschließt, den Körper für immer zu verlassen, muss sie den Körper dazu bewegen, letztendlich das Herz abzuschalten, um frei zu werden. In diesen Momenten des Lebens haben weder das logisch-rationale Denken noch das Unterbewusstsein eine Führungsposition. Es ist vielmehr die Seele, die das Instinktprogramm anstößt, den Körper abzuschalten. Dies kann langsamer oder schneller geschehen und wird oftmals davon abhängig sein, wie viel Angst der Betroffene vor dem Sterben hat. Nach meiner Ansicht sind es vor allem Angst und Schuldgefühl, welche den Sterbeprozess verkomplizieren können. Auch bei einem Unfallereignis, bei dem eine Person in einen starken Schockzustand voller Angst kurz vor dem Tod verfällt, kann es zu Problemen kommen, die es der Seele unmöglich machen, direkt in ihre spirituelle Heimat zurückzukehren.

In Fällen wie diesen kann den betroffenen Menschen geholfen werden. Diese Art von Hilfe wird hauptsächlich mit bedingungsloser Nächstenliebe erfolgen. Einige Therapeuten machen diese wundervolle Arbeit und werden selten ihren Erfahrungen mit Worten Ausdruck verleihen können. Der diesbezüglich erfahrene Therapeut kann sich mit der spirituellen Dimension verbinden, um mit Hilfe von dort bestehende Schwierigkeiten aus dem Weg zu schaffen. Mit Angehörigen kann in Fällen überlanger, tiefer Trauer ebenfalls gut gearbeitet werden. Falls sie beispielsweise tief im Herzen erfahren, dass sie mit ihrer geliebten Person immer noch mittels eines spirituellen Bandes verknüpft sind, wird sich ihr Schock und die Trauer langsam auflösen lassen. Meistens werden es Erfahrungen sein, die das logische Denken bei weitem übersteigen, aber innerlich tiefgreifend und verändernd sein können.

Das Sterben sollte im Normalfall einfach sein – Sondersituationen, wie beispielsweise Unfälle und tragische Unglücke einmal außer Acht gelassen. Von einigen Naturvölkern ist bekannt, dass Stammesmitglieder absichtsvoll und bewusst sterben, wenn Sie spüren, dass die Zeit dafür gekommen ist. Im Tierreich kommt es häufig vor, dass alte Tiere sich aus dem Rudel zurückziehen und in Einsamkeit sterben. Ein vollkommener und natürlicher Prozess.

Leider haben viele Menschen dies vergessen. Schuldgefühle und Ängste scheinen uns so blockiert zu haben, dass wir häufig gegen die innere Natur handeln wollen. Sätze von Verwandten wie „Du kannst mich doch nicht alleine lassen!“ oder „Wie soll ich nur ohne Dich zurechtkommen?“ laden dem Sterbenden massive Schuldgefühle auf, die seinen Fortgang in die nächste Dimension sicher nicht erleichtern. Die Angst vor der „Hölle“, die tief in vielen Menschen (vielleicht aus religiösen Gründen) verborgen ist, macht den Sterbeprozess gleichfalls nicht leichter. Wenn Sie, als Leser, an dieser Stelle Emotionen aufkommen spüren, zeigt dies überdeutlich, wie weit Sie sich bereits von Ihrer wahren menschlichen Natur entfernt haben.

In der Medizin wird teilweise um den Zeitpunkt des Sterbens herum – meist unbewusst – unethisch gehandelt und das Leiden mittels Intensivmedizin manchmal unnötig verlängert. Die Gründe sind vielfältig. Sie sind auch in der Politik zu suchen, die sich scheut, diesbezüglich eindeutig Stellung zu beziehen. Die Verantwortlichen sollten vielmehr Unterstützung durch die Gesellschaft erhalten. Es sind keine einfachen moralischen Fragen, die hier zu beantworten sind. Doch aus Sicht der Seele ist ein langer, qualvoller Sterbeprozess in einem ausgezehrten Körper absolut nicht wünschenswert. Es wäre oft besser, sich auf die Verringerung des Leidens, wie beispielsweise Schmerzen, zu konzentrieren und der Natur ihren freien Lauf zu lassen. Aus spiritueller Sicht kann der Versuch der Vermeidung des Todes in solchen Fällen nicht das höchste Ziel sein.

Grundsätzlich wird eine Seele erst dann zu gehen bereit sein, wenn ihr Plan – die Erfahrung eines bestimmten körperlichen Daseins – vollendet ist. Deshalb sollte, wo immer möglich, der Patient auch selbst entscheiden können, wann „die Zeit gekommen ist". Die Würde des Menschen sollte hierbei immer im Vordergrund stehen und sein freier Wille – sofern niedergelegt – respektiert werden. Wenn am Ende zwischen der Ausschöpfung aller medizinischen Mittel zur Lebensverlängerung und einem natürlichen Tod ohne diese Eingriffe lediglich wenige Wochen vermutet werden, dürfte die Antwort leicht fallen. Der Hospizbewegung ist großer Dank geschuldet, hier einen Schritt in die richtige Richtung gewagt zu haben.

Doch leider gibt es auch immer noch das Gegenteil eines liebevollen, konstruktiv-offenen Umgangs mit dem letztlich immer unvermeidlichen Tod. Es ist immer erstrebenswerter „den Tagen mehr Leben“ als „dem Leben mehr Tage zu geben“.

In Italien erregte lange Zeit der Fall der Eluana Englaro großes Aufsehen. Nach einem Autounfall lag sie 17 Jahre im Wachkoma. Ihre Familie wollte ihr Leiden beenden und musste sich über viele Jahre durch alle Rechtsinstanzen kämpfen. Sie hat am Ende lediglich erreicht, dass die Ernährung des Körpers im Jahr 2009 eingestellt werden durfte. Den Körper schlussendlich verhungern oder verdursten zu lassen, ist aus meiner Sicht ein menschenunwürdiges Vorgehen, da die Seele nach wie vor mit dem Körper verbunden ist und das Leiden spüren kann. Für Familien in ähnlichen Situationen ist die derzeitige Situation oft ein untragbarer Zustand, der aus kaum nachvollziehbaren politischen und religiösen Gründen so besteht. Hier muss es vielmehr den engsten Angehörigen überlassen werden, eine stimmige und menschenwürdige Lösung zu erzielen. Diese Entscheidung sollte aufgrund intuitiver Nächstenliebe getroffen werden – und unter Mitberücksichtigung einer ärztlichen Einschätzung. Die moderne Medizin kann hier auf die Ergebnisse von Hirnstrommessungen und Tomographien zurückgreifen. Ohne eine Überbewertung des logisch-analytischen Verstandes sollte der Rahmen möglicher Handlungsoptionen im Extremfall die grundsätzliche Möglichkeit einer aktiven Sterbehilfe durch Ärzte mit umfassen. Der freie Wille des Betroffenen muss adäquat berücksichtigt werden, sofern eine Vorsorge getroffen wurde.

Medien, Institutionen und außenstehende Personen sollten sich in diesen intimen Prozess am besten überhaupt nicht ungefragt einmischen. Auch wenn es schwierig zu akzeptieren sein mag: Im direkten Vergleich ist einem sanften und schnellen Übergang in die nächste Dimension der Vorzug zu einem langen und qualvollen Sterbeprozess zu geben.

Ein eventueller Leidensprozess kann auch sehr erleichtert werden, wenn die Angehörigen den Sterbenden mit liebevollen und verständnisvollen Sätzen unterstützen.

Beispielsweise „Es ist OK, wenn Du jetzt ins Licht gehen möchtest." oder „Du musst nicht länger in Deinem schwachen Körper bleiben, auf der anderen Seite wartet Erlösung auf Dich." Dies hat seinen Nutzen auch bei Patienten, die nicht bei Bewusstsein sind oder in einem Koma liegen – sie nehmen die Information im Regelfall trotzdem auf.

Für gewöhnlich sehen alle Menschen am Ende des Lebens um sich herum bereits ein helles Licht und einen Tunnel. In dieser Situation sollte der Betroffene unterstützt werden, seine „Reise" angstfrei anzutreten. Manchmal ist auch die Anwesenheit von Engeln spürbar. Angehörige sollten im Gespräch mit dem Sterbenden derartige Phänomene niemals leichtfertig als „Hirngespinste" abtun. Im Einzelfall kann auch die Begleitung durch einen Therapeuten oder Heiler in diesem Prozess sinnvoll sein.

Im Zusammenhang mit dem Sterbeprozess gibt es ein interessantes Phänomen:

Menschen, die im Sterben liegen, sterben oftmals genau in dem Moment, wenn gerade kein Angehöriger im Raum ist. Viele Familienmitglieder sind dann im nach hinein traurig, weil sie nicht anwesend waren. Dies sollte aus energetischer Sicht betrachtet werden. Die Präsenz des Angehörigen mit seiner Energie kräftigt das elektro-magnetische Kraftfeld des Sterbenden. Doch erst wenn sein Energieniveau im Körper sehr niedrig ist, kann die Seele sich vom Körper vollständig befreien. Insofern ist durch die Abwesenheit des Angehörigen oder Freundes ein natürlich vorgesehener Prozess leichter zu Ende gegangen und der Angehörige sollte keinerlei Schuldgefühl diesbezüglich entwickeln.

Aus meiner Sicht kann eine Seele nicht getötet werden – denn im unendlichen Kreis von Geburt und Wiedergeburt gibt es so etwas wie den Tod der Seele nicht. Dabei wird der Körper im „Normalfall" solange nicht sterben, bis die Seele mit ihrem freien Willen beschlossen hat, ihn zu verlassen. Von diesem Entschluss bekommt der Betroffene auf der bewussten Verstandesebene meist nichts mit. Häufiger ist es allenfalls ein inneres Gefühl, plötzlich alte Freunde noch einmal treffen zu wollen oder historische Streitigkeiten beizulegen. Selbstverständlich wird diese Art der Planung durch die seelische Ebene zuweilen bei Unfällen schwer logisch begreifbar. Doch niemand kann in der Regel genau wissen, was das höhere Ziel der Seele hinter dieser Lebenserfahrung gewesen ist. Nur eine spirituelle Betrachtung kann erklären, warum manche Todesfälle sehr früh im Leben passieren oder warum medizinisch hoffnungslos eingestufte Fälle am Ende doch überleben. Meiner Auffassung zufolge gibt es keinen „zufälligen" Tod, auch wenn das logisch-rationale Bewusstsein es nicht analysieren und begreifen kann, warum der Tod eingetreten ist.

Für die Angehörigen kann die Trauer trotzdem häufig sehr schmerzhaft sein. In meiner Praxis stelle ich deshalb manchmal den Kontakt auf einer spirituellen Bewusstseinsebene her, damit der betroffene Angehörige spürt, dass die verstorbene Person immer noch „erreichbar" ist. Häufig sind dies eindrucksvolle Erfahrungen, die Trauer über einen Verlust in Erleichterung und Freude wandeln können. Diese Ebene kann aus meiner Sicht niemals mittels technischer Therapieverfahren erreicht werden. Das Bindeglied zwischen der weltlichen und der spirituellen „Dimensionen" ist das Gefühl, vermittelt über die Ebene des Herzens.

Häufig kommt ein Betroffener mit der Essenz dessen in Berührung, die er in Wirklichkeit ist – ein Bewusstsein mit bedingungsloser Liebe. Das weltliche Geschehen verblasst in diesem Moment. Derartige Erfahrungen werden anschließend nicht mehr logisch hinterfragt. Sie kommen aus einem Bereich des Gefühls, von dem die Person anschließend meist vollkommen überzeugt ist.

Viele Angehörige bemerken auch die Anwesenheit Verstorbener als Präsenz zu Hause. Hierbei gibt es viele Aspekte zu berücksichtigen, aber es ist ein Beweis, dass eine energetische Verbindung auch nach dem Tod spürbar sein kann. Wer das selbst noch nicht erlebt hat, hält dies vielleicht für groben Unfug. Ich versichere, dass auch ich vor vielen Jahren noch so gedacht habe. Die anschließenden Erfahrungen meines Lebens veränderten diese Sichtweise jedoch grundlegend! Weil ich die Verbreitung dieses Wissens für wünschenswert halte, demonstriere ich dies bei entsprechender Gelegenheit auch regelmäßig auf meinen Seminaren.

Schon vor Jahrzehnten sah es der Physiker Max Planck (1858 – 1947) ähnlich: „Nicht die sichtbare, aber vergängliche Materie ist das Reale, Wahre, Wirkliche – denn die Materie bestünde ohne den Geist überhaupt nicht –, sondern der unsichtbare, unsterbliche Geist ist das Wahre. Da es aber einen Geist an sich nicht geben kann, sondern jeder Geist einem Wesen zugehört, müssen wir zwingend Geistwesen annehmen.“

Der Tod ist kein Abschnitt des Daseins, sondern
nur ein Zwischenereignis,
ein Übergang aus einer Form des
endlichen Wesens in eine andere.

Wilhelm von Humboldt

Der ist der glücklichste Mensch,
der das Ende seines Lebens mit dem Anfang
in Verbindung setzen kann.

Johann Wolfgang Goethe

Die Macht der Vorstellungskraft

In den vorherigen Kapiteln wurde bereits auf den Einfluss hingewiesen, den das Unterbewusstsein mit seinen Konditionierungen auf die körperliche Ebene hat. Selbstverständlich ist jedoch auch unser bewusster, rationaler Verstand in der Lage, auf den Körper einzuwirken. So wird beispielsweise Muskelwachstum umso stärker sein, je stärker die mentale Fokussierung auf die muskuläre Betätigung ist. Folgendes russisches Experiment verdeutlicht dies:

Muskelwachstum durch Mentaltechniken

Zur Vorbereitung auf die Olympiade im Jahr 1980 in Lake Placid teilten sowjetische Wissenschaftler ihre Sportler in vier Trainingsgruppen ein:

Gruppe 1: 100% körperliches Training um sich auf die Olympiade vorzubereiten
Gruppe 2: 75% körperliches Training und 25% mentales Visualisierungstraining
Gruppe 3: 50% körperliches Training und 50 % mentales Visualisierungstraining
Gruppe 4: 25% körperliches Training und 75 % mentales Visualisierungstraining

Die Wissenschaftler fanden heraus, dass die Gruppe 4 die stärkste Verbesserung der Leistungsfähigkeit hatte, dann folgte Gruppe 3 und das Schlusslicht war Gruppe 1. [11]

Das dahinterstehende Konzept, dass Gedankenkraft den Körper verändert, wird in vielen neuen Therapiekonzepten bereits umgesetzt. Die Auswirkungen sind nicht nur auf Muskelwachstum oder sportliche Leistungsfähigkeit begrenzt. Bei Schlaganfällen mit motorischen Störungen ist eine derartige, therapeutische Vorgehensweise immer sinnvoll, da sie nur Nutzen, aber kein Risiko beinhaltet.

Im Bereich des Mentaltrainings wird Ähnliches gelehrt. Vergegenwärtigt man sich einmal, wie wenig zielgerichtet und abgelenkt die Gedanken der meisten Menschen im Regelfall sind, kann die ineffektive Nutzung dieser Methode gut veranschaulicht werden.

Mittlerweile beschäftigt sich beispielsweise auch ein gesamter Medizinbereich, die Psycho-Neuro-Immunologie mit diesem Phänomen. Hier handelt es sich um den Einfluss der Psyche auf das Immunsystem. So konnte bereits bewiesen werden, dass mittels Gedankenkraft das Abwehrsystem gestärkt werden kann. Im Bereich der Krebstherapie wird dies bereits erfolgreich eingesetzt. Deshalb sind Visualisierungsübungen häufig Teil einer Therapie in meiner Praxis, die anschließend alleine zu Hause zu wiederholen sind.

Die Kraft zur Veränderung liegt in Dir!

Den Auswirkungen einer bewussten, geistigen Gedankenkraft kann ansatzweise mit der folgenden körperlichen und geistigen Übung verdeutlicht werden:

Der stabile Ring

Machen Sie diese Übung mit einem Partner in einer ruhigen und entspannten Umgebung.

Person A formt ohne Kraftanstrengung mit ihrem Daumen und dem Zeigefinger einer Hand einen O-förmigen Ring. Dabei fokussiert diese Person ihre Gedanken ausschließlich auf sich selbst und stellt sich vor, dass dieser Ring richtig stabil und vollständig geschlossen sei.

Person B versucht nun mit dem eigenen Zeigefinger, die beiden Finger auseinander zu ziehen (erster Fall). Sie wird es nicht schaffen oder es wird zumindest sehr schwer sein.

Sofern die Person A allerdings bei einem weiteren Versuch lediglich mittels Kraftanstrengung versucht, die beiden Finger aufeinander zu halten, wird es der Person B leicht möglich sein, diese auseinander zu bewegen (zweiter Fall).

Bei dieser Übung sollte die Person B es anfangs vermeiden, schnelle und hektische Bewegung zu machen. Dies kann Person A aus ihrer gedanklichen Fokussierung herausbringen, und der Ring wird nicht besonders stabil sein. Mit ein wenig Übung wird auch dies letztlich überwindbar sein.

Ein sehr vereinfachtes Erklärungsmodell wäre, dass im ersten Fall insbesondere mit Gedankenenergie und seiner Auswirkungen im Körper gearbeitet wird, während im zweiten Fall „lediglich" Muskelkraft eingesetzt wird. Bei Letzterem ist die Kraftanstrengung tendenziell zu hoch, während der Person B Widerstand geleistet wird. Die Muskeln werden durch diese Verkrampfung geschwächt. Weiterhin beeinflusst die Betrachtung der zweiten Person als einen Angreifer oder zumindest als Problemfeld energetische Felder. Hinzu kommt eine Angst, „nicht stark genug zu sein". Durch all dies wird die Kraftanstrengung an Effizienz verlieren.

Kampfkunstschulen machen sich das dahinter stehende Konzept in vielen Bereichen zu Nutze und erreichen in den Perfektionsstufen oft regelrecht unvorstellbare Leistungen. In diesen Traditionen hat schon immer das Training des Körpers und der Gedankenkraft im Fokus gestanden.

Eine bereits Jahrtausende alte Erkenntnis ist auch in Bezug auf Krankheiten aktuell und essentiell:

Gedanken, etwas könnte angreifen oder ein Problem darstellen, schwächen einen Menschen letztlich immer. Unterbewusste Gedankenmodelle einer Versagensangst spielen hierbei häufig eine Rolle.

Aus diesem Grund ist es sinnvoll, die eigenen Gedanken weitestgehend unter Kontrolle zu haben und diese sinnvoll zu schöpferisch-kreativen Zwecken einzusetzen.

Die Aufmerksamkeit sollte nie länger als unbedingt notwendig auf Negatives oder ein Problem gerichtet werden. Notwendig ist eine derartige, kurze Fokussierung meist nur als Bezugspunkt, damit man weiß, was nicht das Ziel sein sollte. So kann man eine Vision entwickeln und innere Ausgeglichenheit aufrechterhalten.

Kampfkunstmeister können zeigen, dass mit einer derartigen Geisteshaltung ein Zustand erreicht werden kann, in dem man unangreifbar ist. Um dies zu erreichen, müssen negative Gedanken und (Versagens-)Ängste jedoch weitgehend aus dem Bewusstsein verschwunden sein.

In der Praxis ist dies für einen Menschen oft schwierig, denn er wird von seiner Umwelt permanent beeinflusst. Auf diesen Weg können trotz positiver Lebenseinstellung negative Gedanken und Unruhe in das Bewusstsein kommen. Dies dringt jedoch nicht ungefiltert in einen Menschen ein. Ein Wahrnehmungsfilter, der sich ab der Kindheit tendenziell immer mehr verfeinert, hat die Aufgabe übernommen, lediglich die Dinge aufzunehmen und zu akzeptieren, welche mit dem individuellen Denkmodellen in Übereinstimmung stehen und die als gefahrlos gelten. So wird ein Großteil schädlicher Gedankeneinflüsse erfolgreich ferngehalten. Trotzdem gibt es subtilere Einflüsse, welche nicht gewinnbringende Auswirkungen auf die Gedanken haben können. Hierbei handelt es sich beispielsweise um innere Konflikte zwischen analytischer Logik und Unterbewusstsein, Suggestionen oder manipulative Werbung.

Deshalb ist der eigentlich freie Wille in der Praxis meist erheblich unfreier, als dienlich sein kann. Es werden beispielhaft drei Themenbereiche dargestellt, welche diesen Effekt verdeutlichen. Im Einzelnen sind dies nachfolgend

Suggestionen, Medieneinflüsse und Schockzustände.

1) Suggestionen

Geht es Ihnen wirklich gut?

Stellen Sie sich vor, an einem Morgen gut gelaunt und gesund mit den folgenden Worten eines Arbeitskollegen begrüßt zu werden: „Du siehst aber schlecht aus, geht es Dir nicht gut? Bist Du erkältet?“. Im Laufe des Vormittags wiederholt er dieses Thema noch öfters mit ähnlichen Sätzen. Er möchte ihnen damit nicht absichtlich schaden, sondern er hat einfach Sorge um sie. Vielleicht sagt er dies, weil es ihm selbst nicht gut geht und er von Ihnen eine Gegenfrage hören möchte, wie es ihm geht. Am Nachmittag wird ihnen plötzlich wirklich schlecht und sie gehen nach Hause.

Was ist der Grund hierfür?

Nach mehreren Wiederholungen dieser Aussagen dürfte die Mehrzahl aller Menschen sich fragen, ob vielleicht doch etwas nicht in Ordnung ist. So beginnen sie, sich echte Sorgen zu machen. Sensiblere Naturen werden sich nach einer Weile wirklich nicht gut fühlen und deshalb vielleicht nach Hause gehen müssen. Eine an sich liebevoll gemeinte Fürsorge hat sich in eine Art selbsterfüllende Prophezeiung negativer Art gewandelt.

In diesem Beispiel war es der negativen Suggestion vor allem deshalb möglich, Auswirkungen auf die Gedanken zu haben, weil sie von jemandem kam, der als Freund eingestuft wurde. Der Wahrnehmungsfilter hat es in diesem Fall als mögliche Wahrheit akzeptiert, während es bei einer Person, die vorab als „feindlich“ eingestuft worden

wäre, abgeblockt oder intensiv in Frage gestellt worden wäre.
Deshalb sollte im Alltag versucht werden, alle negativen Suggestionen von Mitmenschen zu ignorieren und ihnen keine Bedeutung beizumessen. Insbesondere gilt das, falls negative Botschaften von nahestehenden Person oder Freunden ausgesendet werden, die es selbstverständlich in der Regel überhaupt nicht destruktiv meinen. Diese Menschen sind sich lediglich der Auswirkungen auf den Empfänger nicht vollständig bewusst. Angst auslösende Informationen sollten deshalb nie mehr als unbedingt notwendig – und dann auf einfühlsame Art und Weise - an Mitmenschen kommuniziert werden.

Die subtile Wirkung einer bestimmten Suggestion dürfte kaum einem Menschen bislang bewusst geworden sein. Es sind die Worte eines Therapeuten: „Kommen Sie nächste Woche wieder!“ Obwohl es sich auf der bewussten Verstandesebene vielleicht ganz normal anhört, wird es vom Unterbewusstsein, das alle Körperfunktionen steuert, oft ganz anders verstanden. Hier übersetzt bedeutet es, dass die Erkrankung beziehungsweise deren Ursache nicht behoben worden ist. Alleine schon deshalb werden viele Krankheitssymptome sich häufig nicht verbessern. Dies liefert eine mögliche Erklärung, warum zahlreiche psychotherapeutische Behandlungen so viele Sitzungen umfassen. In vielen Fällen wäre es hilfreicher, dem Menschen auf geeignete Weise mitzuteilen, dass ein bestimmtes Problemfeld nun endgültig beendet ist. Viele Menschen sind für Suggestionen offen, und sofern ein Therapeut sie verwendet, sollte diese ausschließlich positiv und nützlich für den Patienten sein. So vorzugehen, ist im Regelfall ein Gebot der Nächstenliebe.

Generell ergibt sich für Ärzte das Problem, dass sie darauf geschult und trainiert wurden, immer die schlimmsten Erkrankungen zuerst auszuschließen. So sinnvoll dies im Bereich der Akutmedizin ist, bringt es auch ein Problemfeld auf der psychischen Ebene mit sich. Während der Patient anfangs oftmals von einer harmlosen Erkrankung ausgeht, kann dieses Verhalten von Seiten der Ärzteschaft oftmals Ängste projizieren, die sich später als machtvolle Suggestion zur Schwächung der Immunabwehr erweisen können. Stellen Sie sich vor, wenn der Arzt beiläufig sagt „Sie könnten auch an einer Erbkrankheit leiden!? Genaueres wissen wir erst in drei Wochen.“ Versetzen Sie sich beispielhaft in die Ängste hinein, die während dieser Zeit entstehen können. Betroffene sollten sich besser vorab in die Herangehensweise ärztlicher Diagnostik hinein denken und nicht voreilig den Schluss zu ziehen, dass sie wirklich schwer erkrankt sind.

2) Einfluss von Medien

Werbetreibende wissen ganz genau, welchen Einfluss ein entspannter Geisteszustand, beispielsweise abends auf der Couch, in Kombination mit Werbung haben kann. Sonst würden wohl nicht Milliarden Euro für Werbung ausgegeben werden. In einem entspannten Zustand, etwas mit Hypnose vergleichbar, wird der Wahrnehmungsfilter durchlässiger und die Worte oder Bilder werden sehr leicht in das Bewusstsein aufgenommen. Häufig werden durch diese Art von „Hintergrundrauschen“ im Unterbewusstsein neue Assoziationen geknüpft. Ein Beispiel kann der plötzliche Hunger nach einer Werbung für Süßigkeiten sein, obwohl gerade erst gegessen wurde und der Betroffene sich satt fühlt. Die dauerhafte Wiederholung dieser Assoziation prägt dann eine Standard-Verhaltensweise. Noch gefahrvoller dürfte Alkohol- und Zigarettenwerbung sein.

Es erscheint unsicher, ob mit der neuen Suggestion „Rauchen tötet“ auf den Verpackungen wirklich das Ziel von weniger Krebstoten erreicht werden kann. Nach dem dargelegten, neuen Verständnis der Wirkungsweise des Unterbewusstseins ist über das Schuldgefühl, dennoch zu rauchen und der Angst auslösenden Phrase über den Tod, eine leicht verhängnisvolle Kombination aus Angst und Schuldgefühl gegeben.

Bei der Betrachtung von Nachrichten kann festgestellt werden, dass permanent bedrohlich wirkende Botschaften gesendet werden. Seien es Kriege und terroristische Bedrohung, laufende Aggressionen zwischen den Parteien oder Altersarmut. Für einen Zuschauer, der zu Existenzängsten neigt, ist dies sicherlich keine gewinnbringende Beeinflussung. Eher im Gegenteil, diese dürfte seine ohnehin bestehenden Ängste nur noch verstärken. Der Betroffene wird bewusst und unbewusst mit Dingen konfrontiert, die nur mit einer sehr geringen Eintrittswahrscheinlichkeit in sein Leben treten werden. So können bestehende Ängste noch weiter verstärkt werden. Wie ich später zeigen werde, sind genau diese Ängste dazu geeignet, die Eintrittswahrscheinlichkeit negativer Situationen letztlich zu erhöhen. Viele Menschen kennen es, dass eine unangenehme Erfahrung sich immer und immer wiederholt. Der Grund hierfür dürfte in diesem Fall in dem Betroffenen selbst zu suchen sein.

Bei Filmen ist ebenfalls eine Gefahr der Fremdbeeinflussung gegeben. Die Wirkung von Horrorfilmen ist offensichtlich. Zahlreiche Menschen, die zu Ängsten neigen, bekommen hiervon Alpträume. Unser Bewusstsein unterscheidet nur wenig zwischen Scheinrealität und echter Realität, deshalb wirken diese Träume für den Betroffenen oft sehr real. Der regelmäßige Konsum von gewalttätigen Filmen kann daher unsere Gedanken regelrecht negativ umprogrammieren. Exemplarisch wird bei dem

Film „Der Weiße Hai“ offensichtlich, wie machtvoll und unlogisch angstmachende Geschichten ihre Wirkung entfalten – obwohl Haie weit weniger gefährlich sind als angenommen. Im Durchschnitt sterben weltweit weniger als 10(!) Menschen jährlich an den Folgen einer Haiverletzung, während ein Vielfaches an Menschen beispielsweise durch herunterfallende Kokosnüsse ihr Leben verliert.

Doch selbst bei eher harmlosen Filmen oder Geschichten sollte besonders auf kleine Kinder aufgepasst werden. Ihr eigener Wahrnehmungsfilter ist noch sehr schwach ausgeprägt, so dass sie negativen Informationen regelrecht schutzlos ausgeliefert sind. Sie können sich dann ängstigen. Weiterhin neigen sie grundsätzlich dazu, im Sinne von Stereotypen entweder für die Guten oder die Bösen Partei zu ergreifen. Das Hineinversetzen in eine Geschichte kann so intensiv werden, dass sie regelrecht selbst den Kampf gegen die andere Gruppe aufnehmen. Derartige „Traumwelten“ können in Abhängigkeit von den Rahmenbedingungen als real in das Leben integriert werden und starke, spätere Auswirkungen haben. Beispielsweise, wenn im Alltag vergessen wird, dass es sich um Videospiele oder Drehbücher gehandelt hat. Gewalt erscheint plötzlich als ein normales Mittel im Leben, um Konflikte zu lösen. Die reale Welt kann dann mehr und mehr durch ein künstlich konstruiertes Weltbild ersetzt werden. Terrorbedrohungen, Überfälle und Schießereien sind doch zum Glück im Alltag überaus selten anzutreffen. Es sollte ihnen deshalb keinesfalls mehr Realität beigemessen werden als unbedingt erforderlich. Vielleicht halten manche Menschen Derartiges für absurd. Doch wäre die oft anzutreffende „Schuhvorliebe“ von Frauen nicht vielleicht mit dem Märchen „Aschenputtel“ in Assoziation zu bringen?

An dieser Stelle sei deshalb an die Notwendigkeit eines altersgerechten Medienkonsums appelliert. Erwachsene tragen hierbei die Verantwortung für Kinder und Jugendliche.

Die negativen Auswirkungen des Medienkonsums sind in der Regel eher langfristiger Natur. Ähnlich einem Fass, welches irgendwann einmal zum Überlaufen kommt. Auf den Zusammenhang, dass andauernde Ängste die Muskeln im Körper permanent anspannen und alleine deshalb negative Gesundheitskonsequenzen entstehen können, wurde bereits hingewiesen.

Ebenfalls kann eine hohe Emotionalität, die durch Medienkonsum ausgelöst wird, Krankheitspotential darstellen. So gab es 2006 während der Weltmeisterspiele der deutschen Nationalmannschaft 3,26 Mal so viele Herzattacken wie sonst. Die Unterhaltungsmedien sollen hier nicht generell „an den Pranger“ gestellt werden. Sie selbst sind weder positiv noch negativ zu werten, sondern es sind deren Informationsinhalte, die entweder zweckdienlich sind oder nicht. Sie können Ängste verstärken und Menschen mit Dingen konfrontieren, von denen sie normalerweise überhaupt nichts im Leben mitbekommen hätten – oder sie können stattdessen positive Botschaften senden. Beiträge von Leuten, die Großartiges leisten oder sich anderen Menschen gegenüber besonders liebevoll verhalten haben. Dies wäre ein Ansporn für echte Leistungsträger, wie beispielhaft Lehrer, Krankenschwestern oder humane Wirtschaftsführer, sich noch mehr für das Gemeinwohl zu engagieren. Wir alle sollten die Frage stellen, welche Inhalte dauerhaft gewinnbringender für unsere Gesellschaft sind. Wollen wir uns wirklich permanent mit negativen Ereignissen und Ängsten anderer Menschen belasten oder sind die Schwierigkeiten, mit denen wir von Zeit zu Zeit in unserem eigenen Leben konfrontiert werden, nicht selbst schon ausreichend? Ein Mensch hat die freie Wahl, seine Aufmerksamkeit von Dingen wegzubewegen, die sich nicht gut für ihn anfühlen. Im Regelfall macht es kaum einen Sinn, sich längere Zeit mit als negativ empfundenen Wahlmöglichkeiten auseinander zu setzen. Man erhöht so nur deren Eintrittswahrscheinlichkeit.

Konstruktiver ist es, seine Gedankenenergie auf Lösungen und Verbesserungsvorschläge zu richten.

Gewalttätige Videospiele

Die amerikanischen Streitkräfte haben vor vielen Jahren herausgefunden, dass Soldaten eine natürliche Hemmung haben, einen Feind im Nahkampf zu töten. Dies galt für etwa 80% der Probanden in entsprechenden psychologischen Tests. Anschließend spielte eine Testgruppe der Soldaten regelmäßig Videospiele, bei denen Spielfiguren getötet werden sollten. In dieser Gruppe sank die Hemmschwelle, im Nahkampf einen Feind zu töten, hinterher auf etwa 20%.

An diesen Tests lässt sich exemplarisch darstellen, dass derartige Spiele eine psychologische Wirkung haben, die in (wenigen) Einzelfällen Amokläufe und ähnliches begünstigen kann. Dieser Effekt tritt vor allem dann auf, wenn ausreichende körperliche Aktivität fehlt. Es staut sich so zunehmend körperliche Energie auf, die sich irgendwann im Sinne einer nach außen gezeigten Aggression Ausdruck verleihen könnte.

3) Schock

Ein starker Schock kann neben seinen körperlichen Effekten im Prinzip zugleich als eine Art Hypnosezustand angesehen werden. Alles, was in dieser Schocksituation zu einer Person gesagt wird, hat das Potential einer selbsterfüllenden Prophezeiung. Es ist bekannt, dass Menschen unter dem Einfluss einer Show-Hypnose – die teilweise als gefahrvoll erachtet werden kann – sogar Zitronenstücke als Ananasstücke regelrecht genießen können. Dies zeigt überdeutlich die Macht von hypnotischen Suggestionen, die tief in unser Unterbewusstsein einsickern können und welche dann eben nicht von unserem Wahrnehmungsfilter blockiert werden. So wird eine Scheinrealität plötzlich als wirklich angesehen.

Diese Form der Einflussnahme kann unterschiedlich lange bestehen. Es hängt vor allem von der Stärke eines Ereignisses und der Person ab – von Minuten bis selten vielleicht auch Monaten. Aus diesem Grund sollten die Worte, die Ersthelfer an einem Unfallort zu einem Opfer sagen, sehr sorgfältig gewählt werden und grundsätzlich immer positiv sein. Es kann niemals schaden, zu optimistisch zu sein und vielleicht auch einmal einen Witz zu machen, selbst wenn die Heilung dieser Unfallverletzung anfangs unrealistisch erscheint. Mittlerweile ist bekannt geworden, dass Patienten im Koma oder bei Operationen unter Vollnarkose auf unterbewusster Ebene oft viele der gesprochenen Worte mitbekommen. Deshalb ist es sinnvoll, dass Ärzte hier mit negativen Prognosen und Aussagen sehr zurückhaltend sind. Gerade bei schwersten Erkrankungen muss sich ein Therapeut bewusst sein, dass der Patient mit der Diagnosestellung meist in einen Schock und damit in einen hypnoseähnlichen Zustand verfällt. Eine seiner ersten Fragen wird häufig die zeitliche Prognose und die Überlebenswahrscheinlichkeit sein. Die Antwort darauf muss nun besonders bedächtig gewählt werden. Wie oft kommt es vor, dass der Arzt nun vielleicht sechs Monate sagt und die Person etwa noch sechs Monate lebt. Zusätzlich sollte berücksichtigt werden, dass anschließend die Angehörigen oftmals mit sorgenvoller Miene auf den Erkrankten einwirken werden, während sie selbst angsterfüllt sind. Hier dürfte es sich bezüglich der Überlebensdauer oftmals mehr um die Kraft einer selbsterfüllenden Suggestion handeln als um erstaunlich gute Prognosefähigkeiten.

Sicher besteht für den Arzt im Einzelfall ein Konfliktpotential, denn er möchte ehrlich zu seinem Patienten sein und ihm keinesfalls falsche Hoffnungen machen. Auch dürften manchmal bestimmte Dinge, wie ein Testament oder Nachlassverwaltung, zu regeln sein. Doch sollte immer im Hinterkopf behalten werden, dass letztlich kein Mensch darüber bestimmen kann, wann es für einen schwerkranken Menschen Zeit ist, „seine letzte Reise“ anzutreten. Es gibt so viele Fälle von Heilungen in aussichtslos eingestuften Fällen, dass dies alleine schon genügen müsste, um sich demütig vor dem Wunder des Lebens zu verneigen und zuzugeben, dass Überlebensprognosen unseriös und unmöglich sind. Sollte es dem Betroffenen stattdessen nicht etwas leichter gemacht werden, indem das Umfeld gute Laune und positive Gedanken versprüht? So bekommt er kein schlechtes Gewissen, Sorgen bei den Angehörigen auszulösen. Er kann vielleicht sogar einen Teil des ihn umgebenden Optimismus aufnehmen, um seine eigenen negativen Gedanken zu neutralisieren. Die Situation ist im Einzelfall belastend genug – Schwermut und Angst um ihn herum durch emotionale Bezugspersonen werden diese Situation wohl kaum verbessern. Die Entstehung der Erkrankung dürfte in vielen Fällen hierdurch erst begünstigt worden sein. Es besteht kein Zweifel, dass ein bestimmtes Umfeld Krankheiten hervorbringen kann. Die Familie sollte deshalb versuchen, durch liebevolle Zuneigung und Optimismus Ängste des Betroffenen aufzulösen. Viele Spontanheilungen finden bei Menschen statt, die so optimistisch sind, dass sie sich selbst nicht aufgeben. Selbst falls dies im Einzelfall nicht ausreichend sein sollte, begünstigt es zumindest den Behandlungserfolg einer Therapie und die psychische Verfassung des Patienten.

Die Ausführungen zum Thema Schock sollen auch verdeutlichen, dass es niemals sinnvoll sein kann, eine andere Person „zum Jux“ zu erschrecken. Denn der „Jux“ liegt meist nur auf der Seite des Handelnden. In der Praxis gab es Fälle von Patienten, in denen beispielsweise ein Verwandter ein Kleinkind in die Luft hob und dann so tat, als würde er es fallen lassen. Wenn hier die Grenzen weit überschritten werden, innerhalb derer das Kind noch Spaß an der Situation hat, sind schnell die Grundlagen für eine lebenslange Fallangst gelegt. Gleichzeitig sind über das Zusammenzucken der Muskulatur im Angstfall auch dauerhafte Anspannungen des ganzen Körpers (Hypertonus) erklär- und therapierbar.

Placeboeffekt

Das in den vergangenen drei Beispielen verdeutlichte Potential unserer Vorstellungskraft kann auch positiv bei Krankheitsgeschehen eingesetzt werden. Dass der Glaube an den Nutzen einer Therapie heilen kann, ist mit dem sogenannten Placeboeffekt schon seit langer Zeit nachgewiesen. Hierbei handelt es sich um den Therapieerfolg, wenn beispielsweise kein wirksames Medikament, sondern ein Placebo (Scheinpräparat), verabreicht wird.

Gründe für den Placeboeffekt sind vielfältiger Art, wie beispielsweise

- Therapeutische Zuwendung
- Suggestivwirkung und der eigene Glaube an die Heilung
- Übertragung von Gedankenenergie eines gesunden Therapeuten
- Harmonisierende Wirkung auf erkrankte Zellstrukturen
- Natürliche Tendenz zur Selbstheilung auch ohne Therapie

Die Wirkungen dieses Effektes können so stark sein, dass chemische Wirkungen eines Arzneimittels vollständig aufgehoben werden. Dies unterstützt meine Hypothese, dass die eigenen Gedanken im Einzelfall größeren Einfluss auf den Körper haben können als äußerliche Therapien.

Ein Therapeut sollte den Placeboeffekt immer mitberücksichtigen und sich so verhalten, dass dessen maximaler Nutzen erreicht wird. Dies gilt nicht nur für Medikamente, sondern grundsätzlich für jegliche Therapieformen. So muss alles vermieden werden, was im Rahmen einer Behandlung einen gegenteiligen Effekt (Nocebo) haben könnte. Hierzu gehört insbesondere, dem Patienten niemals das Gefühl zu geben, dass es „keine Lösung mehr gäbe“ oder „er austherapiert sei“. Dies kann zur Selbstaufgabe und zum Zusammenbruch des verbliebenen Selbstheilungspotentials führen. Da gerade im Bereich der Schulmedizin stark auf Kosteneffizienz geachtet wird und deshalb oft wenig Zeit für Gespräche mit dem Patienten bleibt, ist die Gefahr der Negativbeeinflussung eines Heilungsprozesses leider zwangsläufig gegeben. Aus meiner Sicht bringt die immer stärkere zeitliche Optimierung des Medizinsystems auch weitreichende Nachteile mit sich. Denn eine wirksame Heilkunde benötigt zumindest in den schweren oder chronischen Fällen grundsätzlich ausführlichere Gespräche und längere Patientenkontakte. So wird auch das Vertrauen bezüglich ihrer Wirksamkeit gestärkt.

Das Glück Deines Lebens hängt von
der Beschaffenheit Deiner Gedanken ab.

Mark Aurel

Stress und seine Ursachen

Einer Studie der Europäischen Union zufolge leidet etwa ein Viertel der Europäer unter Gesundheitsproblemen, die als berufsbedingt gelten. Bis zu 60% aller versäumten Arbeitstage sollen der Untersuchung zufolge auf Stress zurückzuführen sein. Die hieraus entstehenden Kosten wurden in den fünfzehn EU-Ländern auf insgesamt 20 Milliarden Euro geschätzt. [12] Nach Angaben der Weltgesundheitsorganisation WHO haben psychische Erkrankungen berufstätiger Menschen zwischen 1997 und 2004 um 70% zugenommen.

Woher kommt es, dass offensichtlich immer mehr Menschen unter Stress leiden?

Als Therapeut beleuchte ich die jeweilige Ursache für diese Belastung immer sehr individuell. Dennoch sollen hier einige wichtige Aspekte dargestellt werden, die bislang in der Öffentlichkeit kaum als Stressursache angesehen werden.

Die Stressresistenz einzelner Menschen ist sehr unterschiedlich ausgeprägt. Manche scheinen Stress regelrecht zu lieben, während andere schon bei geringer Zusatzbelastung körperliche oder psychische Probleme bekommen. Nicht zuletzt aus diesem Grund sehe ich hier wiederum energiezehrende, unterbewusste Programmierungen aus der Vergangenheit als eine der Ursache für diesen Unterschied in der Belastungsfähigkeit.

Eine Welt voller Verbote

Wir leben in einer Gesellschaft, in der die meisten Menschen scheinbar beständig unter Angst stehen, entweder zu versagen oder etwas falsch zu machen. Verbote sind überall präsent, sei es im Straßenverkehr oder am Arbeitsplatz.

Dieses Hintergrundrauschen, für eine mögliche „Untat" bestraft zu werden, löst einen permanenten Stresszustand im Unterbewusstsein aus, das einen Menschen vor möglicher Bestrafung beschützen will. Es sucht deshalb die Umwelt – umfassender als eigentlich sinnvoll und notwendig – nach potentiellen Gefahren ab.

Da viele chronische Krankheiten durch Stress begünstigt werden, ist es sinnvoll, dieses Thema ein wenig zu beleuchten.

Woher kommt es, dass wir nichts „falsch" machen wollen?

An sich sind Fehler ja nützlich, denn aus vielen von ihnen erwächst Erkenntnis und Fortschritt. Was wir jedoch fürchten, ist die Bestrafung durch unser Umfeld, falls wir einen Fehler gemacht haben. Manche Menschen gehen sogar so weit und bestrafen sich selbst für vermeintliche Fehler – vielleicht in einer Art vorauseilendem Gehorsam – obwohl die anschließende Bestrafung durch eine andere Person am Ende vielleicht sogar ausbleibt. Die Lebensfreude kann hierdurch stark beeinträchtigt werden, und Antriebslosigkeit ist oft die Folge.

Die Stressreaktion dürfte häufig nicht die Folge der heute erlebten Umstände sein. Als Ursache dürfte eher die Art der Bestrafung in Frage kommen, die in früherer Kindheit erlebt wurde, falls ein Betroffener einen Fehler gemacht oder in den Augen anderer Menschen versagt hat. Das Bedauerliche daran ist, dass das Kind damals in der

Regel für die Abschätzung der Folgen seines Handelns wohl noch viel zu klein war. Vielmehr wäre es damals wohl eher die Aufgabe einer erwachsenen Bezugsperson gewesen, das Kind nicht zu bestrafen, sondern nutzbringender auf die Konsequenzen seines Handelns hinzuweisen. Meistens wären in solchen Situationen eigentlich die Erwachsenen zur Verantwortung zu ziehen und nicht das „unschuldige" Kind.

Leider kann ein Mensch sich an die stark prägenden Ereignisse logisch-rational meist nicht mehr zurückerinnern. Sie sind vielleicht im Alter von 0-3 Jahren in sein Leben getreten. Anschließend hat das Unterbewusstsein vollkommen automatisch die Aufgabe übernommen, ihn zukünftig vor ähnlichen Situationen und Bestrafungen zu schützen – ohne dass er seine bewusste Aufmerksamkeit aktiv darauf richten muss. Hierzu kann das Unterbewusstsein in das Verhalten und körperliche Prozesse beliebig eingreifen, um eine potentielle „Gefahr" abzuwehren. Auf Dauer ist dies sehr anstrengend – vergleichbar dem Autofahren mit angezogener Handbremse.

Ab einem bestimmten „Schwellenwert" ist es deshalb sinnvoll, die ursprünglich entstandene Angst und Traumatisierung aufzuarbeiten und zu neutralisieren. Meine spezielle Therapiemethode erreicht dieses Ziel, in dem die ursprüngliche, verdrängte (Schock-)Situation noch einmal bewusst erfahren wird. Erst wenn wir den wirklichen Grund oder die Ursache auf der logischen Verstandesebene kennen, haben wir die Macht, selbst eine Veränderung dieser Erfahrung herbeizuführen. Deshalb wird ein Betroffener alleine oder mittels Selbsthilferatgebern in diesem Bereich häufig nicht zum Ziel kommen. Er braucht die Hilfe eines diesbezüglich erfahrenen Therapeuten, um beispielsweise die kindliche Traumatisierung aufzulösen. Ziel ist es, alte Muster und Ängste zu modifizieren oder zu deaktivieren, wodurch sich das Erleben der Gegenwart und damit gleichzeitig die Zukunft verändert. Hierbei gibt der Patient weitgehend selbst die Richtung vor und steuert über sein „Erleben“ den Ablauf der Behandlung aktiv mit. Weniger die genaue Therapietechnik, als vielmehr bedingungslose Nächstenliebe ist hierbei wesentlicher Teil der Behandlung.

Nicht selten wird bereits einem kleinen Kind in frühen Jahren ein massives Schuldgefühl bei einem vermeintlichen Fehler aufgeladen. Das geht manchmal so weit, dass es sich „schämen gehen soll“, eine Form des mittelalterlichen „an den Pranger Stellens“. Für mich grenzt das geradezu an psychische Terrorisierung.

Zu was soll dies nützlich sein?

Oft wird es entweder Lethargie, Wut oder den Wunsch nach Vergeltung bei der betroffenen Person entfesseln. Eine Programmierung von „Eines Tages werde ich mich rächen…..“. Die Folge solcher Gefühle in Extremform kann leicht bei den kriegerischen Auseinandersetzungen im Nahen Osten beobachtet werden. Religiöse Prägungen verstärken die Neigung zu Schuldgefühl, Bestrafung und Vergeltung hierbei oft zusätzlich.

Es kommt für den Betroffenen oft noch schlimmer: Wer ist nicht bereits schon einmal in seinem Leben für etwas zur Rechenschaft gezogen worden, was er überhaupt nicht begangen hatte?

Es dürfte kaum einen Menschen geben, der nicht von derartigen Ereignissen betroffen und konditioniert ist. Zudem dürfte im Vergleich zu einigen Jahrzehnten zuvor der Leistungsdruck auf Kinder erheblich zugenommen haben. Sie werden meist beständig auf Fehler und potentielles Versagen hingewiesen. Dies führt zu einer Gesellschaft, in welcher derart Betroffene nur darauf warten, andere Menschen auf Fehler hinzuweisen oder sie auf irgendeine Art zu bestrafen. Ich habe Menschen therapiert, die als Erwachsene vergleichsweise böse mit ihren Mitmenschen umgingen, weil sie in ihrer eigenen Kindheit regelmäßig bestraft und mit Schuldgefühl beladen wurden – sie wollten sich unbewusst ständig für das erlittene „Unrecht" rächen. Die Anzahl der Fälle in meiner Praxis, in denen Wut und Schuldgefühl dieser Art eine Hauptursache für körperliche Symptome oder Verhaltensauffälligkeiten sind, ist groß. Bei einer Studie mit jüngeren Menschen (<30 Jahre) eines kalifornischen Krankenhauses ist beispielsweise das Risiko, durch eine Verkalkung oder Verhärtung der Arterien eine Herzkrankheit zu bekommen, bei einem Hang zu Wutanfällen und Feindseligkeit um das 2,5 fache erhöht gewesen.[13] Bildhaft scheint sich die vorhandene Aggression innerlich durch eine fehlende Weichheit oder Sanftheit der Blutgefäße manifestiert zu haben.

Übergroße Verantwortung, die einem Kind aufgeladen wurden, kann ebenfalls zu Stressproblemen führen. Mir sind einige, ähnlich gelagerte Fälle in Erinnerung geblieben, bei denen eine berufliche Beförderung die Erinnerung an eine kindliche Überforderung mit Verantwortung hochgebracht hat.

Das Kind war damals nicht glücklich mit einer Situation, beispielsweise auf die vier Geschwister aufzupassen. Dann kam es zu einem „Unglück", bei dem ein Elternteil das Kind anschließend zur Verantwortung zog. Eine Verantwortung, für die das Kind noch viel zu klein war. Die berufliche Beförderung in der Gegenwart brachte genau die Erinnerung an damals im Unterbewusstsein an die Oberfläche. Es kann anschließend alle möglichen Strategien entwickeln, damit der Betroffene in seinem Beruf nicht erfolgreich sein wird. Hierbei kann es sich um körperliche Beschwerden oder Verhaltensauffälligkeiten handeln, die das Unterbewusstsein einsetzt, um der potentiellen Bedrohung zu entgehen und um den Menschen vor übergroßer Verantwortung zu beschützen. Manchmal gehen Schulterschmerzen damit einher – diese sind in diesem speziellen Fall dann Ausdruck der Körpersprache, „eine Last nicht mehr tragen zu können". Viele ähnliche Sprichwörter haben einen tieferen Sinn.

Bei den angesprochenen Beispielen handelt es sich weitgehend um Prägungen, bei denen der Betroffene einen Mangel an Nächstenliebe erfahren hat. Deshalb ist bedingungslose Liebe in Kombination mit einer speziellen Therapietechnik der Schlüssel zur Auflösung derartiger Probleme.

Sofern ein chronisches, körperliches Symptom vorliegt, weist oftmals das Unterbewusstsein über eine derartige Körpersprache auf ein emotionales Bedürfnis nach Liebe und Akzeptanz hin. Wird dieses Verlangen gestillt, löst sich das vorhandene Schuldgefühl auf, das im Einzelfall wirklich dauerhaft extrem belastend sein kann. Ich habe bislang keinen Patienten getroffen, der nicht auf die eine oder andere Weise unter Schuldgefühl gelitten hat – psychisch und/oder körperlich. Die Folgen sind weitreichend.

Belohnungssysteme anstatt Bestrafung

Meine Hypothese lautet, dass Bestrafung tendenziell nutzlos ist. Auch wenn meist das Gegenteil behauptet wird – sie wird in letzter Konsequenz nur selten das Ziel erreichen, was sie zu erreichen sucht. Die Todesstrafe in Amerika ist ein gutes Beispiel, dass sie als Abschreckung oder zur dauerhaften Verhaltensänderung nicht wirksam ist.

Selbstverständlich muss es Regeln und ethische Grundsätze in einer Gesellschaft geben. Kinder müssen dahin gehend erzogen werden, doch es dürfte sehr viel wirksamer sein, sie frühzeitig auf die Konsequenzen ihres Handelns – sofern nicht bereits selbst erkannt – liebevoll und deutlich hinzuweisen. Verhaltensmuster, die in der Kindheit einprogrammiert werden, dürften sich besser entwickeln falls positive Anreizsysteme für ein bestimmtes Verhalten geschaffen werden. Sätze wie „Wenn Du das schaffst, gehen wir in den Zoo....“, anstatt „Wenn Du versagst, gibt es kein Taschengeld mehr...“ dürften erheblich zielführender sein. Hierbei ist es wichtig, Kinder bereits in den ersten Lebensjahren so gut wie möglich dahin gehend zu erziehen. Ihnen sollte auch beigebracht werden, dass Mitmenschen in letzter Konsequenz alle voneinander abhängig sind. So gewinnen die biblischen Worte „Liebe Deinen Nächsten wie Dich selbst“ eine praktische Bedeutung. Mit einer derartigen Erziehung erst nach der Pubertät zu beginnen, ist fast aussichtslos. Deshalb zeigen Jugendliche aus problembehafteten Elternhäusern häufig asoziale Verhaltensweisen. „Der Apfel fällt nicht weit vom Stamm“. Die Vorbildfunktion der Familie und der Gesellschaft sind wichtiger als der Versuch, mittels Bestrafung hinterher ein bereits konditioniertes Verhalten korrigieren zu wollen. Da beispielsweise selbst berühmte Personen dieser Vorbildfunktion nicht immer gerecht werden, wird es insbesondere für junge Menschen manchmal schwierig, die richtigen Anreize für ein gutes ethisch-moralisches Verhalten zu bekommen. Mit dem Finger auf bestimmte Gruppen zu zeigen und dann nach Bestrafung zu rufen, ohne dabei zu hinterfragen, wie es zu einem asozialen Verhalten gekommen ist, dürfte nicht dessen Ursache beheben.

Wie sich leicht schlussfolgern lässt, haben positiv und gut erzogene Menschen, die richtig die Konsequenzen ihres Handelns abschätzen können, später im Leben häufig sehr viel Freude an Belastungen vieler Art. Die Vorfreude auf eine Belohnung kann zu regelrechten Höchstleistungen anspornen, und meist ist alleine die Abwesenheit von Versagensangst schon ausreichend, um an einer Aufgabe wirklich Spaß zu haben. Derart konditionierte Menschen kennen Stresssymptome praktisch nicht, sie fühlen eher Belastungsgrenzen. Stress und dessen gesundheitlichen Nebenaspekte, wie permanente Verspannungen, sind ihnen deshalb meist unbekannt.

Angst ist grundsätzlich eine sehr schlechte Voraussetzung für eine gute Leistung, wie man sicherlich leicht an sich selbst feststellen kann. Zudem macht ein Mensch einen „Fehler" meist nicht bewusst absichtlich. In der Regel werden Handlungsalternativen abgewägt und am Ende die subjektiv beste Vorgehensweise ausgewählt. Bei dieser Auswahl spielen auch emotionale Erfahrungen aus der Vergangenheit manchmal eine große Rolle. Vielleicht sollte deshalb das Wort „Fehler" ganz aus dem Wortschatz verbannt werden, denn dieser Begriff ist aus meiner Sicht grundsätzlich mit einer Art Schuldgefühl verknüpft. Besser wäre eine Definition, wonach eine bestimmte Handlung nicht ihren gedachten Zweck erfüllt hat. Normalerweise trifft ein Mensch eine Abwägung von Alternativen und handelt anschließend so, wie es das Beste scheint. Erst wenn das Ergebnis dieser Handlung bekannt und nicht der gewünschte Erfolg eingetreten ist, wird ein Anreiz geschaffen, das Verhalten zu korrigieren. Hierfür müssen die Zusammenhänge erst einmal verinnerlicht und verstanden werden. Dann kann das Verhalten in der Zukunft verändert werden, um beim zweiten oder dritten Mal vielleicht das gewünschte Ergebnis zu erreichen. Man denke bildhaft nur an das Laufenlernen eines Kleinkindes und die Schulung der Koordination. Dies gilt ebenso für den mentalen Bereich, und genau durch diese Art der Rückkopplung entsteht Fortschritt in allen Lebensbereichen. In diesem Mechanismus sind die Voraussetzungen und der Anreiz für eine dauerhafte Verhaltensänderung zu finden. Nur so wird ein Mensch freiwillig ein altes Verhaltensmuster durch ein zweckdienlicheres ersetzen. Auf diese Weise verändern sich die Grundüberzeugungen und Glaubensmodelle einer Gesellschaft.

Insofern sollte sich niemals eingeredet werden „Dieser Fehler war unverzeihlich…“ oder „Es war ein Fehler, so gehandelt zu haben…“. Nach meiner Erfahrung kommt es zu solchen Schlussfolgerungen immer erst im nach hinein, wenn zusätzliche Informationen vorhanden sind. Heute würde anders gehandelt werden, aber zum damaligen Zeitpunkt war es die beste Alternative, die abgewogen wurde. Die schlechteste Entscheidung, die ein Mensch jemals treffen kann, ist die Taktik, keine Entscheidung zu treffen – „den Kopf in den Sand stecken“. Ein derartiges Verhalten ist von Angst bestimmt. Gerade bei großen Herausforderungen bindet diese Vermeidungs-Strategie nur unnötig Ressourcen, die bereits gewinnbringend zur Umsetzung einer Handlung eingesetzt werden könnten.

Fehler werden gemacht,
damit danach eine Erfahrung stattfindet
und aus dieser wiederum
das Erkennen stattfindet
und dadurch eine Veränderung
vorgenommen wird.

Konfuzius

Wenn auf der Erde die Liebe herrschte,
wären alle Gesetze entbehrlich.

Aristoteles

Mitarbeiterführung in Unternehmen

Der Arbeitsplatz dürfte heutzutage ein Bereich sein, der früher entstandene Ängste und alte Handlungsmuster leicht an die Oberfläche bringen kann. Die Möglichkeiten, einen (vermeintlichen) Fehler zu machen oder zu versagen, sind nahezu unbegrenzt, allgegenwärtig und vielfältiger als noch vor einigen Jahrzehnten. Permanente Kontrolle und Überwachung, teilweise mit Kameras, sind an der Tagesordnung. Damit einher gehen häufig Drohungen, wie bezüglich Arbeitsplatzabbaus. Die Sinnhaftigkeit dahinter erschließt sich mir allenfalls begrenzt. Ich kann diese Art von Verhalten nur mit fehlendem Weitblick erklären.

In Großunternehmen konnte ich über viele Jahre gut beobachten, dass fehlende Anreize und Verängstigung erforderliche Umstrukturierungen lange verzögerten. Häufig neigen Mitarbeiter dazu, erst einmal eine Art Blockadepolitik umzusetzen, falls Veränderungen auf sie zukommen. Es sind oftmals Ängste, vor einem Arbeitsplatzverlust oder bezüglich eines neuen Kollegenumfelds, welche die erfolgreiche Übernahme eines neuen Aufgabenfeldes schwierig machen. Da häufig selbst das Top-Management gegeneinander arbeitet, um jeweils das Optimum für den einzelnen Manager herauszuholen, ist das Unternehmen meist lange Zeit regelrecht gelähmt. Die Ängste der Mitarbeiter, die nicht wissen, in welche Richtung die „Reise" gehen wird, erhöhen sich zusehends weiter. „Flurfunk" und die Gerüchteküche verstärken dies noch.

Gerade in diesen Fällen wäre mehr Offenheit und Fairness gegenüber den Mitarbeitern – nach meiner Definition ein Ausdruck von Nächstenliebe – sicherlich zielführender. Die von Unternehmensberatern empfohlene und oft angewandte „Salamitaktik", bei der Mitarbeiter lediglich Stück für Stück informiert werden, ist das Gegenteil hiervon. Intuitiv spüren die Mitarbeiter dies. Sie fühlen sich nicht akzeptiert, nicht wertgeschätzt und unverstanden. So entsteht eine mangelnde Identifizierung mit dem Unternehmen, und die besten Talente werden schnell abwandern. Vielleicht in ein Unternehmen, in dem sie mehr Wertschätzung erfahren – selbst wenn diese sich lediglich in einem höheren Gehalt ausdrückt.

Ich sehe es deshalb als eine der Hauptaufgaben des Firmenmanagements an, Ängste zu beseitigen beziehungsweise sie nicht unnötig zu fördern. Verbunden mit einer Wertschätzung der Mitarbeiter ist dann die Grundlage geschaffen, um hervorragende Leistung im Unternehmen umzusetzen. Talente können so ihr maximales Potential entfalten, wobei aus meiner Sicht jeder Mensch grundsätzlich – Kraft Geburt – für bestimmte Aufgaben talentiert ist. Wenn dieses Potential nicht gehoben werden kann, stellt sich die Frage, wer oder welche Erfahrungen der Vergangenheit dies „zugeschüttet“ haben.

Es dürfte sich allenfalls um kurzfristige Nutzeffekte handeln, wenn mit dem Einsatz von Verängstigung das Maximum aus den Mitarbeitern herausgeholt werden soll. Die langfristigen, volkswirtschaftlichen Sozialkosten psychisch bedingter Berufsunfähigkeit und Burnout-Syndromen muss am Ende die Gesellschaft – und damit alle Bürger – tragen. Es dürfte hilfreich sein, wenn Firmenchefs, Personalabteilungen, aber auch der Staat vielleicht intensiver darüber nachdenken würden. Es wäre ein Schritt in die Richtung einer spirituell erwachenden Gesellschaft, die stärker von Nächstenliebe geprägt ist.

Statt Druck und Angst aufzubauen, dürften Anreizsysteme und „liebevolleres“ Miteinander in Unternehmen Kreativität und Produktivität fördern. Ebenfalls dürften überzogene Gehaltsforderungen abnehmen, die derzeit in Toppositionen üblich sind, weil Führungskräfte für den eventuellen „Versagensfall“ und plötzliche Kündigung ausreichend Existenzsicherungspuffer für häufig ein paar Jahre fordern. Ein Mitarbeiter, welcher sich mit seinen Stärken, aber auch Schwächen voll akzeptiert fühlt und Wertschätzung erfährt, wird eher mit etwas weniger Einkommen zufrieden sein oder zumindest nicht so leicht von Wettbewerbern abgeworben werden können. In letzter Konsequenz führt dieser Gedanke auch zu einem grundlegenden Hinterfragen des extremen Verdrängungswettbewerbs zwischen Unternehmen und Volkswirtschaften. Er kennt viele Verlierer – und nur wenige Gewinner. Eine spirituell reife Weltbevölkerung würde dies in dieser Form sicher nicht aufrechterhalten.

Häufig werden Unehrlichkeiten und Betrugsfälle durch eine Angst hervorgebracht für eine vermeintliche Schwäche verurteilt zu werden. Was hierbei scheinbar vergessen wird: Ein Unternehmen wird stark durch die unterschiedlichen Menschen, die in ihm arbeiten. Kein Mensch ist perfekt bzw. die Perfektion liegt daran, Stärken und Schwächen zu haben, so dass wir alle aufeinander angewiesen sind. So wie in einem Orchester, dessen Klang und Perfektion erst durch viele verschiedene Musiker und Instrumente zustande kommt. Hier gibt es mit dem Dirigenten eine Führungspersönlichkeit, die neben Fachwissen vor allem weiß, welcher Musiker mit seiner jeweiligen Stärke wo am besten einzusetzen ist. Individuelle Höchstleistungen aller Teammitglieder ergeben sich hieraus automatisch. Jeder Einzelne wird mit mehr Leidenschaft zum Gesamterfolg beitragen wollen – und fühlt sich gleichzeitig als Mensch wertgeschätzt. Das Verhalten wird dann zum Gegenteil einer „inneren Kündigung“.

Zu dominante Chefs, welche mit Angst führen, sollten deshalb zunehmend der Vergangenheit angehören. Meist dürfte eher ihre eigene Angst der Grund sein, warum sie ihre Mitarbeiter überhaupt mit Angst führen – sie sind meist selbst wenig lebensfroh. Ich würde die Frage stellen wollen, wer oder was sie dazu gemacht hat.

Eine Vielzahl von Mitarbeiterseminaren und Führungstrainings wird ihr Ziel nicht vollständig erreichen können, weil die Teilnehmer aus Angst keinen Fehler machen möchten – insbesondere falls Führungskräfte anwesend sind. Angst auflösende Therapien sollten nach meiner Meinung besser in einem Gespräch unter vier Augen stattfinden, da das Unterbewusstsein sonst fast immer das wahre Problem und seine Ursache verschweigen wird. Es wird die potentielle Möglichkeit nicht zulassen, sich vor Zuschauern noch einmal lächerlich oder schuldig vorzukommen. Deshalb brauchen gute Berater entsprechend Einfühlungsvermögen und müssen alles vermeiden, was zusätzliches Schuldgefühl in einem Betroffenen erzeugen könnte.

Selbstverständlich reagieren verschiedene Persönlichkeitstypen unterschiedlich sensitiv auf diese Problematik. Es dürften jedoch viele Menschen sein, die auf Angst oder Schuldgefühl mit körperlichen Stresssymptomen reagieren. Die negativen Folgen eines permanenten Stresses auf das Herz-Kreislaufsystem sind allgemein bekannt. Der häufig damit einhergehende hohe Blutdruck kann oft als Folge dieses permanenten Leistungsdrucks in Verbindung mit Versagensangst gesehen werden. Hier habe ich einige Beispiele in der Praxis erfahren dürfen. Dieser Zusammenhang gilt hierbei selbstverständlich lediglich für Betroffene, bei denen kein entsprechendes organisches Leiden vorliegt – es sich also um eine psychosomatische Ursache handelt.

Insofern dürften alle Beteiligten eines Unternehmens von einem verständnisvolleren Umgang miteinander profitieren. Therapeutisch ist es nützlich, wenn zudem eine eventuelle traumatische Ursache als Stressfaktor in der Vergangenheit des Betroffenen aufgearbeitet und damit neutralisiert wird. Der Einfluss der Geburt, welche meist das größte Stressereignis im Leben eines Menschen widerspiegelt, sollte in diesem Zusammenhang ebenfalls Berücksichtigung finden.

Die derzeitige Basis der Zusammenarbeit von Mitarbeitern in Unternehmen ist in den meisten Fällen sicherlich nicht optimal. Zudem hat die vorherrschende Fokussierung auf rein betriebswirtschaftlichen Nutzen negative Auswirkungen auf die Beschäftigten. Überdeutlich wird dies durch eine Studie der Deutschen Angestellten Krankenkassen (DAK) aus dem Jahr 2009. So wurde durch eine Umfrage hochgerechnet festgestellt, dass etwa 5% aller Erwerbstätigen (rund 800.000 Menschen) sich regelmäßig im Arbeitsalltag ohne wirklichen medizinischen Grund mit Psychopharmaka aufputschen. Diese Mittel machen teilweise süchtig und haben auch ansonsten keine zu unterschätzenden Nebenwirkungen. Ein Wirtschaftssystem sollte in erster Linie allen Menschen dienen. Sofern zahlreiche Menschen dem von wenigen Individuen aufgebauten Druck des Systems nicht mehr gewachsen sind, sollte vielleicht eher das System geändert werden, als die Betroffenen verantwortlich zu machen und sie langfristig in ihrer Gesundheit zu schädigen.

Der moderne Mensch läuft zu leicht „heiß“.
Ihm fehlt zu sehr das Öl der Liebe.

Christian Morgenstern

Resonanzwirkungen

Während sich das letzte Kapitel hauptsächlich mit den Auswirkungen äußerer Einflüsse auf das individuelle Leben beschäftigt hat, soll nun die Bedeutung der eigenen Gedanken – die innere Weltanschauung – näher betrachtet werden. Ich werde darlegen, dass Gedanken untrennbar mit der Umwelt verknüpft sind. Beide stehen in ständiger Interaktion. Die Einflüsse sind vielfältiger Natur und reichen von Gesundheitsaspekten bis hin zur Beeinflussung technischer Apparate und Mitmenschen.

Der Einfluss von Gedanken auf technische Apparate

In den siebziger Jahren wurde in Amerika an der Princeton Universität eine Reihe von wissenschaftlichen Experimenten durchgeführt, die unter dem Namen P.E.A.R.L. Studien bekannt wurden. Bei diesen Versuchen ging es darum herauszufinden, ob mittels Gedankenkraft technische Apparate zu beeinflussen sind. [14]

Hierbei wurde hauptsächlich ein Gerät eingesetzt, bei dem aufgrund eines atomaren Zerfallsprozesses eine Abfolge von immer rein zufälligen Ergebnissen zustande kam. Es ergab sich eine Messreihe, die statistisch betrachtet eine vollkommen zufällige Abfolge von Zahlen war. Ähnlich wie bei einem Würfel mit sechs Augen, bei dem die statistische Wahrscheinlichkeit für eine bestimmte Augenzahl ein Sechstel beträgt.

Nun sollten verschiedene Testpersonen mittels Gedankenkraft – wobei ihnen selbst überlassen wurde, wie sie dies erreichen könnten – versuchen, das Gerät zu beeinflussen. Die jeweilige Auswirkung dieser Bemühungen auf ein einzelnes Ergebnis war gering, doch über viele Messungen hinweg konnte in der Summe bewiesen werden, dass es eine statistisch signifikante Veränderung gab. Hiermit war vermutlich erstmals ein wissenschaftlicher Beweis erbracht worden, dass Menschen mit ihren Gedanken grundsätzlich auch technische Apparate beeinflussen können.

Diese Schlussfolgerung blieb weitgehend vor der Öffentlichkeit verborgen und wurde lediglich von wenigen Wissenschaftlern sowie zunehmend auch spirituellen Bewusstseinsforschern weiterverfolgt. Die Ergebnisse stehen voll im Einklang mit den Erkenntnissen der modernen Quantenphysik. Hier wird davon ausgegangen, dass ein Beobachter ein Experiment beeinflusst und mit diesem untrennbar vereint ist. Bislang galt in der Quantenphysik, dass die Effekte nur bei sehr kleinen Teilchen wirksam werden und für die makroskopische Welt der großen Teilchen, in der Menschen leben, nicht anwendbar seien. Diese Einschränkung scheint sich jedoch langsam zunehmend als wissenschaftlich unhaltbar darzustellen. Der menschliche Körper besteht aus einer unvorstellbaren Anzahl kleinster Teilchen, für die jeweils die Gesetze der Quantenphysik Anwendung finden. Wenn jedes dieser einzelnen Körperteilchen nun einen Effekt auf ein Experiment haben kann, dann dürfte es sicher auch für den Menschen als Ganzes gelten. Es mehren sich Hinweise darauf, dass die menschliche Informationsverarbeitung auf Quantenphänomenen beruht.

Dieser Bereich ist derzeit Gegenstand vieler wissenschaftlicher Untersuchungen zum Thema Bewusstsein, und ich bin sicher, dass wir in den nächsten Jahren hier viele interessante Neuigkeiten hören werden. Mir persönlich erscheint die dahinter stehende Mathematik und Physik zu komplex, um an dieser Stelle tiefer darauf einzugehen. Deshalb möchte ich es einfach bildhaft so ausdrücken: Offensichtlich sind Menschen in der Lage, mit ihren Gedanken in Wechselwirkung mit der Materie zu treten. Die Materie als eine Art „Knetmasse“, die mittels Gedankenkraft verändert werden kann. Auf diese Weise lassen sich auch die Heilwirkungen von Gebeten erklären, deren Nutzen belegt ist. Liebevoll gesendete Gedanken im Sinne eines Gebetes können dazu beitragen, Störungen auf der körperlichen Ebene eines anderen Menschen zu beseitigen. Da ein Mensch niemals „nicht denken“ kann, beeinflusst er daher permanent den Körper und die Umwelt mit seinen Gedanken. Dieser Einfluss ist mittlerweile teilweise physikalisch messbar.

Die Wirkung menschlicher Gedankenkraft auf Wasser

Der japanische Wissenschaftler Masaru Emoto hat im Jahr 1995 einen Bericht über „Die Schwingungen und Lebenskraft des Wassers“ veröffentlicht. Darin beschreibt er, wie menschliche Gedankenkraft die Eigenschaften von Wasser beeinflussen kann. Er wurde berühmt mit Fotografien, welche die Struktur eines Wasserkristalls zeigen. Diese Struktur, die mittels einer speziellen Mikroskopietechnik fotografiert wird, kann entweder sehr schön oder vergleichsweise hässlich aussehen. Im Laufe seiner Forschungen konnte er zeigen, dass die Herkunft des Wassers ein Einflussparameter war. So wies frisches Quellwasser meist eine schöne, harmonische Kristallstruktur auf, während Leitungswasser weniger schöne Strukturen hervorbrachte.

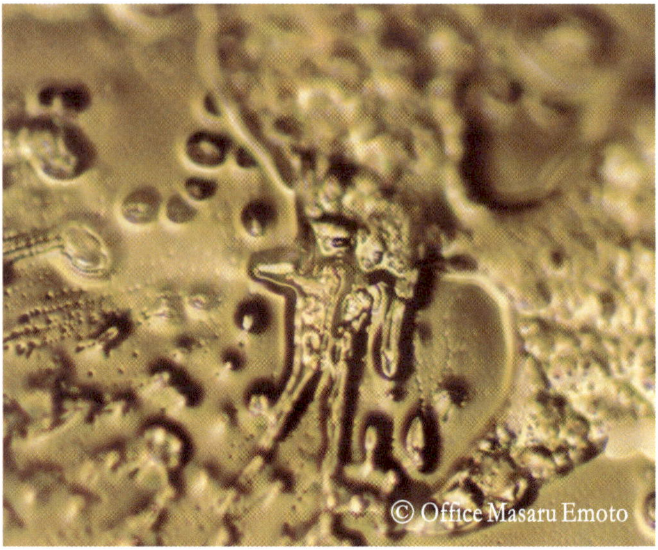

(Du machst mich krank. Ich werde Dich töten.)

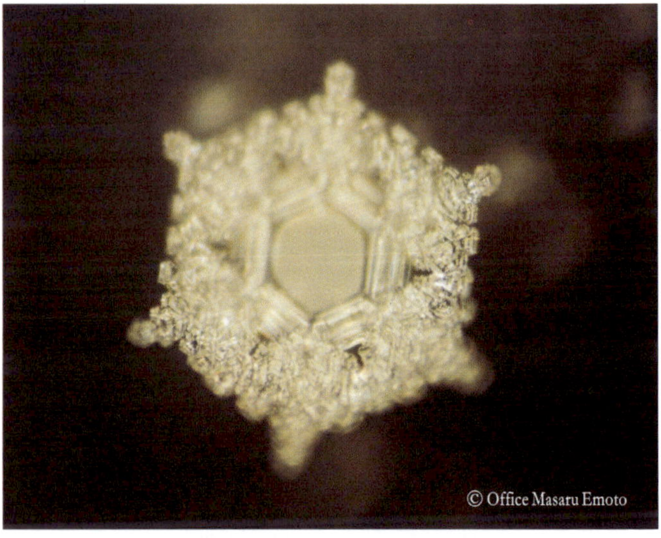

(Liebe und Dankbarkeit)

Nach einiger Zeit stellte Masaru Emoto sich die Frage, ob Worte oder Gedanken diese Strukturen wohl auch beeinflussen können. Er nahm Zettel mit den Schriftzeichen für beispielsweise „Liebe und Dankbarkeit“ und „Du machst mich krank. Ich werde Dich töten“ und klebte diese auf einzelne Wasserchargen. Dabei fand er heraus, dass die Wasserkristalle aus einer einzigen Quelle unterschiedlich schöne Strukturen aufwiesen, je nachdem welches Wort verwendet wurde. Die Worte „Liebe und Dankbarkeit“ brachte einen der schönsten Kristalle hervor, den er je fotografiert hatte, während die destruktiven Worte eine hässliche Form ergaben. Ebenso wurde auch der Einfluss von Musik auf Wasser getestet. Klassische Musik hat eher schöne Kristalle hervorgebracht, Heavy Metal Rock tendenziell das Gegenteil.[15]

Masaru Emotos Forschungen möchte ich als bahnbrechend bezeichnen – obwohl sie in der Wissenschaft umstritten sind. Sie verdeutlichen auf anschauliche Weise, welche Bedeutung Gedanken und Worte haben. Ich verwende sie hier in diesem Buch als Beispiel, um zu unterlegen, dass auch Menschen und ihre Erkrankungen von Gedanken stark beeinflusst werden. Immerhin besteht der menschliche Körper aus 50-70% Wasser – bei einem Embryo über 90 %.

Jeder Gedanke des Bewusstseins hat demnach Auswirkungen auf jede einzelne Zelle und den Gesundheitszustand. Sofern bereits ein einzelnes Wort Wasserkristalle derart stark verändern kann, wie stark muss dann die Wirkung von dauerhaften Glaubensüberzeugungen in einem Menschen wirken? Insofern ist es eine entscheidende Wahl, ob wir uns „lieben“ oder „hassen“. Wenn man gesund sein möchte, ist es sinnvoll, positive Gedanken zu haben und sie in die Umwelt zu kommunizieren. So können diese mit den Gedanken anderer positiver Menschen in Resonanz treten und ihre schöpferische Wirkung damit verstärken.

Im Gegensatz dazu stehen negative Gedanken des Hasses oder der Vergeltung, die einer anderen Person gegenüber gehegt werden. Um diese Gedanken zu entwickeln, muss der Betreffende sich zuvor auf eine negative Vibrationsfrequenz einstellen. Diese destruktive Lebenseinstellung wird von ihm häufig dauerhaft aufrechterhalten, bis irgendwann der Tag der Vergeltung gekommen ist – am Ende wird auch dann der bestehende Konflikt nicht beseitigt worden sein. Dies alles hat eher nachteilige Gesundheitseffekte für den Urheber dieser Gedanken zur Folge und wird zudem negative Menschen in sein Umfeld hineinziehen. Ein aus meiner Sicht nicht wünschenswerter Effekt. Selbst wenn der vermeintliche „Gegner" durch negative Gedanken über eine Fernwirkung geschädigt werden kann, ist der eigentlich Leidtragende die Person mit den dauerhaft destruktiven Gedanken. Auf der körperlichen Ebene werden Immunsystem und das Selbstheilungspotential hierdurch geschwächt. Die Leistungsfähigkeit ist gleichfalls herabgesetzt, da weniger Energie für sinnvollere Betätigungen zur Verfügung steht.

Leider gibt es viele Menschen, die sich selbst „hassen", weil sie von anderen Menschen mit Schuldgefühl überladen worden sind und sich aus dieser Programmierung alleine nicht mehr befreien können. Da sie sich unglücklich fühlen, geben Sie ihre negativen Gedanken laufend an die Umwelt ab, was nicht zuletzt sie selbst in ihrer dauerhaften Negativität hält. Mittels spiritueller Nächstenliebe und viel Verständnis kann es therapeutisch gelingen, sie aus diesem Kreislauf herauszuführen.

Auch bei Erkrankungen ist es nicht zielführend, wenn der Betroffene wütend über ein bestimmtes Körperteil ist. Die Zellen dieses Bereiches werden hiervon nicht profitieren, und die Selbstheilungskapazität ist geschwächt.

In der Praxis habe ich schon öfters die Empfehlung gegeben, neben der „offiziellen" Therapie das Wort „Liebe" auf das erkrankte Körperteil zu schreiben und Gedanken der Liebe dorthin zu senden. Nach meinen subjektiven Erfahrungen können Heilungsprozesse so enorm beschleunigt werden.

Deshalb führte ich einen einfachen Test durch:

Die Wirkung von Gedanken auf Pflanzen

Vor einigen Jahren nahm ich drei gleichartige Erdbeer-Pflanzen und stellte sie in einem Blumentopf mit Erde zusammen an einen Ort, so dass die Umgebungsbedingungen quasi identisch waren. Alle drei Pflanzen wurden regelmäßig gegossen und „gärtnerisch" gleich behandelt. Der einzige Unterschied war, dass ich regelmäßig der ersten Pflanze gedanklich die Worte „Ich liebe Dich" eingab und der zweiten Pflanze die Worte „Du bist nicht schön, Du wächst nicht gut". Die dritte Pflanze beachtete ich nicht weiter, sondern vernachlässigte sie „vorsätzlich". Weder eine positive Suggestion, noch eine negative, d. h. ein vollkommenes „links liegen lassen". Nach einigen Wochen – und diese Ergebnisse wurde mir von Dritten mit ähnlichen Experimenten bestätigt – war die Pflanze mit den Worten „Ich liebe Dich" wunderschön gewachsen und hatte sehr schmackhafte Erdbeeren. Die zweite Pflanze mit den Worten „Du bist nicht schön, Du wächst nicht gut" war sehr viel schlechter gewachsen und die Beeren schmeckten abscheulich und sahen nicht schön aus. Die dritte Pflanze hingegen war kaum gewachsen und hatte keinerlei Beeren – sie war kaum mehr überlebensfähig.

Das Ergebnis ist im Grundsatz auch auf den Menschen, beziehungsweise auf den Umgang miteinander, übertragbar. Insbesondere bei Kindern kann oft beobachtet werden, dass im Zweifelsfall „geschimpft zu werden“ noch besser ist, als vollkommen unbeachtet zu „verkümmern“. Mit diesem Experiment konnte ich mir selbst die Heilkraft der Liebe eindrucksvoll beweisen. Als ich meine Suggestion bezüglich der dritten Pflanze am Ende auf liebevolle Gedanken umstellte, erholte sich diese und brachte noch einige kleine, sehr wohlschmeckende Beeren hervor, obwohl es für die Saison eigentlich schon zu spät war. Ich bin nicht der einzige Mensch, der dieses Experiment durchführte und die Ergebnisse sind meist vergleichbar. Es ist ein Hinweis darauf, dass die Art der Erzeugung eines Lebensmittels in diesem Sinne überdacht werden sollte. In viele Nahrungsmittel dürften nur vergleichsweise wenig liebevolle Gedanken eingeflossen sein. Die dahinter stehende Industrie mit der (letztlich übergroßen) Fokussierung auf Gewinne dürfte ein Teil des „Problems“ sein und viel weniger deren Lösung. Mittlerweile wird selbst Saatgut gentechnisch so verändert, dass es nur noch einmal(!) keimt und die nachfolgende Generation von Keimlingen inaktiv ist. Dies erfolgt alles in weitgehender Unkenntnis der Weltbevölkerung – die von den PR-Abteilungen der Konzerne und Lobbyisten in vielen Fällen absichtlich getäuscht wird.

Zum Thema Pflanzen und Resonanzphänomene gibt es weitere interessante Zusammenhänge. Sie weisen darauf hin, dass hier offenbar auch eine Kommunikation untereinander stattfindet. Der britische Wissenschaftler Rupert Sheldrake spricht in diesem Zusammenhang von morphischen Feldern, welche die Grundlage von derartigen Resonanzwirkungen sein sollen.[16] In seinen Büchern und auf seiner Webseite listet er eine Vielzahl interessanter Phänomene auf.

Die Bedeutung des Umfelds

Einige Städte machen sich Resonanzphänomene mittlerweile an Problemorten, wie Bahnhöfen zu Nutze. So konnte in vielen Großstädten mittels klassischer Musik erreicht werden, dass Straftaten abnahmen und gewaltbereite Menschen diesen Orten fernblieben. Ob es sich hierbei um die Problemlösung handelt, darf bezweifelt werden – es beweist jedoch deutlich, dass Menschen sich von bestimmten Schwingungen angezogen oder abgestoßen fühlen. Dies gilt ebenfalls für den nicht hör- und sichtbaren Bereich.

Offensichtlich strahlen Menschen permanent energetische Informationen ab. Jeder dürfte Situationen kennen, bei denen in einem Raum „dicke Luft" ist. Es wird spürbar, dass ein Ort sich unharmonisch anfühlt. Natürlicherweise vermeidet der Mensch ein Umfeld, in dem er sich nicht wohl fühlt. Doch häufig kann er heutzutage nicht anders, als dort verweilen zu müssen. Auf längere Sicht kann dies krankmachend sein. Da ein Mensch in der Regel nicht gelernt hat, mit dieser Art des intuitiven Gefühls umzugehen, bekommt er Stress oder fühlt sich zumindest unglücklich an diesem Ort. Irgendetwas Komisches wird gespürt, aber auf der logischen Ebene gibt es oftmals keine rationale Begründung dafür. Dagegen gibt es Kraftorte in der Natur, die eine so hohe Harmonie ausstrahlen, dass jemand sich magisch angezogen fühlt und regelrecht auftanken kann. Die Praxis eines Therapeuten sollte ein solcher Ort sein, in dem diese Art der Energie präsent ist. Bedingungslose Nächstenliebe dürfte hierbei die höchste Form dieser Harmonie darstellen. Insofern ist auch in Arbeitsumgebungen ein Umfeld erstrebenswert, welches liebevoll, positiv und harmonisch ist. Hier sind wahre Höchstleistungen aller Beteiligten möglich. Stressbedingten Erkrankungen wird so eine wesentliche Grundlage entzogen.

Es scheint allgemein etwas übersehen zu werden, dass Menschen im ständigen energetischen Austausch mit ihrer Umwelt sind. Hier gibt es Energien, die tendenziell anziehen und andere, die eher abstoßend wirken. Im Bereich der zwischenmenschlichen Beziehungen werden derartige Energien durch die jeweiligen Gedanken einer Person erschaffen. Deshalb wirken bestimmte Menschen oder Gruppierungen anziehend, während andere eher uninteressant sind. Es ist wie eine Art Magnetismus, der jeweils Passendes zueinander führt.

Schutz vor Störeinflüssen

Selbstverständlich müssen Menschen sich von bestimmten energetischen Einflüssen abschirmen. Allen äußeren Beeinflussungen permanent gleichzeitig zu unterliegen, würde das Überleben schwierig oder unmöglich machen. Deshalb gibt es eine schützende energetische Aura, die jeden Menschen umgibt. Durch ihr unsichtbares Feld wird automatisch alles ferngehalten, was schädlich oder unwichtig ist – ohne dass logisch-bewusst aktiv eingegriffen werden muss. Tiere und Pflanzen haben diese Aura ebenfalls, dürften jedoch nicht über ein so hoch entwickeltes Bewusstsein verfügen. Sie können die Aura nur bedingt aktiv steuern. Kleinkinder können diese Aura sogar oft in Form bunter Farben um Menschen und Dinge herum sehen. Bei Erwachsenen ist diese Fähigkeit meist verloren gegangen – hierfür kann die starke Überbetonung der analytischen Verstandesaktivität mit verantwortlich sein. Die derzeitigen Bildungssysteme für Kinder und Schüler fördern genau diese Hinwendung und unterdrücken so (unabsichtlich) angeborene Kreativität und Erfindergeist.

Der Unterschied zwischen Wahrnehmungsfilter und Aura:

Während der im vorherigen Kapitel erwähnte Wahrnehmungsfilter der Analyse von sichtbaren Handlungen und Worten über Gehirnprozesse dient, handelt es sich bei der Aura um einen Filter, der bereits auf der unsichtbaren, energetischen Ebene wirkt. So wie der Körper eine Zellmembran benötigt, um eine Zelle von der anderen abzugrenzen, braucht der Mensch die Aura als Membran, um sich von der Umwelt und anderen Menschen energetisch abzugrenzen. Ähnlich einer Körperzelle hat auch die Aura Rezeptoren und Kanäle, um bestimmte Energien hinein und hinaus zu lassen. Sie lassen das hindurch passieren, womit ein Mensch in Resonanz steht und worauf er seine Aufmerksamkeit richtet.

Auswirkungen des Medienkonsums am Beispiel Fernsehen

Beim Zuschauen ist die Aufmerksamkeit auf das Fernsehprogramm gerichtet. Damit lässt die Aura genau diese Frequenzen (Hören und Sehen) passieren. Der Mensch nimmt das Fernsehprogramm nun auf, und diese Informationen treffen auf seinen Wahrnehmungsfilter. Hier wird Wichtiges von Unwichtigem getrennt und sofern nützlich, im Gehirn abgespeichert. Es handelt sich um eine Art doppeltes Filtersystem. Die Aura filtert die Frequenzen und Energien, während der Wahrnehmungsfilter laufend die hierin enthaltenden Informationen gedanklich analysiert.

Würden alle Energien laufend unkontrolliert auf uns einströmen, wären wir ungeschützt und könnten diese

Informationsmenge nicht gleichzeitig verarbeiten. Bei Menschen, die von Autismus betroffen sind, scheint genau dieser Filter gestört. Sie leiden unter der zu großen Vielzahl von gleichzeitig aufgenommenen Informationen sehr. Bildhaft die Wahrnehmung von vielen Fernsehprogrammen zu gleicher Zeit.

Gäbe es die Aura nicht, würde alles, was andere Menschen denken, zu jedem Zeitpunkt in uns einströmen. Das würde regelrecht verrückt machen, denn wir wüssten nicht mehr, wer wir sind und was der Einfluss anderer Menschen ist. Wir würden unsere Persönlichkeit und Individualität verlieren. Ich habe Anhaltspunkte aus der Praxis, das beim Krankheitsbild einer multiplen Persönlichkeit genau dies der Fall sein kann.

Resonanzprinzip als Basis der Gruppenbildung

Das Phänomen der Resonanz kann bei Orchestern gut beobachtet werden, wenn beim Spielen des Tons A der ersten Geige die entsprechende Saite anderer Instrumente das Mitschwingen beginnt.

Im Leben eines Menschen ist es ähnlich. Ausgehend von der eigenen Persönlichkeit und Zielen, welche die „Vibrationsfrequenz" bestimmen, treten genau diejenigen Menschen und Situationen in das Leben, die förderlich sind. Dies ist die Basis von Freundschaften, und jeder Mensch braucht eine derartige soziale Basis. Auf die gleiche Weise kommt es zu Zusammenschlüssen in Gruppen, deren Mitglieder ein gemeinsames Ziel verfolgen. Beispiele sind Vereine, Selbsthilfegruppen oder Parteien. Selbstverständlich gibt es diese Gruppenzusammenschlüsse abteilungsübergreifend auch in Unternehmen.

Falls die Intensität des Zusammenschlusses sehr hoch ist, löst sich die Individualität des Einzelnen zunehmend zugunsten einer Gruppendynamik auf. Es wird immer mehr als Einheit gefühlt, weil die Aura und der Wahrnehmungsfilter für die Botschaften der anderen Gruppenmitglieder durchlässig geworden sind. Häufig spricht der Einzelne dann von „Wir“, was ein eindeutiges Anzeichen für die Aufgabe eines Teils seiner eigenen Individualität ist. Die Wirkungen einer solchen Gruppe können beeindruckend sein, da sie ihre jeweiligen Gedankenkräfte auf eine gemeinsame Sache fokussieren. Wenn es schöpferisch-kreativen Zielen dient, kann es sehr nutzvoll für die Gesellschaft sein und nicht nur andere Personen in ihren Gedanken, sondern auch die Materie direkt beeinflussen. Wir sind alle die Erschaffer unserer Realität, und je mehr Menschen sich schöpferisch auf ein Ziel fokussieren, umso größer der Effekt! Dies ist die gleiche Botschaft, die hinter den Erkenntnissen der modernen Quantenphysik steht. Deshalb sollten sich beispielsweise Politiker, Medien und Unternehmensleiter immer den Auswirkungen ihrer Vorbildfunktion bewusst sein. Sie sind die jeweiligen Gruppenführer und beeinflussen viele Menschen entscheidend in ihrem Denken und Handeln.

Über das Resonanzprinzip lässt sich auch erklären, warum neue Ideen und Veränderungsprozesse immer einer gewissen Zeit bedürfen. Die neuen Gedanken müssen sich erst ausbreiten. Sie treffen auf andere Personen, die in Resonanz zu diesen Ideen treten und diese verstärken. So entsteht ein immer stärkeres energetisches Feld mit immer mehr involvierten Personen. Diese Leute schließen sich – auch räumlich voneinander getrennt - bewusst oder unbewusst dieser energetischen Gruppe an, um die (mittlerweile) gemeinsame Idee/Veränderung zu verwirklichen. Es handelt sich hierbei auch um die Grundlage von Trends oder Modeveränderungen.

Diese Art der Beeinflussung über Resonanzfelder hat bei einer zunehmenden Aufgabe der eigenen Individualität zugunsten der Gruppenidee auch einen nachteiligen Effekt. Es kann zu Abhängigkeiten kommen, in der ein Einzelner nicht mehr unabhängig in seinem Denken und Handeln ist. Deshalb sollte die Zugehörigkeit zu einer beliebigen Gruppe niemals zur vollständigen Aufgabe der eigenen Individualität führen. Gruppierungen, die das nicht akzeptieren können und denen beispielsweise ein sehr dominanter Anführer vorsteht, sind deshalb im spirituellen Sinne als nicht hoch entwickelt anzusehen. Sie respektieren die Wertigkeit des Individuums nicht ausreichend und sie benutzen häufig Ängste, Abhängigkeiten und Dominanz als ihre Mittel. Falls gleichzeitig noch destruktive Ziele verfolgt werden, sollte die Mitgliedschaft in einer solchen Gruppe aus Eigeninteresse überdacht werden. Ich denke hier an Gruppen, die einen „Kampf gegen….." führen. Kampf beruht immer auf Ablehnung mit oft aggressiven Mitteln. Aus meiner Sicht das Gegenteil eines Verhaltens der Nächstenliebe, in der gegenseitige Akzeptanz Parteien einigt. Zahlreiche Sekten dürften ebenfalls zu diesen Gruppierungen zählen – sie profitieren grundsätzlich von Individuen, deren freier Wille und natürlicher Egoismus lediglich schwach ausgeprägt ist.

Innerhalb der eigenen Familie sind sich die Energien der einzelnen Verwandten häufig sehr ähnlich. Unabhängig von vielleicht bestehenden Meinungsverschiedenheiten des Alltags hat sich die energetische Verbindung über Jahre hinweg oftmals immer stärker ausgeprägt. Die einzelnen Familienmitglieder stehen deshalb oft in starker Resonanz zueinander. Hier tritt die Individualität des Einzelnen ebenfalls hinter einer Gruppendynamik zurück. Für Partnerschaften kann Ähnliches gelten, wobei hier meist ein Partner der „Anführer" ist.

Resonanzwirkungen innerhalb der Familie können beispielsweise dazu führen, dass eine sehr feinfühlige Tochter den Knieschmerz ihrer Mutter wahrnimmt. Diese Phänomene können sehr weit gehen und bei chronischen Erkrankungen eine Rolle spielen. Ich kenne entsprechende Fälle aus der Praxis, die teilweise recht einfach zu therapieren waren. Räumliche Nähe ist für diese Art der „Hellfühligkeit" nicht erforderlich – es handelt sich um eine energetische Fernwirkung. Sie kann meist über mangelnde Abgrenzungsfähigkeit von den Problemen anderer Menschen oder extrem ausgeprägte Feinfühligkeit erklärt werden. In der Familie ist dieser Effekt aufgrund der harmonischen Familienenergie eher häufiger anzutreffen, doch es kann auch bei Therapeuten auftreten. Insbesondere zu großes Mitleid spielt eine Rolle, sofern ein Therapeut dauerhaft die Probleme seiner Patienten wahrnimmt und sie selbst nicht mehr losbekommt. Dies ist für beide Seiten nicht zweckdienlich, denn für Therapeuten steigt hierdurch das Burnout Risiko, während das Problem des Patienten nicht behoben wird. In kleinerem Ausmaß und sofern steuerbar, können diese Phänomene therapeutisch jedoch nützlich sein, um einen genaueren Einblick in die Krankheitssymptomatik eines Menschen zu bekommen.

Falls durch äußere Umstände wie Tod oder Scheidung eine plötzliche, starke Veränderung in eine Partnerschaft oder die Familie kommt, kann ein Mitglied dieser Gruppe regelrecht zusammenbrechen. Über die Jahre hinweg hat er es vielleicht verlernt, stark genug für seine eigenen Lebensweg zu sein. Es kam hierdurch zu einer Art Selbstaufgabe der eigenen Wünsche und Ziele. So kann es zu Depressionen oder anderen gesundheitlichen Störungen kommen, welche über den „normalen" Trauerprozess weit hinausgehen. Der therapeutische Weg zur Hilfe kann hier in der Wiederherstellung der eigenen Individualität, Lebensfreude und Willensstärke zu suchen sein.

Jedes Geschöpf ist mit einem anderen verbunden,
und jedes Wesen wird durch einen anderen gehalten

Hildegard von Bingen

Ängste

Die energetische Aura lässt neben den Dingen, auf welche wir die Aufmerksamkeit richten und mit denen wir in Resonanz stehen, noch eine weitere Strömung hindurchfließen. Hierbei handelt es sich um alles, wovor wir uns fürchten. Dies führt zu der kuriosen Situation, dass ein Mensch die Situationen, vor denen er Angst hat, immer und immer wieder neu anzieht. Er tritt in Resonanz mit den Geschehnissen, die er am meisten fürchtet.

Wie Angst den Alltag verändern kann

Eine Person hat Angst, nicht kompetent genug zu sein und gekündigt zu werden. Sie hört immer öfter, dass negativ über sie geredet wird. Die bereits bestehende Angst wird hierdurch immer weiter verstärkt. Hinzu kommen Alpträume und die Meinung, der Chef würde die Kündigung vorbereiten. Am Ende wird die Person von ihren Ängsten so erfüllt, dass sie immer mehr Fehler macht und am Ende gekündigt wird.

In diesem stark vereinfachten Beispiel zeigt sich, dass eine Angst vor einem negativen Ereignis das „Unglück" nur noch wahrscheinlicher macht. Eine Art selbsterfüllender Prophezeiung. Es ist wahrscheinlich, dass in diesem Fall nicht nur die Fehler die Kündigung provoziert haben. Die negativen Gedanken der Angst, die permanent ausgesendet wurden, dürften die Kollegen und den Vorgesetzten ebenfalls zu ihrem Verhalten zunehmend inspiriert haben. So kann beispielsweise beobachtet werden, dass ein „Verliererkind" in der Schule negative Situationen geradezu magisch anzieht. Es sind die eigenen Gedanken, die das Verhalten anderer Mitmenschen hierbei inspirieren. Hinzu treten Gewohnheiten, nach denen ein Mitmensch oftmals danach bewertet wird, wie er einmal entweder besonders positiv oder negativ aufgefallen ist. Insofern sollten Täter-Opfer Beziehungen in einem kritischeren Licht betrachtet werden. Vielleicht ist es ist die Resonanz eines Traumas, innerer Negativität oder des eigenen geringen Selbstwertgefühls, welche die „Opferrolle" überhaupt erst dauerhaft werden lässt. Vergleichbar mit einem inneren Magneten, der bestimmte Situationen anzieht.

So sehr ich Verständnis für Opfer habe, und ohne Täter schützen zu wollen: Sofern jemand regelmäßig die gleichen negativen Erfahrungen erlebt, suche ich als Therapeut die Ursache in einem früheren Erlebnis dieses Menschen.

In Amerika konnten Untersuchungen zeigen, dass ein kurzes Training in Selbstverteidigung bei Frauen, die bereits Opfer eines Überfalls geworden waren, anschließend die Wahrscheinlichkeit für einen nochmaligen Überfall stark senken konnte. Obwohl diese Frauen nach dem Training kaum Kenntnis von Selbstverteidigung hatten, konnte anscheinend die bestehende Angst vor einem Überfall verringert werden. Über diesen Weg wird erklärbar, warum es später zu weniger Vorfällen als in der Vergleichsgruppe kam, die kein Training absolviert hatte. Die nicht mehr vorhandene Angst in der Trainingsgruppe fand in einem potentiellen Täter keine Resonanz mehr, der dann entweder überhaupt nicht gewalttätig wurde oder sich vielleicht – so hart, wie es klingen mag – ein anderes, wehrloseres Opfer suchte.

Oft versuchen nun Staat oder Personengruppen, den Einzelnen vor potentieller Gefahr zu beschützen. Es sind regelrechte Kriege, die hier geführt werden. „Kampf gegen Arbeitslosigkeit, Hunger, Terror, Cholesterin, Grippe…", die Liste ist unendlich. Doch was bewirkt dies in einem einzelnen Menschen? Die Absicht ist in der Regel gut, nur die Umsetzung vermutlich denkbar schlecht. Diese regelrechten Feldzüge erhöhen die Angst in vielen Personen, die oftmals vorher überhaupt nichts von dieser angeblichen Gefahr wussten. Häufig stehen wirtschaftliche Interessen hinter dieser Art von Propaganda.

Wie ich bereits ausgeführt habe, treten viele Menschen in Resonanz zu diesen ängstigenden Situationen und ziehen damit das „Gefährliche" erst an. So kommt es anschließend zu Beweisen, warum der „Kampf gegen…." so überaus wichtig gewesen war und unbedingt weitergeführt werden muss. Doch hierbei handelt es sich oftmals um die Wirkungen machtvoller Suggestionen, die energetisch schwächen. Zu den harmlosesten körperlichen Effekten gehören muskuläre Verspannungen – ausgelöst durch die Ängste einer angeblich permanenten Bedrohung. Weiterhin werden oft Mittel eingesetzt, die den freien Willen eines Menschen beeinträchtigen. Es kommt zu Bevormundung vielfältiger Art durch Staat und gesellschaftliche

Gruppierungen. Dies führt zu zusätzlichen innerer Aggression, die beispielsweise Gewalt gegenüber Mitmenschen grundsätzlich noch wahrscheinlicher macht und fördert.

Den Kampf gegen etwas zu führen, bedeutet, es nicht zu akzeptieren. Es ist das tendenziell überhebliche Verhalten einer Personengruppe, etwas besser zu wissen, was auf Widerstand bei anderen Menschen treffen wird. Dies ist vollkommen natürlich. Anstatt Aktionismus zu betreiben, wäre es viel dienlicher, sachlich zu informieren und Lösungen aufzuzeigen, anstatt diejenigen zu bestrafen, die nicht an diesen Kämpfen teilnehmen. Ich halte es in meinem Leben seit einigen Jahren so, dass ich mich gedanklich vor allem mit schönen Dingen und Problemlösungen beschäftige. Vermeintliche „Negativerlebnisse“ sind seither selten geworden und schnell vorübergehend.

Häufig dient das ständige „Einflößen“ von Angst machenden Gedanken bestimmten Lobbyistengruppen, die sich um das Gemeinwohl eher wenig kümmern. Mittels Angst ist es möglich, Menschen leicht zu beeinflussen und zu führen. Bestimmte Religionen machen sich dieses Konzept seit Jahrtausenden für ihre Zwecke zu Nutze.

Im Alltag sind die schöpferische Kraft der Nächstenliebe und Akzeptanz zur Auflösung von Problemen der Schlüssel. Damit können Ängste beseitigt und Menschen geeinigt werden. Im Beruf kann leicht betrachtet werden, wie sehr Diskussionen und Kämpfe schwächen. Falls eine Person gegen eine andere Person mit entgegengesetzten Ansichten kämpft, wird am Ende immer weniger als eins herauskommen. Meist kann keine Person dann ihr Ziel vollständig umsetzen, muss jedoch mit 0-100% ihrer Kraft gegen die Einflussnahme des anderen ankämpfen. In Unternehmen kann man diese Art der „Blockadepolitik“ im Kleinen und Großen oft beobachten. Besser wäre es, wenn beide Parteien sich gegenseitig wertschätzen und akzeptieren würden. Das heißt nach meinem Verständnis, liebevoll miteinander umzugehen. Das Ergebnis wäre immer größer als Eins, und falls beide Stärken und Schwächen einander ausgleichen können, weitaus besser als das kämpferische Verhalten. Nicht zuletzt gesundheitlich würden beide profitieren – mehr Spaß an der Arbeit anstatt Stress wäre die logische Folge.

Alles, was dazu dient, einem anderen Menschen Angst ins Bewusstsein zu pflanzen, ist potentiell krankmachend. Die Folgen sind hierbei eher langfristiger Natur und werden deshalb oftmals nicht sofort sichtbar.

Für mich ist es in der Praxis immer wieder überraschend, wie machtvoll Ängste in körperliche Prozesse eingreifen können. Ein beeindruckender Fall einer (vermeintlichen) Erberkrankung soll hier geschildert werden:

Angst kann zu Erkrankungen bei gesunden Menschen führen

Ein Mann besuchte meine Praxis und berichtete von Schilddrüsenproblemen. Er kam eigentlich aufgrund eines anderen Problems und erwähnte mehr oder weniger zufällig die Schilddrüse. Er litt hier schon lange an einer zunehmenden, gutartigen Vergrößerung und erhielt von seinem Arzt die Empfehlung, sich nun operieren zu lassen.

Da ich nicht wirklich wusste, was man in seinem Fall naturheilkundlich noch tun könnte, führte ich ihn mit meiner speziellen Therapiemethode in einem veränderten Bewusstseinszustand zurück in seine Vergangenheit. Wir gingen zu dem Zeitpunkt, an dem die Ursache des Problems zu finden war. Plötzlich erinnerte er sich, ein kleiner Junge zu sein und Angst um seine Mutter zu haben, die im Krankenhaus an der Schilddrüse operiert wurde. Genauer war die Sorge noch viel größer, einmal selbst später an dieser Erkrankung zu leiden. Ich half ihm nun therapeutisch dabei, dieses Trauma zu überwinden und all den Schock von damals aufzulösen. Insgesamt dauerte die Behandlung etwa 60 Minuten. In den nachfolgenden Wochen nahm die Vergrößerung der Schilddrüse etwas ab und eine schulmedizinische Kontrolle bestätigte diesen Befund. Was zuerst wie eine Art vererbte Erkrankung ausgesehen hatte, war hierdurch auf eine einfache Ursache zurückgeführt worden. Deshalb sehe ich weitaus weniger Krankheiten als genetisch oder vererbt an, als allgemein angenommen. Die innere Sorge, selbst an einer Krankheit eines Familienangehörigen zu erkranken, kann zu einer sich selbsterfüllenden Prophezeiung werden.

Aus diesem Grund spielt die Auflösung von Ängsten jeglicher Art in meiner Praxis eine Hauptrolle. Häufig sind diese schon sehr früh in den Menschen hineingekommen und führen neben gesundheitlichen Problemen dazu, im Leben immer und immer wieder die gleichen Misserfolge oder Negativerlebnisse anzuziehen. Manche Menschen sprechen sogar davon, dass „Pech an ihren Fingern klebt“ oder sie „das Unglück anziehen“.

Große Negativität einer Person, die auf Kindheitstraumen, Schock oder negatives Umfeld zurückzuführen ist, kann nach meiner Erfahrung ein Leben hervorbringen, welches als unglücklich empfunden wird. Es erscheint sinnvoll, die dahinter stehenden Ängste und Schuldgefühle therapeutisch wieder in Richtung einer positiven Lebenseinstellung zurück zu verwandeln. Hierdurch ändert sich zeitgleich auch das gesamte Umfeld des Betroffenen. Er tritt nun mit anderen Dingen und Personen in Resonanz und zieht diese in seinem Leben an.

Für einen Therapeuten oder Heiler hat das Prinzip der Resonanz deshalb überaus große Bedeutung. Wenn er selbst gesund und weitgehend frei von Angst ist, kann der Patient mit ihm in Resonanz treten und seine Ängste und Beschwerden während einer Behandlung im Idealfall vollständig auflösen. Falls der Therapeut dagegen die gleichen Ängste oder Beschwerden wie sein Patient hat, dürfte es praktisch unmöglich sein, eine Glaubensüberzeugung auszustrahlen, die auf energetischem Wege nutzbringend für den Patienten ist.

Mein zentrales Anliegen in der Heilbehandlung ist häufig, einem Menschen dabei zu helfen, das zu neutralisieren, was sein naturgegebenes Glücksgefühl unterdrückt. Hinzu tritt der Wiederaufbau von Selbstrespekt, der vielleicht einmal zerstört wurde. Alles Weitere muss er anschließend selbst erledigen – ich werde mich in sein Leben nicht weiter einmischen. Für mich ist dies echte Hilfe zur Selbsthilfe frei von Abhängigkeiten.

Der Nutzen von Angst

In der irdischen Dimension gilt ganz allgemein das Gesetz der Polarität – alles was existiert, hat immer auch sein entsprechendes Gegenteil. So gibt es „süß-salzig", „kalt-warm", oder „sauber-schmutzig" und vieles andere.

Menschen definieren grundsätzlich immer eine Sache und ihr jeweiliges Gegenteil. Anders kann der Verstand Dinge überhaupt nicht begreifen und nur so können wir uns selbst erfahren. Wie könnte etwas als schön beschrieben werden, wenn nicht gleichzeitig ein Bezug zu etwas da wäre, was nicht schön ist.

Die höchste Grundpolarität ist nach meiner Ansicht Angst und Liebe. Bedingungslose Liebe lässt sich niemals wirklich erfahren, wenn man nicht auch das Gegenteil davon – nämlich Ängste – kennen würde. Es ist allerdings nicht notwendig, alles zu erfahren, was „Nicht-Liebe“ ist. Es muss aber zumindest als Bezugspunkt bewusst sein, was es in einer bestimmten Situation sein könnte. Nur über diesen Weg ist Liebe in ihrer Qualität erfassbar.

Angst und hierdurch hervorgerufene Situationen haben deshalb auch die Aufgabe, unser Bewusstsein immer weiter in Richtung einer bedingungslosen Liebe zu entwickeln. Alles was als negativ bewertet wird, hat irgendwie mit einer Angst zu tun, sei es Versagensangst, Verlustangst oder Todesangst. Diese Ängste über viele Leben hinweg vollständig zu überwinden und so bedingungslose Liebe in ihrer Ganzheit zu erkennen, ist aus meiner Sicht ein Ziel der Inkarnation in die weltliche Daseinsebene. Diese Polarität von Angst und Liebe führt letztlich zur Selbsterkenntnis. Ein in das System eingebautes Belohnungs- und Schutzsystem sorgt dafür, dass die individuellen Lebensziele letztlich niemals verfehlt werden können – manchmal auch über Umwege.

Hier wird eines Grundprinzipien des Lebens deutlich:

**Was Du fürchtest, ziehst Du „magisch“ an.
Worauf Du leidenschaftlich Deine
Aufmerksamkeit richtest,
tritt in Dein Leben.**

Selbstwertgefühl

Diese Ausführungen klingen vielleicht etwas nach den Thesen des „positiven Denkens“. Ich meine jedoch viel mehr – positiv Sein. Denn ein Mensch, der sich laufend zum „positiven Denken“ zwingen muss, hat tatsächlich ein „nicht-positives Bewusstsein “. Dagegen ist für mich das „positiv Sein“ ein Bewusstseinszustand, der uns natürlich von Geburt an mitgegeben wurde und der eigentlich dauerhaft bestehen sollte. Ereignisse in der Schwangerschaft oder in ganz früher Kindheit können jedoch diesen Zustand zerstören und dauerhaft viel Schwermut in das Leben einer Person bringen. Negativität wird dann zu einer „Gewohnheit“.

Die Einflüsse, die das hervorbringen, sehe ich gerne bildhaft als eine Art Schmutz an, die einen funkelnden Diamanten dreckig aussehen lassen. Menschen, die entsprechend schwerwiegende Erlebnisse hatten, fühlen sich oftmals regelrecht schmutzig. Manchmal neigen Sie deshalb auch zum permanenten Wasserkonsum – ein Reinigungsritual. Wäscht man diesen Schmutz therapeutisch herunter, dann kommt der „funkelnde Diamant“ wieder zum Vorschein. Selbstwertgefühl und Selbstrespekt werden vor allem durch andere Personen zu einem Zeitpunkt zerstört, in dem der Betroffene diesen Angriffen mehr oder weniger schutzlos ausgeliefert ist. Einerseits gilt dies für die frühe Kindheit, anderseits später im Leben für Ereignisse mit großer Dominanz oder dem Einsatz von extrem bedrohlicher Gewalt.

Ich sehe meine Aufgabe darin, Menschen wieder zu ihrem vollen Glanz zurück zu helfen. Hierzu gehört auch, sich so akzeptieren zu können, wie man ist. Manche Therapeuten nennen dies „Arbeit mit dem inneren Kind“. Für mich ist es eine „reale Person“, und häufig sind die bestehenden Gesundheitsprobleme nicht wirklich die Probleme des Erwachsenen, sondern eines dahinter stehenden, unglücklichen und mit Schuldgefühl und Angst beladenen Kindes. Dieses war in der Regel noch viel zu klein, als dass ein Erwachsener das Recht hatte, sein Selbstwertgefühl zu zerstören – häufig in Situationen, für die der Erwachsene eigentlich die Verantwortung hätte übernehmen müssen.

Die Zerstörung des Selbstwerts schon vor dem „offiziellen“ Beginn des Lebens

Es kam ein Frau in die Praxis, die unter ihrem mangelnden Selbstwertgefühl litt. „Etwas stimmt nicht mit mir.“ und „Nie kann ich es jemandem Recht machen.“, erzählte sie mir. Hinzu kam, dass sie nicht „Nein“ sagen konnte und deshalb permanent von anderen Menschen ausgenutzt wurde. Hierdurch war sie sehr gestresst. Ich stellte ihr zahlreiche Fragen und erfuhr, dass sie das fünfte Mädchen ihrer Eltern gewesen war.

Als ich sie therapeutisch zurückführte, ging sie in eine Situation im Bauch der Mutter vor ihrer Geburt. Sie fühlte sich zurückgewiesen. „Meine Eltern wollen kein Mädchen mehr“. „Ich will hier weg“. Im weiteren Verlauf stellte sich glücklicherweise heraus, dass die Eltern nach ihrer Geburt dennoch sehr liebevoll gewesen waren. Verständlicherweise hatten sie sich während der Schwangerschaft einen Sohn gewünscht. Gleichzeitig hatten sie ihr Kind keinesfalls absichtlich emotional verletzten wollen. Doch offensichtlich erlitt das Mädchen während dieser Zeit ein schweres Trauma. Ihr Selbstwertgefühl wurde zu diesem Zeitpunkt stark beeinträchtigt. Das Unterbewusstsein registrierte schon zu einem so frühen Zeitpunkt die Gesamtsituation und speicherte alle Details ab.

Im weiteren Verlauf des Lebens gab es viele Hinweise, dass dieses Mädchen vom Verhalten her eher ein Junge sein wollte. Sie wollte damit unbewusst ihren Eltern gefallen und sie erfreuen. Später im Leben als erwachsene Frau war dies die Grundlage für zahlreiche Partnerschaftsstreitigkeiten. Aus der Angst, „zurückgewiesen zu werden", beendete sie lieber eine Beziehung, bevor der Partner dies vorher tun konnte. Gleichzeitig wollte sie jedoch Wünsche ihrer Freunde nicht zurückweisen, denn sie hatte gelernt, dass „Ablehnung" und „Zurückweisung" sich nicht gut anfühlt. So fehlte ihr ein natürliches Gleichgewicht zwischen „Ja" und „Nein" im Alltag – der Grund für vielfältigen Stress.

Mittels viel Einfühlungsvermögen und spiritueller Nächstenliebe gelang es, dem Baby in der erlebten Situation sein Selbstwertgefühl zurückzugeben. Es erkannte, dass es lediglich einen Teilaspekt wahrgenommen hatte und die Eltern es trotzdem liebten. Hiermit gelang es, die bislang als traumatisch empfundene Erfahrung mit einer anderen Wahrnehmung der Geschehnisse zu überschreiben. Gleichzeitig wurde der Ursache-/Wirkungszusammenhang ihres Verhaltens logisch verständlich. Nach dieser Behandlung strahlte sie und war überglücklich. Auch Monate später war ihr Verhalten wie ausgewechselt.

Dieses Beispiel zeigt deutlich, wie wichtig bereits die Zeit der Schwangerschaft und deren Ereignisse für die Entwicklung des Babys sind. Eine Zurückweisung zu diesem Zeitpunkt ist für mich eine der weitreichendsten Formen der Zerstörung von Selbstwertgefühl. Es kommt zu einem inneren Konflikt zwischen „So zu sein" und „Anders sein zu sollen". Es mag überraschen, aber für mich ist es in der Regel einfach, derartige vorgeburtliche

Traumatisierungen zusammen mit dem Betroffenen liebevoll aufzuarbeiten.

Grundsätzlich spielt der Verlust von Selbstvertrauen und Selbstakzeptanz im späteren Verlauf des Lebens bei vielen Erkrankungen eine Rolle, seien es Verhaltensauffälligkeiten oder körperliche Beschwerden. Weil die Betroffenen sich häufig „schmutzig fühlen" und „nicht perfekt", neigen sie oft auch zu Aggressionen, die sich entweder nach außen gegenüber Mitmenschen äußern oder nach innen richten. Besonders innere, nicht nach außen gezeigte Aggression hat Krankheitspotential – wie beispielsweise die Auto-Aggressionserkrankungen deutlich zeigen. Bei Betroffenen liegt unter einer nach außen häufig sehr sanftmütigen Oberfläche oftmals eine große, versteckte Aggression verborgen. Es ist die dauerhaft fehlende Freisetzung von Gefühlen wie Wut oder Trauer im Alltag, die das Krankheitspotential in sich trägt. So kann vor allem die aktuelle familiäre Situation oder auch der Tod desjenigen, der das Selbstwertgefühl in der Vergangenheit erniedrigt hat, Krankheitsschübe begünstigen und erklären. Die Auflösung dieser Problematik mit dem Ziel, dass sich der Betroffene wieder selbst akzeptiert und liebt, ist essentiell, um derartige Gesundheitsprobleme zu überwinden. Viele Hauterkrankungen sind ebenfalls der Ausdruck einer Körpersprache, die auf Probleme mit dem Umfeld und bestehende, innere Aggressionen hinweisen will.

Manche Menschen zeigen durch ihr äußeres Erscheinungsbild, welches zu Extremen neigt, dass sie endlich frei von Fremdbeeinflussung sein möchten. Sie leiden oftmals unter einer jahrelangen Dominierung, etwas so oder so machen zu müssen. Über besondere Kleidung, Piercings, Tätowierungen oder auch abstoßende Verhaltensweisen wollen sie diejenigen Personen dazu bringen, sie in Ruhe zu lassen, von denen sie sich dominiert fühlen. In vielfach abgeschwächter Form spielt sich dies auch während der Pubertät ab. Ab diesem Zeitpunkt hat aus meiner Sicht die Familie nicht mehr das Recht, das Leben des Kindes vollkommen zu bestimmen. Gleichzeitig ist es selbstverständlich, dass es dennoch feste Regeln geben muss und der Freiheitsdrang seine Grenzen hat – vor allem, falls andere Menschen emotional verletzt werden könnten. In der Praxis muss individuell zwischen Einzelinteressen abgewogen werden. Doch kein Mensch darf zum Sklaven der Erwartungen anderer Menschen werden. Dies gilt in besonderem Maße für junge Erwachsene. Grundsätzlich scheint es erstrebenswert, im Denken und Handeln (innerhalb moralischer Grenzen) frei von der Fremdbeeinflussung durch Dritte zu sein.

Der griechische Philosoph Platon (427-347 v.Chr.) drückte es passend aus:

„Ich kenne keinen sicheren Weg zum Erfolg, nur einen zum sicheren Misserfolg – es jedem Menschen recht machen zu wollen.“

In der Praxis stelle ich mir immer die Frage, ob ein bestimmtes Verhalten oder eine bestimmte Emotion, wie beispielsweise Eifersucht, wirklich dem eigenen Charakter einer Person entspricht. Oder tritt es eher plötzlich auf, ist nicht absichtlich gewollt und wird es hinterher bedauert? Im letzteren Fall handelt es sich nicht um die eigentliche Natur der Person, sondern um ein plötzliches Reaktionsmuster – meist aufgrund einer früheren Erfahrung. Es handelt sich häufig um das Wiederaufleben einer Situation, bei der Dominanz und unterdrückte Wut ein zukünftiges automatisch ablaufendes, emotionales Reaktionsmuster programmiert hat. Eine Art späte Rache für einmal erlittenes Unrecht, die sich „versehentlich“ in einer Art emotionaler

Überreaktion gegen die Person der Gegenwart richtet.
So kann beispielsweise ein Streit der Eltern – als Kind miterlebt – später zu einer Vielzahl von eigenen Partnerschaftsproblemen und Streit führen. Weil hier die Person in ihrem „inneren Kern" gutmütig und friedvoll ist und nur von Zeit zu Zeit in das einprogrammierte Reaktionsmuster verfällt, kann hier therapeutisch meist gut geholfen werden. Da der Betroffene eigentlich mehr oder weniger in der Resonanz von Gutmütigkeit schwingt, ist es lediglich ein kleiner Teilaspekt einer früheren Erfahrung, der hier aufgelöst werden muss.

In „leichteren" Fällen ist oftmals ist eine einzige Behandlungssitzung ausreichend, um derartige Belastungen aus der Welt zu schaffen. Falls dagegen eine Person gerne streitet und auch keinen Anreiz sieht, an ihrem Verhalten etwas ändern zu wollen, ist es für mich in der Praxis eine eher unlösbare Aufgabe. Da ich den freien Willen einer Person akzeptiere, so zu sein, würde ich überhaupt keinen Therapieversuch unternehmen. In diesem Fall scheint die Zeit für eine Auflösung der Situation noch nicht reif zu sein – offensichtlich sollen noch wichtige Erfahrungen damit gesammelt werden.

Der freie Wille einer Person ist das höchste Gesetz im Universum und energetische/feinstofflichere Behandlungsverfahren arbeiten immer nur im Einklang mit diesem.

Leben ist ewiger Unterricht
in Ursache und Wirkung.

Ralph Waldo Emerson

Spirituelle Bewusstseinsebene

Dieser Bereich ist für mich die höchste Ebene, auf der ein Therapeut wirken kann. Nachfolgend schildere ich meine sehr persönliche Sichtweise. Hierbei habe ich großen Respekt vor der Interpretation des einzelnen Lesers. Kein Bereich unterliegt stärker der Limitierung durch Worte und dem Blickpunkt des jeweiligen Betrachters.

Selbstbewusstsein hat viel damit zu tun, sich „selbst bewusst zu sein“. Dazu gehört die Erkenntnis, weit mehr als ein Körper und ein logisch-analytisches Verstandesdenken zu sein. Ein Mensch verfügt über ein spirituelles Bewusstsein, welches weit über die Begrenzungen des Körpers hinausreicht. So gibt es energetische Schnittstellen zu vielen Personen und Resonanz zu bestimmten Situationen im Leben. Dies alles geschieht nicht zufällig, sondern wurde durch die Kraft bewusster – wie auch unbewusster – Gedanken erschaffen. Viele Aspekte des Lebens wurden bereits geplant, als wir noch gar nicht geboren waren. Viele der Herausforderungen im Leben dienen deshalb der Weiterentwicklung im spirituellen Sinn.

Viele Mitmenschen, mit denen wir ein Thema zu lösen haben, sind uns bereits aus früheren Leben bekannt. Da auch wir in dieser früheren Zeit nicht immer nur liebevoll gehandelt haben, wird erklärbar, dass wir im jetzigen Leben auf einige Personen treffen können, die uns Aggressionen ohne offensichtlich erkennbaren Grund entgegenbringen. Ziel sollte aus meiner Sicht sein, diese Art von früherem Karma aufzulösen. Hierbei steht die Erkenntnis beider Parteien im Mittelpunkt, nicht sinnvoll gehandelt zu haben und es in Zukunft anders machen zu wollen. Vergeltung und Rachegedanken dürften dagegen nicht zum Ziel führen und den Konflikt immer weiter verlängern – so lange, bis die Betroffenen erkennen, dass ein anderer Weg sinnvoller ist. Hierdurch entwickeln Menschen ihr Bewusstsein immer weiter in Richtung einer akzeptierenden, bedingungslosen Liebe.

Die Bewusstseinsenergie, die ich als die Seele ansehe, ist unsterblich und „bewohnt" lediglich zeitweise den Körper. Während der Körper auf die Energie der Seele angewiesen ist – denn sonst würde er sterben – existiert die Seele gleichzeitig auch außerhalb des Körpers. Ich habe viele Beweise dafür erhalten, dass dieses spirituelle Bewusstsein losgelöst vom Körper schon vor der Empfängnis vorhanden ist. Die Seele ist nicht an Gehirnzellen oder Materie gebunden, sondern existiert unabhängig davon. Sie steht für mich sinnbildlich für Schöpfung und Spiritualität, immer verbunden mit einer Quelle göttlichen Bewusstseins. Ähnlich einem Wassertropfen, der individuelle Erfahrungen machen kann, aber doch zugleich auch Wasser in einem Meer von einzelnen Tropfen ist. So wie einzelne Wassertropfen sich durch die Art der gespeicherten Informationen unterscheiden, so sind Menschen als Seelen Individuen, die dennoch letztlich alle zusammengehören und miteinander in Wechselwirkung treten. Alle Menschen stammen von der gleichen Quelle – Gott – ab. Genau genommen sind sie eine Einheit, in der einzelne Teile jeweils individuelle Erfahrungen machen. Das System ist vom Design der Schöpfung beispielsweise so angelegt, dass benachbarte Menschen regelmäßig dieselbe Luft atmen. Kurios mag erscheinen, dass je stärker Argumente zwischen zwei Personen ausgetauscht werden (=Schreien), es umso wahrscheinlicher wird, die Luft des Gegenübers beim nächsten Atemzug einzuatmen. Was eigentlich „abgelehnt" wird, kommt nur noch stärker in den Betroffenen hinein. Am Ende wird so auf geniale Weise die Auseinandersetzung mit „den zwei Seiten einer Medaille" erreicht, dem Grundprinzip von Polarität. Je früher der Sinn dahinter erkannt wird, umso schneller verschwindet der vermeintliche Konflikt.

Insofern sehe ich aus spiritueller Sicht auch Belastungen, seien es gesundheitliche oder psychische, grundsätzlich als zweckdienlich an. Sie helfen uns, Erfahrungen zu sammeln, Erkenntnisse zu gewinnen und Ängste zu überwinden. So belastend es im Einzelfall sein mag - es dient der Weiterentwicklung, und Menschen öffnen sich hierdurch für immer neuere Aspekte ihres Daseins. Offensichtlich gehören „Tiefen" genauso zum Leben wie „Höhen". Das eine kann unabhängig vom anderen nicht bestehen.

Deshalb sollte das „weltliche" Konzept von richtig und falsch differenzierter betrachtet werden. Eine Situation kann besser unter dem Blickwinkel analysiert werden, wozu sie geführt hat. Haben bestimmte Handlungen das gewünschte Ergebnis gebracht? Anderenfalls sollte das Verhalten korrigiert werden. Die Frage des „Wozu" anstatt des „Warum" führt dazu, sich von rückwärts gerichtetem Denken zu lösen und die Vergangenheit hinter sich zu lassen. Evolution ist nach vorne gerichtet und deshalb ist die Frage „Wozu" sehr viel dienlicher bei der Bewertung persönlicher Erfahrungen. Oft erschließt sich erst Jahre später der Nutzen einer zuvor als negativ empfundenen Erfahrung. Verbleibt eine Person jedoch dauerhaft bei der Frage des „Warum", hadert sie eher mit ihrem Schicksal, empfindet Ungerechtigkeit oder ist wütend auf bestimmte Handlungen der Vergangenheit. Manchmal richtet sich der Groll auch gegen Gott. Dies ist nicht zielführend, um das gewünschte Ergebnis effizient zu erreichen. Zudem lässt sich die Vergangenheit nicht mehr ändern. Es ist deshalb oft sinnvoller, eine andere Sichtweise vergangener, traumatischer Ereignisse einzunehmen.

Die Genialität der Schöpfung kann mit Worten nur unzureichend beschrieben werden. So ist bereits das perfekte Zusammenspiel zwischen Körper und Unterbewusstsein von einer Genialität, die mit den Mitteln der Wissenschaft wohl nie vollkommen erfasst werden kann. Nach meiner Auffassung haben chronische Erkrankungen deshalb häufig auch auf der spirituellen Ebene ihren eigenen Nutzwert. Speziell in der Therapie von psychosomatischen Erkrankungen ist es mir in der Praxis wichtig, dass der Betroffene – so weit möglich – Einblick in die entsprechenden Ursachen-/Wirkungszusammenhänge bekommt.

Auf viele Aspekte bin ich hierbei bereits eingegangen. Doch die seelische, spirituelle Bewusstseinsebene wurde bislang nicht ausreichend erwähnt. Diese kann ebenfalls Krankheitssymptome hervorbringen, deren Ursache nicht mit früheren, emotionalen Traumatisierungen, Instinktprogrammen oder rein körperlichen Ursachen erklärt werden kann.

Der Nutzwert dieser Erkrankungen liegt oftmals in Erkenntnisgewinn oder in der Veränderung von Glaubensüberzeugungen, die nicht mehr länger sinnvoll aufrechtzuerhalten sind. In meinem Leben begann dies mit den Ereignissen rund um die Nahtodeserfahrung als jugendlicher Erwachsener. Mein bisheriges physikalisches Weltbild brach zusammen, und ich erkannte, dass es noch viel mehr gibt, als ich mit meinen fünf Sinnen (Sehen/Tasten/Hören/Riechen/Schmecken) erfassen konnte. Rückblickend dienten alle meine längerfristigen Erkrankungen dazu, neue Behandlungsverfahren kennenzulernen und mich immer tiefer in spirituelle Themen einzufühlen. Deshalb sind diese Beschwerden am Ende so schnell ausgeheilt. Am Ende stand ein Weg, bei dem ich anderen Menschen mit ihren gesundheitlichen Beschwerden helfen sollte.

Bei jedem Individuum werden andere Aspekte eine Rolle spielen. So kenne ich Fälle von Behinderungen, bei denen spirituelle Aspekte die Ursache sind. Hierbei handelte es sich um sehr hoch entwickelte Seelen, welche diese Einschränkungen auf der spirituellen Ebene bereits vor ihrer Geburt planten. Meist ist dies für sie auch innerlich fühlbar. Keinesfalls würde ich zu der Auffassung neigen, dass Menschen behindert sind, weil sie vielleicht in einem früheren Leben etwas Schlimmes getan haben – wie ich es schon mehrfach in Büchern gelesen habe. In den meisten Fällen haben sie sich bewusst für ein solches Leben entschieden, um anderen Menschen oder ihren Eltern die Möglichkeit zu geben, ihre jeweilige Fähigkeit zu bedingungsloser Liebe weiter zu entwickeln. Es handelt sich häufig um wunderbare Charaktere, die sanftmütig sind und viel Liebe ausstrahlen. Falls sie leiden, dann seltener unter ihrer Behinderung als unter dem Aspekt, dass andere Menschen sie als geringwertiger ansehen und ausgrenzen.

Ich möchte hier nicht generalisieren, und jede Situation ist sehr individuell zu betrachten. Doch ich wurde öfters gefragt, warum es Behinderungen denn gäbe, falls es einen liebevollen Gott gibt. Für mich liegt die mögliche Antwort in Vorgenanntem. In meinem Weltbild ist ein richtender, bestrafender Gott nicht vorhanden. Ein derartiges, in der Öffentlichkeit immer noch weit verbreitetes Schuld- und Sühnekonzept wurde aus historischen Gründen von Herrschern vieler Länder sinnbildlich erschaffen, um breite Bevölkerungsschichten leichter unter Kontrolle zu halten und grausame Taten zu rechtfertigen.

Eine Frage sollte immer sein, ob ein Mensch mit seinem Leben glücklich ist. Falls ja, gibt es keine Notwendigkeit für eine Bevormundung oder eine medizinische Behandlung. Ich habe als Therapeut nicht das Recht, das Leben einer anderen Person nach meinen Maßstäben zu bewerten. Deshalb behandle ich grundsätzlich nur, wenn ich vom Betroffenen selbst um Hilfe gebeten werde. Nur dann ist eine Verbindung, Offenheit und Resonanz mit dem Patienten gegeben, welche positive Wirkungen einer Heilbehandlung überhaupt erst möglich machen. Unter diesen Voraussetzungen sind Ergebnisse möglich, die mit herkömmlichen Methoden der Schulmedizin alleine unerreichbar sind.

Sofern ein Therapeut spirituelle Aspekte mit einbezieht, arbeitet er hauptsächlich mit der Heilkraft der Nächstenliebe. Dies ist ein Bereich, in dem nach meiner Ansicht alles möglich ist. So wie das Leben an sich ein Wunder ist, sind in diesem Bereich der Heilkunst ebenfalls Wunder und Spontanheilungen möglich. Die Rolle des Therapeuten beschränkt sich in diesem Teilbereich der möglichen Behandlungsarten meist auf die Moderation einer Heilsitzung, während der Patient mit seinem Bewusstsein an einen Ort gehen kann, dessen Schönheit mit Worten nicht beschreibbar ist. Beim Kontakt mit dieser Quelle der Schöpfung lassen sich nur selten Tränen der Freude vermeiden. Jeder Mensch empfindet diese Rückverbindung mit seiner spirituellen Lebensquelle anders. Aus diesem Grund und weil diese Erfahrungen nicht mit Worten auszudrücken sind, werden an dieser Stelle keine diesbezüglichen Fallbeispiele erwähnt.

Der Einblick und das Verständnis des Patienten bezüglich der tieferen spirituellen Ursachen einer Erkrankung haben manchmal die sofortige Ausheilung eines Krankheitsbildes zur Folge. Die Krankheit hat aus Sicht des spirituellen Bewusstseins, der Seele, ihren Zweck erfüllt und muss deshalb nicht länger aufrechterhalten werden. Im Einzelfall lassen sich so schulmedizinische Eingriffe vermeiden. Falls sie dennoch erforderlich sind, steht diese Form der Therapie diesen keinesfalls entgegen und fördert den Heilungsprozess.

Insbesondere bei schweren Erkrankungen halte ich den Kontakt zu der spirituellen Ebene des menschlichen Bewusstseins für sehr nützlich – nicht zuletzt, weil sie auch die Angst vor dem möglichen (körperlichen) Tod meist gut auflösen kann. Dem Betroffenen wird bewusst, dass es sich mehr um den Übergang in eine andere Dimension handelt, als um ein wirkliches Ende. In England gibt es beispielsweise eine lange Tradition von Menschen, die auf mediale Weise Botschaften aus dieser Dimension überbringen. Obwohl diese Nachrichten sicher mit etwas Zurückhaltung interpretiert werden sollten, gibt es viele Anhaltspunkte, dass Informationen kommuniziert werden, die dem jeweiligen Übermittler dieser Botschaften (Medium) „offiziell" nicht bekannt sind und die anschließend verifiziert werden können. Diese Art der Arbeit dient auch der Erbringung eines Beweises, dass ein Leben nicht mit dem Tod endet. Es hilft trauernden Verwandten, den Tod einer geliebten Person besser verarbeiten zu können und kann deshalb eine wundervolle Form der Therapie für Angehörige darstellen. In England ist diese Arbeit weit verbreitet und findet in spirituellen Kirchen statt.

Intuition

Das spirituelle Bewusstsein – die Seele – ist Quelle der Inspiration und Intuition. Menschen können von hier wegweisende Führung erhalten – allerdings ist diese Stimme immer die leiseste, die vernehmbar ist. Deshalb ist es vielen Menschen im Alltag kaum möglich, diese Ebene zu erreichen. Zu vielfältig sind Stressfaktoren und Ablenkungen. So kann es passieren, dass ein Mensch sich zunehmend immer weiter von seinen eigentlichen

Lebenszielen entfernt, weil ihm die innere Führung fehlt. Zudem ist ein Zustand des Unglücklichseins häufig damit verbunden. Ich gehe davon aus, dass große Teile dessen, was im Leben an Erfahrungen gemacht werden soll, bereits vor der Geburt geplant wurden. Hierzu zähle ich die Lebensumstände und viele Personen, die ein Mensch im Laufe seines Lebens kennenlernt. Die Seele zieht ihn deshalb genau zum richtigen Zeitpunkt zu Orten und Personen hin. Hierdurch sind die Grundvoraussetzungen für eine bestimmte Erfahrung gegeben. Ob ein Mensch diese Erfahrung dann macht, hängt von ihm selbst ab. Sein freier Wille kann entscheiden, welches Ergebnis das Zusammentreffen von Ereignissen hat. So kann es sein, dass immer und immer wieder etwas abgelehnt wird, was am Ende eine schöne Erfahrung sein könnte. Der Betroffene steht sich seinem Glück dann selbst im Weg – doch die Seele hat Zeit.

Der Grund für die Ablehnung ist meistens im Unterbewusstsein zu suchen. Es will vor Gefahren beschützen und versucht so, allen Gelegenheiten aus dem Weg zu gehen, die mit einer negativen Erfahrung in der Vergangenheit verknüpft sind. Es blickt sozusagen immer nur zurück. Das Unterbewusstsein bemüht sich, dem Menschen etwas mitzuteilen. Einerseits über körperliche Störungen im Sinne einer Körpersprache, andererseits über die Beeinflussung der Gedanken. Alpträume, nach denen ein Mensch schweißgebadet aufwacht, kommen aus dem Unterbewusstsein und nicht von der Ebene des spirituellen Bewusstseins. Bei diesen Träumen stehen Ängste jeglicher Art im Vordergrund.

Das spirituelle Bewusstsein dagegen ist in die Zukunft gerichtet. Es will die Weiterentwicklung des Menschen begleiten und bedient sich hierzu schöpferisch-kreativer Mittel. Der Nutzen ist umso größer, je mehr ein Mensch zulassen kann, sich von dieser Ebene leiten zu lassen – was man auch Gottvertrauen nennen könnte. Dann kommt es beispielsweise zu spontanen Eingebungen oder Träumen, die eine Problemlösung am nächsten Morgen offenbaren. Viele Menschen dürften derartiges bereits erlebt haben. Wie können diese beiden Einflussfaktoren auseinander gehalten werden? Im Zweifelfall wäre die Intuition der spirituellen Bewusstseinsebene der bessere Ratgeber. Doch woher kann man wissen, wann es eine Vermeidungsstrategie des Unterbewusstseins, wann die intuitive Führung der Seele ist, welche die Gedanken in die eine oder andere Richtung lenkt?

Die Grundpolarität von Angst und Liebe ist hier der Schlüssel zur Unterscheidung:

Das Unterbewusstsein fokussiert sich auf Situationen, die in der Vergangenheit bereits Probleme bereitet haben. Es macht sich meist in der Bauchgegend bemerkbar, als ein „Grummeln“ oder „ungutes Gefühl“. Für mich ist dies immer ein Anzeichen, dass das Unterbewusstsein über ein Körpergefühl auf eine mögliche Gefahr hinweisen möchte. Sein Einfluss ist groß, denn es kann einen Betroffenen über beliebige körperliche Symptome von einer Situation abhalten. So werden Verhaltensweisen beeinflusst und bei der Begegnung mit anderen Personen zudem über Körpersprache Botschaften ausgesendet, die möglicherweise nicht zweckdienlich sind und welche die Kommunikation verschlechtern. Gleichzeitig werden die Gedanken in Richtung „Mach das nicht…“ oder „Das ist gefährlich…“ oder „Der tut dir nicht gut….“ beeinflusst. Dies sind alles Hinweise auf ein Unterbewusstsein, dass stark in die zukünftige Lebensplanung und den freien Willen eingreift.

Das spirituelle Bewusstsein dagegen wirkt sehr viel sanfter und liebevoller. Deshalb wird es im Alltag auch so leicht „zugeschüttet“. Die Gedanken, die durch die Seele inspiriert werden, sind schöpferisch-kreativ. Sie zeigen oftmals einen konstruktiven Weg auf, wie sich die Zukunft entwickeln könnte. Es geht hier nicht um den Kampf gegen etwas, sondern um die Hinwendung zu etwas, das positiv ist und der Evolution dient. Es ist mit einem Gefühl verbunden, dass meist im Herzen gespürt werden kann. Leidenschaft ist eines seiner Ausdrucksmittel. Unabhängig von der Beeinflussung durch Mitmenschen, weiß jemand plötzlich, was der individuell „richtige" Weg ist – selbst wenn er beschwerlich erscheint. Folgt ein Mensch dieser Leidenschaft und lässt sich intuitiv führen, werden Ziele viel leichter und stressfreier erreicht. Vor allem – und das ist aus meiner Sicht entscheidend – ist dies mit einem Anstieg der Lebensfreude verbunden. Es kommt zu einem Gefühl, seiner inneren Überzeugung und Aufgabe gerecht zu werden. So bleibt das Selbstwertgefühl erhalten oder baut sich wieder auf – falls eine andere Person es in der Vergangenheit reduziert hatte.

Folgt ein Mensch dieser inneren Führung auf Dauer nicht, kann es zu gesundheitlichen Problemen kommen. Die Seele – auch wenn sie im Hintergrund wirkt – ist der wahre Chef des menschlichen Lebens. Falls nötig, wird sie sich Gehör verschaffen und möglicherweise über Erkrankungen eine Person wieder auf den geeigneten Weg bringen. So wird sichergestellt, dass das jeweilige Lebensziel nicht verfehlt wird. Nahtodeserfahrungen sind hierbei eine Möglichkeit, einem Menschen etwas unsanft die Augen zu öffnen – die anschließende Persönlichkeitsveränderung ist meist offensichtlich. Die vollständige Ausheilung schwerster Erkrankungen ist ebenfalls ein gutes Indiz für die Ebene der Seele, die hier der entscheidende Einflussfaktor beim Krankheitsgeschehen war. Sie bringt nach einer wichtigen Lebenserfahrung wieder körperliche Perfektion zum Ausdruck und beweist damit, dass ein größerer „Plan" der Seele in Wirklichkeit hinter der Erkrankung stand.

Wie kann nun der Kontakt zur spirituellen Bewusstseinsebene wiederhergestellt werden?

Grundsätzlich muss er nicht hergestellt werden, denn dieser Kontakt ist immer vorhanden. Kein Mensch existiert vollkommen getrennt oder losgelöst von seiner Seele.

Es ist allerdings häufig so, dass entweder die Existenz eines spirituellen Bewusstseins vom logischen Verstand geleugnet wird, oder der Alltag so von Stress und unterbewussten Programmierungen dominiert wird, dass die Verbindung nicht mehr spürbar ist. In beiden Fällen schneidet der Betroffene sich von Intuition, Lebensfreude und Führung ab und macht sich das Leben schwerer, als es sein müsste. Menschen, die von mangelndem Urvertrauen berichten, haben diesen Kontakt häufig ebenfalls verloren. Eine Art Disharmonie zwischen Seele und Körper/Geist. Im Zusammenhang mit Geburtsproblemen (traumatisch/zu schnell) kann dieses Problem ebenfalls hervorgebracht werden.

Ein weiterer Grund für den fehlenden Zugang zur Intuition kann Folgendes sein: Babys sind mit erstaunlichen intuitiven Fähigkeiten ausgestattet. So spielen Kleinkinder oft mit anderen Kindern aus der spirituellen Dimension, die Erwachsene nicht sehen können. Viele Eltern kennen Beispiele hierfür und tun diese oft allzu leichtfertig als Einbildungen ihres Kindes ab. Für das Kind sind die anderen Kinder (oder auch Tiere) jedoch real. Es kann ebenfalls genau spüren, was eine Person in seinem Umfeld für Gefühle empfindet. Nun kommt es jedoch in den ersten Lebensjahren meist zu Situationen, wo ein Kind etwas spürt, was gegenteilig zu dem ist, was die Eltern oder andere Bezugspersonen ihm mitteilen. Beispielsweise spürt das Kind, falls es seiner Mutter nicht gut geht. Es fragt sie deshalb besorgt, wie sie sich fühlt. Die Antwort lautet „Gut.“ – da Erwachsene oft Negatives einem Kind gegenüber

nicht äußern möchten. Das Kind ist nun verwirrt und wird durch derartige Ereignisse zukünftig immer weniger seinem inneren Gefühl vertrauen. Gesprochene Worte und der logisch-analytische Verstand werden stattdessen zunehmend zum Ratgeber, und der Kontakt zu Intuition und spiritueller Führung geht immer weiter verloren.
Was hierbei oft leichtfertig übersehen wird, ist folgendes: Entscheidungen, die auf der Grundlage von vergangenen Erfahrungen und logischen Entscheidungen getroffen werden, entsprechen einer Fokussierung auf die Vergangenheit (Determinismus). Diese hat ihren Nutzen, beispielsweise bei dem Erlernen und Anwenden bestimmter Kenntnisse und Fähigkeiten. Falls es dagegen um die Entwicklung der Zukunft geht, ist das spirituelle Bewusstsein von unschätzbarem Wert. Erfindungen und Kompositionen großer Künstler kommen aus dieser Ebene, häufig über Nacht. Auf dieser Ebene können wir in energetische Resonanz zu anderen Menschen treten und so die optimalen Voraussetzungen für ein erfülltes Leben selbst kreieren. Deshalb erleben wir manchmal Situationen, die wir scheinbar bereits kennen oder geträumt haben (Déjà-vu). Derartige Erlebnisse werden in diesem speziellen Fall in einer Art Hellsichtigkeit vorausgesehen. Aufgrund zahlreicher eigener Erfahrungen halte ich diese im Gegensatz zu der Sichtweise der Wissenschaft nicht immer für Sinnestäuschungen des Gehirns.

Um die Verbindung zu unserem spirituellen Bewusstsein wieder zu intensivieren, ist die (Rück-)Erinnerung an das, was wir in Wirklichkeit sind – ein spirituelles Bewusstsein mit freiem Willen und einem Körper – zweckdienlich. Dies kann über Meditationen geschehen oder über den körperlichen Ausdruck im Sinne einer Leidenschaft. Die Möglichkeiten sind individuell und vielfältig. Wichtig ist hierbei das Bestreben, negative Gedanken dauerhaft weitgehend auszublenden. Diese entspringen nicht dem spirituellen Bewusstsein. Stattdessen sollte die Aufmerksamkeit auf die Schönheit und Perfektion der Natur gerichtet und beispielsweise nicht das Problem, sondern eine Problemlösung fokussiert werden. Nach meiner Auffassung ist es keinesfalls ausreichend, in einer kurzen Meditation den Zustand von Ruhe und Gelassenheit zu erreichen, um danach im Alltag wieder in die alten Muster zurückzufallen. Es sollte vielmehr versucht werden, einen Zustand der Harmonie und (möglichst) bedingungsloser Liebe in den Alltag zu integrieren. Am leichtesten gelingt dies, wenn man Schönheit und Perfektion in anderen Menschen und Dingen sieht. Währenddessen muss man sich zwangsläufig im Zustand der Nächstenliebe befinden – und diese entspringt der Seele. Somit ist die Verbindung zum spirituellen Bewusstsein in diesen Momenten besonders intensiv. Anschließend ergeben sich viele Dinge oft von selbst, und Entscheidungen fallen leichter. Falls erforderlich, kann dann das spirituelle Bewusstsein den Betroffenen auch zu einem geeigneten Therapeuten führen, der eventuell noch bestehende Blockierungen auflösen helfen kann.

Verwechsle nicht die Liebe
mit dem Rausch des Besitzes,
der die schlimmsten Leiden mit sich bringt.
Denn Du leidest nicht unter der Liebe,
wie die Leute meinen, sondern unter dem
Besitztrieb, der das Gegenteil der Liebe ist...
Die wirkliche Liebe beginnt, wo keine Gegengabe
mehr erwartet wird.

Antoine de Saint-Exupéry

Pflichtbewusstsein ohne Liebe macht verdrießlich
Verantwortung ohne Liebe macht rücksichtslos
Gerechtigkeit ohne Liebe macht hart
Wahrhaftigkeit ohne Liebe macht kritiksüchtig
Klugheit ohne Liebe macht betrügerisch
Freundlichkeit ohne Liebe macht heuchlerisch
Ordnung ohne Liebe macht kleinlich
Sachkenntnis ohne Liebe macht rechthaberisch
Macht ohne Liebe macht grausam
Ehre ohne Liebe macht hochmütig
Besitz ohne Liebe macht geizig
Glaube ohne Liebe macht fanatisch

Lao-Tse

Gesunde Lebensführung

Nach einem Exkurs in philosophische und spirituelle Bereiche stehen in diesem Kapitel nun Empfehlungen bezüglich des Umgangs mit dem Körper im Mittelpunkt.

Das Unterbewusstsein steuert und reguliert alle Körperfunktionen. Deshalb kennt es genau die Bedürfnisse bezüglich Ernährung. Damit ist die Grundlage geschaffen, ganz natürlich die Lebensmittel auszuwählen, die zum jeweiligen Zeitpunkt genau richtig für den Körper sind. Menschen, die ein wenig geübt in energetischen Techniken sind, können beispielsweise mit verbundenen Augen mit der Hand über ein Büffet fahren und werden die für sie jeweils passenden Lebensmittel auswählen.

Doch in diesen natürlichen Prozess wird heute aufgrund der Beeinflussung durch Medien mittels Werbung und durch die Herstellung künstlich optimierter Nahrungsmittel (Convenience Food) stark eingegriffen. Zudem kann es speziell in der Kindheit zu allerlei Traumatisierungen rund um Lebensmittel in der Küche kommen, falls beispielsweise etwas herunterfällt und eine Bezugsperson das Kind anschließend schimpft. Häufig ist dies die Grundlage für Nahrungsmittelallergien.

Grundsätzlich bin ich der Meinung, dass man sich nicht allzu viele Gedanken über das Essen machen sollte. Zudem gibt es viele gute Bücher, denen vernünftige Ernährungsempfehlungen entnommen werden können. Als sicher ist anzunehmen, dass zahlreiche Wohlstandserkrankungen auf Über- und Fehlernährung zurückzuführen sind. Im Normalfall sollte deshalb eine natürliche, ausgewogene Kost angestrebt werden. Der Einzelne muss hierbei auf sein inneres Gefühl achten. So wird auch eine permanente Zufuhr von Nahrungsergänzungsmitteln überflüssig, die lediglich im Einzelfall bei bestimmten Erkrankungen sinnvoll erscheint. Dauerhaft eingenommen, stehen diese Präparate mittlerweile sogar im Verdacht, negative Gesundheitseffekte zu haben. Mir erscheint es nicht vorteilhaft, die in der Natur in einem perfekten Mix aus Nährstoffen zusammengesetzten Pflanzen zuerst industriell aufzuspalten und gesunde Elemente zu zerstören, um hinterher fehlende Vitamine und Spurenelemente wieder künstlich zuzuführen. Profitieren dürften hier vor allem die Hersteller dieser Zusatzprodukte, ohne die der Mensch viele Tausende Jahre gut ausgekommen ist.

Die Qualität des Essens ist wichtig

Insgesamt dürfte die hygienische Qualität von Lebensmitteln in der westlichen Welt mittlerweile einen sehr hohen Standard erreicht haben. Selbst wenn manchmal in den Medien von „Gammelfleisch“ oder ähnlichem berichtet wird: Im Großen und Ganzen dürften verunreinigte oder verdorbene Waren nur selten im Handel auftauchen.

Diese Entwicklung ist sehr begrüßenswert, doch ich möchte an dieser Stelle noch auf eine andere Art von Nahrungsqualität zu sprechen kommen: Die Art, wie ein Lebensmittel erzeugt wird, kann eine veränderte Wirkung im Körper entfalten. Meine These: Liebe und Aufmerksamkeit, die einem Produkt über den gesamten Erzeugungsprozess zuteil werden, bestimmen letztlich die Energie, die dieses Produkt aussendet oder abstrahlt. Ich meine hier nicht den Kaloriengehalt eines Nahrungsmittels, sondern eine besondere Qualität von Energie. So wie der Wissenschaftler Masaru Emoto mit seinen gefrorenen

Wasserkristallen zeigen konnte, wie diese auf Worte reagieren, so wird auch ein Nahrungsmittel sich verändern, je nach Art der Erzeugung und wer sich mit wie viel Aufmerksamkeit ihm widmet. Es mag weit hergeholt erscheinen, aber ich glaube, dass die Art der Erzeugung des Lebensmittels eine große Wirkung in unserem Körper entfalten kann. Die Liebe und Aufmerksamkeit, die einem Produkt über den gesamten Erzeugungsprozess zuteil wird, wird die Energie bestimmen, welche dieses Produkt abstrahlt. Ich meine hier nicht den Kaloriengehalt, sondern die Qualität der Energie. So wie der Wissenschaftler Masaru Emoto mit seinen Wasserkristallen zeigen konnte, wie diese auf Worte reagieren, so wird auch ein Nahrungsmittel sich verändern, je nach Art der Erzeugung und wer sich mit wie viel Aufmerksamkeit ihm widmet.

Einen ersten wissenschaftlichen Beweis für diese (bahnbrechende) These fand ich in einer Publikation des Internationalen Instituts für Biophysik. Hier wurden Hühnereier von Hennen untersucht, die entweder in ökologischer Freilandhaltung, kleiner konventioneller Freilandhaltung, großer konventioneller Freilandhaltung oder Käfighaltung lebten. Während die Eier von der Molekularstruktur identisch aufgebaut sind und mit herkömmlichen Untersuchungsmethoden keinerlei Unterschiede festzustellen waren, konnten im Experiment deutliche Unterschiede in der Abstrahlung von sogenannten Biophotonen festgestellt werden (siehe Abbildung)[17]. Bei Biophotonen handelt es sich um messbare Lichtteilchen unterschiedlicher Wellenlänge, die bei der Steuerung des Lebens eine große Rolle spielen. Ich hatte bereits darauf hingewiesen, dass aus meiner Sicht die Lebensenergie Ch'i aus diesen Biophotonen aufgebaut ist, ohne die ein Leben nicht möglich wäre.

Mir ist bewusst, dass diese Unterschiede in den Messungen nicht streng wissenschaftlich beweisen, dass ein Ei aus Freilandhaltung gesünder ist, als ein Ei aus Käfighaltung.

Viele Menschen dürfte es alleine schon überraschen, dass überhaupt Unterschiede messbar sind. Mit dieser Methode können beispielsweise auch verdorbene Waren ermittelt werden. Verbunden mit meinem intuitiven Gefühl lassen mich diese Erkenntnisse zu der (subjektiven) Schlussfolgerung gelangen, dass ein Ei aus ökologischer Freilandhaltung qualitativ höherwertiger und somit gesünder ist.

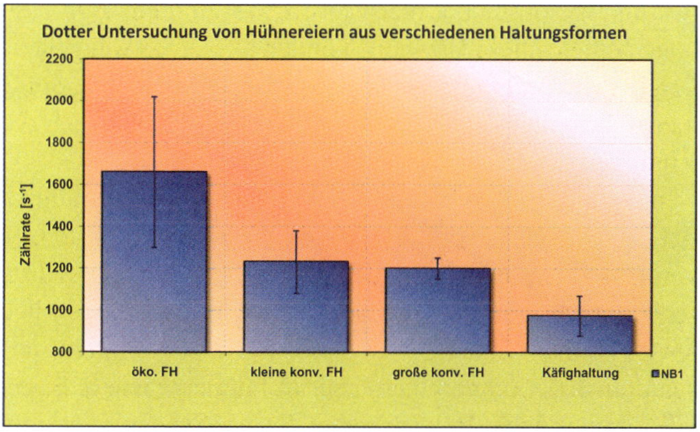

(Graphik: J.Mehlhase, International Institute of Biophysics, Neuss)

Die Unterschiede bei den Messungen sind signifikant. So erwächst die Hoffnung, zukünftig die Qualität von Nahrungsmitteln aus einem gänzlich anderen Blickwinkel analysieren zu können. Ich wünsche mir, dass Wissenschaftler zukünftig immer mehr Beweise finden, wonach eine tierwürdige Haltung zu qualitativ hochwertigen Lebensmitteln führt.

Wenn nun beispielsweise eine Fleischproduktion betrachtet wird, bei der neben tierunwürdigen Lebensbedingungen vielleicht auch Medikamente verfüttert werden, erscheinen weitere Gründe offensichtlich, welche die Qualität des Fleisches beeinträchtigen können. Zudem sind die Tiere, insbesondere (bei langen Transportwegen in beengten Verhältnissen) bei der Schlachtung meist voller Angst und Aggressivität. Früher (und in manchen Ländern noch heute) bekamen sie oft medikamentöse Stresshormone verabreicht, um bis zur Schlachtung überhaupt lebendig durchzuhalten. Über die Nahrung nimmt anschließend der Mensch Teile dieser Substanzen auf. Da diese sich meist von den menschlichen Hormonen nicht unterscheiden, kann ein Individuum davon beeinflusst werden und hierdurch beispielsweise selbst zu mehr Aggressionen neigen. Diese Hormone können allerdings weitgehend durch Erhitzung zerstört werden. Wer Fleisch isst, sollte dieses sicherheitshalber immer gut durchbraten – auch das Rindfleisch.

In der weltweiten Massentierhaltung treten zudem durch Antibiotikaeinsatz mittlerweile immer mehr Resistenzen von Bakterien auf, die es den Medizinern zunehmend erschweren, Erkrankten bei bakteriellen Erkrankungen helfen zu können. In der EU ist dieser Einsatz als Futterzusatz seit dem 1.1.2006 verboten, aber in Ländern, wie z. B. der USA immer noch stark verbreitet. Es gibt Schätzungen, wonach der Aufwand für Antibiotika einen bis zu 8-fach höheren Nutzen bezüglich des Schlachtertrags nach sich zieht.

Selbst Obst wird heute schon regelmäßig prophylaktisch mit Antibiotika behandelt. Sinnbildlich ist dies die Behandlung von Symptomen – ohne vielleicht die wahren Ursachen in Defiziten der Land- und Viehwirtschaft zu suchen. Trotz des großen Nutzens bei schweren Infektionskrankheiten sollte nicht vergessen werden, das der Name Anti-Biotika bedeutet: „Gegen das Leben gerichtet". Insofern ist wenig und sehr zielgerichteter Einsatz dieser Substanzen eine absolute Notwendigkeit. Ansonsten besteht das Risiko, dass zunehmend neue oder resistente Bakterienstämme entstehen, bei denen die bislang geeigneten Antibiotika wirkungslos bleiben. In Kliniken ist dies bereits heute ein großes Problemfeld. An dieser Stelle soll aber nicht unerwähnt bleiben, dass die meisten Bakterien für den Menschen überlebenswichtig sind und nur wenige Arten unsere Gesundheit wirklich beeinträchtigen können.

Ich glaube, dass diese und andere Fehlentwicklungen rund um die Nahrungsmittelindustrie offensichtlich sind, aber vielleicht aufgrund wirtschaftlicher Konsequenzen nicht genügend hinterfragt werden. Bei allem Respekt, den ich gegenüber dem Hunger und (angebliche) Nahrungsmittelknappheit auf der Welt empfinde, neige ich zu der Auffassung, dass eine Massenproduktion um jeden Preis die Qualität der Nahrung stark verringern kann. Manchmal geht diese Kostenminimierung so weit, dass zuweilen auch industrielle Abfallprodukte zu Inhaltsstoffen von Nahrungsmitteln werden. Ich möchte hier nicht ausholen, da über diese Aspekte in den Medien und Büchern bereits ausführlich berichtet wurde. Die langfristigen Auswirkungen auf die Gesundheit durch ein solches Vorgehen können negativ sein und erscheinen unkalkulierbar.

Ein Mensch kann jedoch selbst teilweise die Qualität eines Nahrungsmittels verändern, indem er es entweder wertschätzt oder abfällig erachtet. In dem Zusammenhang ist es deshalb bei einem Hang zu Süßigkeiten nicht sinnvoll, negativ über die Effekte von Süßigkeiten zu denken oder nach deren Genuss Schuldgefühle zu entwickeln. Mit der richtigen Einstellung zu unserer Nahrung dürfte es sogar möglich sein, „schädliche“ Nahrungsmittel komplett zu neutralisieren.

So hatte der Wissenschaftler Emoto bei seinen Wasserkristallen zeigen können, dass das Aussehen der Kristalle auch von der Geisteshaltung und der Gesundheit des Laboranten zum Zeitpunkt der Fotoaufnahme abhängig war. Beides, die Qualität des Wassers, als auch der Experimentator standen in Wechselwirkung. Insofern kann der

Rückschluss gezogen werden, dass derjenige, der wenig Angst oder Sorge bezüglich seiner Nahrungsaufnahme hat, auch qualitativ minderwertigere Lebensmittel ohne negative Folgen zu sich nehmen kann. Genau dies wird in der Praxis ohnehin selten passieren, da dieser Mensch sich ganz natürlich zu qualitativ hochwertigen und schönen Nahrungsmitteln hingezogen fühlt. Grundsätzlich lässt sich beobachten, dass eine energielose, unzufriedene oder negative Person häufiger zu qualitativ minderwertigen Produkten sowie größeren Essensmengen tendiert. Hier spielt nicht nur das verfügbare Einkommen eine Rolle.

Die Quantität des Essens spielt eine Rolle

Wie ich bereits dargelegt habe, können Stress oder emotionale Traumen ein Grund für permanenten Energiemangel oder ständiges Hungergefühl sein. Dies therapeutisch aufzulösen, ist sinnvoll, denn unser Körper ist nur für eine bestimmte Menge an Nahrung gebaut, und die dauernde Überlastung des Verdauungssystems kann zu allerlei Problemen führen, beispielsweise im hormonellen Bereich oder im Magen-Darm-Trakt. Der Körper braucht aus folgendem Grund eigentlich nur wenig Nahrungsmittel:

Der Mensch ist – wie ich bereits am Anfang des Buches kurz ausgeführt hatte – in der Lage, Energie aus einer spirituellen Dimension so umzuwandeln, dass sie körperlich nutzbar ist. Aus meiner Sicht gibt es keinen Menschen, der diese Lebensenergie nicht nutzt. Ohne sie wäre ein Leben nicht möglich. Diese Energie hat eine Quelle außerhalb der weltlichen Dimension und wird im Körper erst herunter „transformiert“. Jeder Mensch verwendet diese Energie im unterschiedlichen Ausmaß, und je nach Situation kann dies so weit gehen, dass ein vollständiger Verzicht auf Nahrung möglich ist. Ich hatte bereits erwähnt, dass ich über viele Monate hinweg keine Nahrung mehr zu mir genommen habe. Heute esse ich nur noch unregelmäßig aus gesellschaftlichen Gründen und zur gelegentlichen Befriedigung von Geschmacksreizen. Nebenbei bemerkt spart das auch viel Zeit (Einkaufen, Kochen, Aufräumen etc.).

In der Öffentlichkeit bekannt wurde Therese Neumann, die von 1926 bis zu ihrem Tod 1962 keinerlei Nahrung mehr zu sich nahm. Dies scheint so gut dokumentiert zu sein, dass die katholische Kirche mittlerweile ein Verfahren zu ihrer Seligsprechung eingeleitet hat. Unabhängig davon erachte ich den Prozess zur Umstellung des Körpers auf Nahrungsverzicht oder geringste Essensmengen bei hierzu geeigneten Personen(!) als wirklich einfach. Eine gewisse Vorarbeit ist jedoch vonnöten, so dass ich von übereilten Selbstversuchen extrem abrate!

Nun könnte zu Recht die Frage gestellt werden, warum Menschen dann überhaupt verhungern. Ich meine, dass die Unabhängigkeit von Nahrung mindestens den vollkommenen Abschluss der Pubertät (21 Jahre) voraussetzt, da erst dann das eigene bewusste Handeln mit allen energetischen Konsequenzen voll entwickelt ist. Zudem muss emotional weitgehende Freiheit von Traumatisierung gegeben und ein hohes Maß an positivem, spirituellem Bewusstsein entwickelt sein. Selbstverständlich muss die betreffende Person absolut davon überzeugt sein, dass es unter diesen Voraussetzungen möglich ist, gesund zu bleiben. Dies sind alles Aspekte, die bei Hunger leidenden Menschen nicht gegeben sein dürften. Zudem sind es meist Babys und Kleinkinder, die betroffen sind. Doch wenn diejenigen Menschen, die sich hierzu in der Lage sehen, ihre Nahrungsaufnahme stark reduzieren würden, könnte dies vielleicht ein signifikanter Beitrag zur Lösung des weltweiten Hungerproblems sein. Etwas, über das jeder Einzelne nachdenken kann.

So wäre der tendenzielle Verzicht auf tierische Produkte auch ökologisch sinnvoll, denn dessen Produktion benötigt ein Vielfaches an pflanzlichen Rohstoffen. Nach Angaben der Ernährungsorganisation der Vereinten Nationen werden für die Produktion von einem Kilogramm Rindfleisch 7 - 16 Kilogramm pflanzliche Futtermittel und etwa 16.000(!) Liter Wasser benötigt. Dies ist eine sehr ineffiziente Bereitstellung von Nahrung für die reichere Weltbevölkerung, während die Ärmeren unter der immer stärkeren Bodennutzung zugunsten der Fleischproduktion leiden. Insgesamt werden derzeit weltweit schon etwa 60% aller landwirtschaftlichen Nutzflächen für die Viehwirtschaft verwendet und der Fleischkonsum weltweit soll sich nach Aussagen einiger Wissenschaftler bis 2025 verdoppelt haben.

Was haben diese Überlegungen mit Gesundheit zu tun? Wie ich bereits gezeigt habe, sind liebevolle Gedanken der Nächstenliebe heilsam. Nicht nur für den Empfänger, sondern primär für denjenigen, der diese Gedanken aussendet. Stellen Sie sich ihren Körper vor, dessen Wasserkristalle alle in der Resonanz von „Liebe und Dankbarkeit" schwingen. Es kann für den Einzelnen deshalb sinnvoll sein, seine Ernährung umzustellen. Die Einschränkung der aufgenommenen Nahrungsmenge auf ein individuell knapp ausreichendes Niveau ist noch aus einem weiteren Grund nützlich. Hierdurch werden weniger Giftstoffe aufgenommen, die teilweise im Körper angesammelt werden und so erst vielleicht nach vielen Jahrzehnten negative Gesundheitseffekte haben. Der Körper wird weitaus weniger mit der Verdauung der Nahrung und mit Giften, wie Schwermetallen, belastet.

Hinzu kommt, dass die Überfischung der Weltmeere (Stichwort zunehmendes Algenwachstum), die Abholzung der Regenwälder zur Nutzung als Weideflächen und der zunehmende Einsatz von Chemikalien früher oder später über das Klima Auswirkungen auf die (reiche) Weltbevölkerung haben werden, die in ihrem Ausmaß unkalkulierbar und risikoreich erscheinen. Es ist sinnvoll, Ökologie und Ökonomie schnell stärker in Einklang zu bringen.

Die Menschheit kann die Ressourcen der Erde nicht weiter unkontrolliert aufzehren, als gäbe es kein Morgen mehr.

Für den Einzelnen hat ein geringerer Nahrungskonsum noch weitere Vorteile. So fanden Wissenschaftler schon vor längerer Zeit heraus, dass eine Fastenkur Körperzellen jung erhält.[18] Selbstverständlich braucht man nicht auf Dauer zu hungern, aber wer mit der Nahrungsaufnahme immer eher zurückhaltend ist, hat einen direkten körperlichen Nutzen. Global erscheint ein Bericht des Worldwatch Instituts aus dem Jahr 2000 interessant: So hält sich mittlerweile die Zahl der unterernährten Menschen und die Zahl der übergewichtigen Menschen mit etwa 1,1 Mrd. die Waage. Beide Gruppen leiden unter gesundheitlichen Problemen, einerseits aufgrund der Mangelernährung und andererseits aufgrund des Übergewichtes.[19]

Übergewicht

Bei extremem Übergewicht sollten die Fragen gestellt werden, warum der Betroffene so viel Nahrung zu sich nimmt und warum das Unterbewusstsein die in der Nahrung gebundene Energie überhaupt vollständig aufnimmt.

Die Steuerungszentrale könnte das Überflüssige ebenso einfach ausscheiden und nicht im Körper einlagern lassen. Dazu ist das System ganz sicher in der Lage. Die Tatsache, dass bei gleichem Nahrungskonsum nur einige Menschen dick werden, ist nicht alleine mit einem unterschiedlichen physiologischen „Grundumsatz“ oder sportlichen Betätigungen zu erklären. Oft ist es ein Bedürfnis, auf einer unbewussten Ebene übergewichtig sein zu wollen. Am häufigsten hatte ich bislang in diesem Zusammenhang mit unterbewussten Programmierungen zu tun, wie einen Schutzpanzer aufbauen zu wollen oder mit dem starken Bedürfnis nach Zuneigung. In so einem Fall leiden die Betroffenen häufig sehr und können auf der logisch-bewussten Ebene nichts oder nur wenig dagegen unternehmen. Sie bringen das Übergewicht in der Regel nicht bewusst absichtlich hervor. Das Unterbewusstsein scheint die Kontrolle über diesen Lebensbereich des Menschen übernommen zu haben. Liegt hier der Grund des Übergewichtes sind Aussagen anderer Personen wie „Iss nicht so viel“ oder „Du brauchst dich nicht zu wundern, warum du so dick bist“ keinesfalls zielführend und nicht hilfreich. Sie verstärken das Trauma vor allem in sensibleren Naturen so immer noch weiter – auch wenn sie es eigentlich gut meinen.

Kommt es beispielsweise im Leben einer Person zu einem Gefühl der Einsamkeit, vielleicht ausgelöst durch den Verlust des Partners oder der Mutter, können die frühen Bindungsmuster als Kleinkind wieder aktiviert werden. Die betroffene Person versucht hier die Einsamkeit und den Mangel an Liebe durch Nahrungsaufnahme, analog dem Stillen, zu kompensieren. Es kommt hierdurch zur Ausschüttung bestimmter, chemischer Substanzen (Neuropeptide), die ein Zufriedenheitsgefühl erzeugen. Anschließend fühlt der Betroffene sich etwas besser. Da das Grundbedürfnis nach Liebe und Zuneigung jedoch nicht wirklich befriedigt worden ist, wird er oftmals zunehmend abhängig von der Nahrungsaufnahme bzw. der Neuropeptidausschüttung. Er isst nachfolgend dauerhaft mehr. Gleichzeitig besteht häufig ein Konflikt zwischen dem Unterbewusstsein und dem logischen Bewusstsein. Während das unterbewusste Reaktionsmuster über die Nahrungsaufnahme automatisiert abgearbeitet und damit weitgehend befriedigt wird, stellt sich auf der bewussten Verstandesebene häufig Schuldgefühl oder Wut ein. „Warum habe ich schon wieder so viel gegessen?"

Falls durch eine ursachengerechte Heilbehandlung dem Betroffenen sein Selbstwertgefühl und die Unabhängigkeit von anderen zurückgegeben werden kann, lässt sich dieser Konflikt beseitigen. Die übersteigerte Nahrungsaufnahme wird anschließend nachlassen. Oftmals wird dies zur Wiedererlangung des persönlichen Idealgewichtes beitragen können. Dabei handelt es sich letztlich vor allem um die Therapie des „inneren Kindes", welches sich einsam fühlt. Sofern man dessen Bedürfnis nach Liebe befriedigen kann, wird auch der Erwachsene sich nicht mehr einsam und traurig fühlen. Meist ist es für den Betroffenen während einer Behandlungssitzung einfach, sich in sein eigenes, inneres Kind hineinzuversetzen und das Problemfeld mittels Liebe aufzulösen. Anschließend kann im Sinne einer aktiven Bewusstseinsveränderung ein anderes, gesünderes Verhaltensmuster „einstudiert" werden. Dieses wird dann innerhalb kurzer Zeit zur neuen Gewohnheit, weil die „Altlasten" beseitigt sind.

In der Medizin wird dagegen häufig die Meinung vertreten, dass jemand, der sehr übergewichtig ist, etwas falsch mache. Oft wird der betroffenen Person nur wenig Verständnis in der Gesellschaft entgegen gebracht. Ich meine, dass es sinnvoller wäre, derart vorschnelle Urteile zu unterlassen. Häufig wird es mit ein wenig Zeit und Zuwendung leicht möglich sein, einen Blick „hinter die Kulissen" zu werfen. Falls mit Verängstigungen wie „Mit dem Gewicht riskieren sie einen Herzinfarkt“ oder mit Worten wie „Du bist doch selbst an deinem Gewicht schuld“ auf einen Betroffenen zugegangen wird, kann dessen Gefühl der Einsamkeit eher noch weiter verstärkt werden. Hinzu kommen vielleicht noch neue starke Assoziationen im Unterbewusstsein. „Ich bin dabei, einen Herzinfarkt zu bekommen!“ Hierbei handelt es sich um die schädliche und sehr wirkungsvolle Kombination aus Angst und Schuldgefühl, die sich tief in das Unterbewusstsein eingraben und damit verwirklichen kann. Manche Menschen brauchen vielleicht eine deutliche Ansprache, um ihr Verhalten zu verändern, doch gerade bei sanften, schwächeren Charakteren bin ich überaus zurückhaltend mit allzu forschen Worten bezüglich Ernährung und Gewicht.

Selbstverständlich trete ich dennoch für eine gesunde und nicht zu kalorienreiche Ernährung ein. Manchmal werden dem Patienten auch die Folgen seines Tuns vor Augen geführt werden müssen, damit er die Bereitschaft entwickelt, etwas zu verändern. Sofern er trotz guten Willens augenscheinlich zu keiner Verhaltensänderung in der Lage ist, sollte ein Arzt oder Therapeut die Situation jedoch hinterfragen, bevor voreilige Schlüsse gezogen werden.

Mittlerweile scheinen die beschriebenen Zusammenhänge wissenschaftlich bewiesen zu werden. So wurde herausgefunden, dass Schulkinder, die gestillt wurden – und somit intensive Nähe zur Mutter spüren konnten – weniger häufig zu Übergewicht neigen. Falls eine Person dagegen schon im Schulalter etwas dicklich ist, werden diesbezügliche Hänseleien mit emotionalen Folgen zunehmend wahrscheinlicher. Dies kann ein unglücklich empfundenes Leben mit einem Gefühl der Unzufriedenheit hervorbringen.

In vielen Fällen wird eine Lösung darin bestehen, der Person ihr Selbstwertgefühl wieder zurückzugeben, indem die vergangenen Traumatisierungen und Ängste geheilt werden. Selbstverständlich in Kombination mit vernünftiger Ernährung und sportlicher Betätigung.

Diäten

Im Rahmen der Ernährung werden auf dem Markt viele Diäten angeboten. Manche davon sind so einseitig in ihren Empfehlungen, dass es zu Nährstoff- und Vitaminproblemen kommen kann. Deshalb sollte bei allen Ratschlägen auf die Ausgewogenheit des Essens geachtet werden. Grundsätzlich sind die Nahrungsbedürfnisse von Menschen leicht unterschiedlich und auch tagesabhängig. Das körperliche Verlangen zeigt im Regelfall deutlich, was zu einem bestimmten Zeitpunkt erforderlich ist. Diese Form des Körpergefühls lässt sich steigern, wenn ab und zu eine Fastenkur erfolgt. Diese ist auch zur Reinigung des Magen-Darm-Traktes sinnvoll und hat ihren eigenen Nutzwert bei der Vermeidung von zahlreichen Erkrankungen. Ich gehe mit vielen anderen Therapeuten konform, dass der Darm ein überaus wichtiger Teil des Immunsystems ist.

Was die Menge der Nahrung anbelangt, so wird von vielen Seiten häufig Kalorienzählen empfohlen. Dies ist jedoch nur eingeschränkt empfehlenswert. Die Kalorienangabe bei Nahrungsmitteln ist nur ein sehr grobes Maß, und vielleicht haben die Gedanken, dass ein bestimmtes Nahrungsmittel dick mache, in Wirklichkeit mehr Einfluss als die reine Kalorienanzahl. So konnte ich es zumindest in meinem Leben beobachten. Die Kalorienmenge ist ein sehr theoretischer Wert, der technisch ermittelt wird. Das entsprechende Nahrungsmittel wird labortechnisch in einem Bombenkaloriemeter zu Asche verbrannt. Es erfolgen zudem subjektive Korrekturen für unverdauliche Anteile und Ballaststoffe. So wird mittels eines Schätzverfahrens ein Brennwert für das entsprechende Lebensmittel ermittelt. Deshalb kann die Kalorienangabe immer nur ein sehr grober Maßstab für die Energiefreisetzung eines Nahrungsmittels über die Verdauung sein. Es versteht sich von selbst, dass der Verdauungsprozess im Menschen nicht mit einem „Verbrennungsvorgang" gleichgesetzt werden darf.

Früchte und Gemüse sind nach meiner Überzeugung die Lebensmittel, die am wenigsten Potential zum Dickmachen beinhalten – mehr oder weniger unabhängig von ihrem Brennwert. Das natürliche Körpergefühl vermittelt normalerweise genau, ob ein Nahrungsmittel ein „Dickmacher" ist oder nicht. Der Körper kann auch steuern, ob er die Energie eines Essens vollständig aufnimmt oder einen Großteil einfach „aussteuert".

Ich neige zu der Auffassung, dass es hauptsächlich psychische Einflüsse und unterdrückte Emotionen sind, die extremes Übergewichtund Essstörungen hervorbringen. Ein Mensch sollte sich auch von der Vorstellung lösen, dass es ein absolutes Idealgewicht geben kann. Innerhalb bestimmter Grenzen hat jeder genau das individuell richtige Gewicht, der eine mit einem etwas festeren Körperbau, der andere eher zierlich. Ich meine, dass die Zeit gekommen ist, sich zudem von eventuellen Schuldgefühlen bezüglich des Gewichts zu befreien, die durch Äußerungen anderer Menschen entstanden sind. Ein Mensch sollte grundsätzlich zuerst „in seinem Garten aufräumen", bevor er einen anderen Menschen auf dessen vermeintliche Defizite hinweist.

Alkoholmissbrauch

Manchmal ist sogar die Neigung zu starkem und regelmäßigem Alkoholkonsum durch Energiemangel erklärbar. Alkohol hat einen sehr hohen glykämischen Index – er stellt dem Körper sofort Energie zu Verfügung. Dieser Effekt ist stärker als mit reinem Zucker erzielbar wäre. Leider hält diese „Sättigung" nur für kurze Zeit an und hat langfristig sehr negative Folgen.

Es erklärt, warum Menschen in Stresssituationen zu Alkohol greifen und davon abhängig werden können. Hinzu kommt eine Art „Betäubung", wodurch die Geschehnisse im Umfeld zunehmend irrealer und weniger beängstigend wirken. Dieser Effekt ist ebenfalls nur kurzfristig und löst keinesfalls bestehende Probleme.

Einige Menschen greifen zu Alkohol als Lösung, wenn die Unterdrückung reaktivierter, emotionaler Traumatisierungen viel zusätzliche Energie erfordert. Meist beginnt die Abhängigkeit schleichend und kann vom Betroffenen dann nicht mehr gestoppt werden. Es ist zur Gewohnheit geworden, und er kann auf diese zusätzliche Energiezufuhr nicht mehr verzichten. Die Einnahme von Traubenzucker (anstatt Alkohol) kann als Gegenmaßnahme für eine kurze Zeit (!) vielleicht sinnvoll sein – doch am Ende muss der Alkoholsüchtige selbst den Willen haben, die dahinter stehenden Gründe für den Alkoholkonsum aufarbeiten zu wollen.

Gleichzeitig wird er längere Zeit (häufig auch für immer) abstinent bleiben müssen, um den Kreislauf aus körperlicher und psychischer Abhängigkeit endgültig zu durchbrechen. Der Beginn einer solchen Behandlung wird oftmals nur stationär in einer geeigneten Therapieeinrichtung umsetzbar sein.

Körperliches Training

Die sehr positiven Effekte von Sport auf den allgemeinen Gesundheitszustand werden immer mehr wissenschaftlich belegt. Die Rede ist hier weniger von Kraftsport oder sportlichen Höchstleistungen, sondern von gemäßigtem und regelmäßigem Ausdauertraining.

So wurde beispielsweise bewiesen, dass bereits wenige Stunden pro Woche einer Sportart wie Wandern oder Radfahren messbar positive Gesundheitseffekte hervorbringen. Erst kürzlich ist festgestellt worden, dass abhängig von der Sportart das Herz bereits binnen 90 Tagen umgebaut wird. Bei Krafttraining wird der Herzmuskel eher verdickt, was sich im Alter kardiologisch oft eher negativ auswirkt, während ein regelmäßiges Ausdauertraining dagegen die linke und rechte Herzkammer vergrößert. Hierdurch muss das Herz weniger oft schlagen, um die gleiche Blutmenge zu transportieren, und wird deshalb weniger überfordert.

Bei Herz-Kreislauferkrankungen und Diabetes (Typ II) sind die Wirkungen sportlicher Betätigung oftmals größer als der Nutzen einer (isolierten) Medikamentengabe. Moderater, aber doch regelmäßiger Sport scheint viele dieser Erkrankungen wirksam zu vermeiden. Einige Ärzte gehen deshalb mehr und mehr dazu über, zuerst sportliche Betätigung zu verordnen, bevor Medikamente eingesetzt werden. Ein sicherlich sehr sinnvoller Ansatz, zumal leichtere, sportliche Betätigung nicht mit Nebenwirkungen verbunden ist. Ausnahmen bestehen nur bei einigen, schweren Erkrankungen. Gerade bei älteren Menschen sollten deshalb auch die Familienmitglieder darauf achten, dass regelmäßige Bewegung erfolgt. „Wer rastet, der rostet" ist ein Sprichwort, welches sich wirklich zu Herzen genommen werden kann. Eine neuere wissenschaftliche Studie konnte Hinweise dafür finden, dass sportliche Betätigung den Alterungsprozess verlangsamt. Hierfür wurden 2400 Zwillinge mit unterschiedlich starken sportlichen Betätigungen untersucht. Körperlich besonders aktive Studienteilnehmer wiesen im Vergleich zu körperlich eher inaktiven Teilnehmern kürzere Chromosomen-Enden der DNA (Erbsubstanz) auf. Diese gilt als Ausdruck der Zellalterung. Der gemessene Unterschied in der Studie zwischen beiden Gruppen (aktiv/inaktiv) betrug bis zu 10 Lebensjahre.[20]

Ganz generell profitiert auch die Psyche von sportlicher Betätigung. So wurde schon vor vielen Jahren festgestellt, dass seelischen Störungen teilweise vorgebeugt werden kann und sich bestehende psychische Erkrankungen wie Depressionen oder Angststörungen vermindern lassen. Aktivität ist uns natürlich angeboren und das dauerhafte „Einrosten" hat entsprechende Folgen nicht nur auf der körperlichen, sondern auch auf der psychischen Ebene.

Dem Körper gegenüber wird eine Wertschätzung ausgedrückt, wenn er geachtet und sorgsam behandelt wird. Er sollte bei der Sportausübung deshalb – insbesondere im Alter – nicht extrem überlastet werden. Bei Menschen, die keine Leistungssportler sind, sollte grundsätzlich im aeroben Bereich, bei dem der Körper immer noch genügend Sauerstoff bekommt, trainiert werden. Im Alter ist eine Pulsrate von etwa 130 meist günstig, während sportliche aktive und jüngere Menschen sich durchaus kurzfristig höhere Belastungen zutrauen dürfen.

Bei der Sportausübung muss auf hohe Abwechslung und Variabilität geachtet werden. Natürlichen Bewegungsmustern sollte der Vorzug gegeben werden und dauerhaft wird auch nur das regelmäßig ausgeübt werden, was Spaß macht. Die positive Botschaft ist, dass es vergleichsweise geringe, aber regelmäßige Anstrengung ist, die insbesondere für das Kreislauf- und Stoffwechselsystem den größten Nutzwert hat. So kann beispielsweise Wandern und Rad fahren abgewechselt werden, während gleichzeitig die Beweglichkeit mit speziellen Übungen erhalten werden sollte, um keine rein muskelbedingten Schmerzen zu begünstigen. So werden auch Arthrosebeschwerden weitgehend vermeidbar oder besonders in den Anfangsstadien wieder rückgängig zu machen sein. „Bewegung und Beweglichkeit als Ziel" könnte es in Kurzform beschrieben werden. Die Kraft und der Muskelaufbau kommen dann von ganz alleine oder bleiben im ausreichendem Maß erhalten. Gelegentlich barfuß zu laufen ist sinnvoll, um die Fußmuskulatur wieder variantenreich zu belasten und beweglich werden zu lassen. Die meisten Menschen können im Alter kaum noch auf abgerundeten Kieselsteinen barfuß laufen. Kinder können dies noch mit Leichtigkeit. Da Fußgröße und Gewicht bei kleinen wie großen Menschen in einem Gleichgewicht stehen, ist der dann auftretende Schmerz grundsätzlich nicht durch ein höheres Körpergewicht bedingt, sondern durch die zunehmende Unbeweglichkeit der kleinen Fußmuskeln verursacht. Mit ein wenig Geduld lässt sich dies in wenigen Wochen so umtrainieren, dass auch im Alter das barfuß gehen auf verschiedensten Untergründen nicht mehr als extrem druckschmerzhaft empfunden wird. Es gibt zahlreiche Menschen, die sich alleine hierdurch ihre Fuß-, Waden-, Knie- oder Rückenprobleme erfolgreich selbst wegtherapiert haben. Als nützliche Hilfe erweisen sich im Sommer auch die an vielen Orten verfügbaren „Barfußparks".

Fitnesstraining mit technischen Hilfsmitteln

In einem vorherigen Kapitel habe ich den Zusammenhang zwischen Beweglichkeit der Muskulatur und chronischen

Schmerzen bereits dargestellt. In diesem Sinne sollte grundsätzliches Ziel eines Fitnesstrainings sein, durch exzessive oder einseitige Sportarten diese Art der Schmerzursache nicht noch zusätzlich zu begünstigen. Nach meinem Verständnis besteht dieses Risiko häufig, falls zu intensives Gerätetraining ausgeübt wird.

Fitnessgeräte zwingen den Körper oftmals in unnatürliche, kreisartige und einseitige Bewegungsbahnen, die im Körper natürlicherweise nicht vorkommen. So werden jeweils nur einzelne Muskelfasern trainiert, andere dagegen vernachlässigt. So kann es bei zu intensivem Training zu Ungleichgewichten kommen, die das harmonische Zusammenspiel der Muskeln und die muskuläre Führung eines Gelenkes stark beeinträchtigen können.

Über Jahre hinweg bestehen meist keinerlei Beschwerden, doch ein Unfall oder eine bestimmte Bewegung kann dann die bereits vorhandenen Störungen als Schmerzproblem offen hervortreten lassen. Die Behandlung ist dann häufig eher kompliziert, da die durch exzessives Aufbautraining verhärtete Muskulatur keinen therapeutischen Zugriff auf tieferliegende Muskelschichten mehr zulässt. Beispielsweise, falls die Bauchmuskulatur hart wie „Stahl" ist und darunter liegende, an der Wirbelsäule ansetzende Muskeln, mit einer gezielten Druckpunkttherapie nicht mehr erreicht werden können. In einem solchen schwierigen Fall helfen dann letztlich die bereits erwähnten speziellen Beweglichkeitsübungen, mit denen auch tiefere muskuläre Schichten erreicht werden – allerdings sind diese im Falle einer großen Funktionsstörung meist schmerzhaft und müssen über längere Zeit regelmäßig korrekt ausgeführt werden.

Durch die meisten Fitnessgeräte werden häufig nur einzelne Muskelgruppen ganz gezielt trainiert. Im Körper dagegen erfolgt eine natürliche Bewegung immer über eine Verkettung verschiedenster Muskeln vom Kopf bis zum

Fuß. Die Maximalkraft wird jeweils durch das schwächste Glied in der Kette bestimmt, welches meistens im Hals oder im Fußbereich zu suchen ist; an Orten, wo ein Gerätetraining in der Regel nicht zielgerichtet ansetzt. So macht es im Alltag einen großen Unterschied, bei welcher Hals- oder Fußstellung eine bestimmte Bewegung durchgeführt wird. Die umsetzbare Kraft wird dabei immer variieren. Aus diesem Grund wird beispielsweise ein isoliertes Trainieren der Oberschenkelmuskulatur eher die Beckenbeweglichkeit einschränken, als langfristig umsetzbar positive Effekte im Alltag mit sich zu bringen. Mit positiv ist hierbei gemeint, dass eine Muskelkette dauerhaft belastbar und beweglich in alle Raumrichtungen sein sollte. Dies ist beispielsweise im Beckenbereich wichtig, um langfristig Hüftgelenksprobleme zu vermeiden. Geben Sie sich bitte nicht der Illusion der Werbung hin, dass derartigen Problemen alleine durch Pillen entgegengewirkt werden könnte.

Weiterhin neigen Menschen dazu, sich beim Muskeltraining jeweils nur den stärksten Muskel bewusst zu machen. Beispielsweise den Bizeps-Muskel im Oberarm, obwohl viele andere Muskeln von der Brust bis in die Hand bei einem Bizeps-Training involviert sind. Da die starke Konzentration des Trainierenden auf den Bizeps-Muskel dessen Muskelwachstum gezielt anregt, wird der bereits stärkste Muskel noch weiter – und damit oft unnötig - auftrainiert. Hierdurch können immer stärkere Ungleichgewichte und muskuläre Verkürzungen in die Muskelketten hinein trainiert werden. Im Körper gibt es über 600 Muskeln mit einer Vielzahl einzelner Muskelfaserbündel. Diese effektiv zu trainieren kann nur mit natürlichen Bewegungsmustern erfolgen, die sehr variantenreich sind. Jede einzelne Muskelfaser steht hierbei jeweils für eine geometrisch genau definierte Bewegungsbahn. In aller Regel wird der normale Alltag und variantenreiche Sportausübung die Muskelfasern ausreichend trainieren. Zusätzliches, intensives Krafttraining ist nicht unbedingt erforderlich, da der Körper bei entsprechender Notwendigkeit die Kraft durch Muskelwachstum innerhalb weniger Tage vollkommen automatisch bereitstellt. Um Funktionsstörungen der Muskulatur effektiv zu verhindern, muss deshalb lediglich auf die Erhaltung der Beweglichkeit aktiv geachtet werden. Diese geht im Alltag am ehesten über die Jahre hinweg verloren. Es ist in der Praxis meist einfach, einem Menschen die Bereiche der Unbeweglichkeit individuell zu veranschaulichen.

Im Rahmen eines Krafttrainings kann sehr eindrucksvoll betrachtet werden, wie das Unterbewusstsein gezielt Schmerz und Erschöpfung in der Struktur hervorbringen kann, die an sich am wenigsten (über-)belastet wurde. Das verwundert vielleicht etwas. Denn in der Regel schmerzt am Ende einer Übungsserie der stärkste Muskel, beispielsweise der Bizeps. Auf diese Weise schützt der Körper sich effektiv vor Verletzungen der schwächeren Muskelstrukturen, die dem Menschen während und nach der Übung nicht oder nur wenig bewusst werden. Es wird immer nur der Muskelteil bewusst, auf den die Aufmerksamkeit gerichtet wird. Während der Bewegung sind dies aber vielleicht nur 5% der insgesamt involvierten Muskeln. In den unbewusst gebliebenen Anteilen der Muskulatur stecken allerdings häufig bereits Probleme, die später zu chronischen Schmerzen führen können.

Aus meiner Sicht darf bezweifelt werden, ob der isolierte Aufbau von Muskelmasse generell nutzbringend ist. Der Körper baut Muskeln, die nicht benötigt werden, innerhalb von kurzer Zeit ganz natürlich wieder ab. Er achtet auf seine energetische Effizienz. Da Muskeln viel Energie verbrauchen, erfolgt eine permanente Anpassung auf das lediglich benötigte Kraftpotential. Bezogen auf Muskelkraft sollte es deshalb die jeweilige Alltagssituation sein, ob als Bergsteiger oder Büromensch, die das Muskelwachstum anregt. So wird automatisch Muskulatur mit ausreichender Stärke bereitgestellt. Die immer wieder zu beobachtenden verdickten Blutgefäße an der Körperoberfläche von Extrem-Bodybuildern sind die Folge eines zu intensiven Trainings, das zu einer Blutminderversorgung innerhalb der Muskeln führt. Die Muskelmasse drückt bei Anspannung die Blutgefäße regelrecht ab, so dass der Körper dies über eine zusätzliche oberflächliche Blutversorgung zu kompensieren sucht. Ob dies schön ist, darf jeder Mensch selbst beurteilen. Physiologisch handelt es sich um eine Art Notfallplan und dürfte langfristig nachteilige Effekte für das Kreislaufsystem nach sich ziehen. Es ist daher gesundheitlich sinnvoll, beim Krafttraining nicht zu übertreiben.

Bei Rückenschmerzen wird therapeutisch häufig auf ein gezieltes Muskeltraining gesetzt, welches vor allem die tiefliegende (autochthone) Wirbelsäulenmuskulatur stärken soll. Dieser Behandlungsansatz beruht auf einem Muskelkorsettmodell, wonach eine starke Muskulatur Schmerzen verringern oder beheben kann. Häufig ist diese Therapie zumindest für eine kurze Zeit erfolgreich. Doch die Konsequenzen sind oft weitreichender. Da ich diese Therapie bei meinem Bandscheibenvorfall im Jahre 2001 intensiv selbst ausprobierte, möchte ich kurz auf die Folgen hinweisen:

Durch das isolierte Auftrainieren der Bauch- und Rückenmuskulatur wird die Beweglichkeit im Beckenbereich (noch weiter) eingeschränkt. Da chronischer Schmerz zumeist bewegungsabhängig ist, nimmt dieser oftmals durch die zunehmende muskuläre Zuggurtung ab oder verschwindet vollkommen. Doch damit ist das Problem der Beweglichkeitsdefizite der Muskeln nicht behoben, sondern eher verschlimmert. Während natürliche Beweglichkeit und normaler Muskeltonus den Gelenken und Bandscheiben ausreichend Spielraum lassen, kommt es nun zu Effekten, welche diesen Spielraum immer weiter einschränken. Da dieser die Grundvoraussetzung für das dauerhafte Wohlergehen der Bandscheiben und der Gelenkknorpel ist, sind die langfristigen Konsequenzen häufig negativ. Dies gilt ebenfalls für den Knorpel in den sogenannten Wirbel-Facettengelenken, die häufig in Mitleidenschaft gezogen und regelrecht eingequetscht werden. Es sollte nicht übersehen werden, dass bei Schmerzproblemen häufig Wirbelkörper und Muskelstrukturen verschoben sind. Ein intensives Muskelaufbautraining führt dazu, dass derartige Fehlstellungen regelrecht fest zementiert werden. Es wird anschließend schwieriger, das „Rad wieder zurückzudrehen“.

In meinem Fall sind hierdurch die erfolgreiche Muskelfunktionstherapie und meine vollständige Genesung erheblich verzögert worden, da die Wiederherstellung der natürlichen Beweglichkeit durch das vorherige therapeutische Krafttraining erheblich schwieriger geworden war. Ich bin deshalb von der Marketingbehauptung „Ein starker Rücken macht keinen Schmerz“ kuriert.

Zahlreiche Menschen lieben Krafttraining und ich möchte nicht pauschal dagegen sprechen. Oftmals entstehen über viele Jahre hinweg keinerlei Beschwerden. Ich empfehle vielmehr, insbesondere bei intensivem Fitnesstraining gleichzeitig auf die Beweglichkeit zu achten und hierfür regelmäßig die geeigneten Körperübungen durchzuführen. Es handelt sich hier um etwa 10 verschiedene Übungen, welche die größten Muskelfunktionsstörungen zu vermeiden helfen. In Kombination mit einer großen Variabilität des Krafttrainings kann der Körper hiervon sehr profitieren. Es braucht an dieser Stelle sicher nicht besonders betont zu werden, dass die Einnahme von Anabolika und Medikamentenmissbrauch den Körper schädigen.

Dehnen/Stretching

Mir ist bewusst, dass ich hier mit einem Dogma breche. Doch intensives Dehnen oder Stretching ist bei der Wiederherstellung der Beweglichkeit der falsche Ansatz. Wie neue sportmedizinische Erkenntnisse zeigen, wird dieses Training bestenfalls die aktuelle Beweglichkeit erhalten. Bereits bestehende Einschränkungen lassen sich hiermit jedoch nicht umkehren. Dies hat mir mein eigener Körper gezeigt und die Behandlung vieler Patienten bestätigt. Der Körper wird eher weiter verhärten, als lockerer und beweglicher zu werden.

Wie es zu muskulären Verkürzungen kommt:

Unter dem Stichwort Verkürzung fasse ich mehrere Phänomene zusammen, welche die Beweglichkeit sowie die Muskelfunktion einschränken. Manchmal sind emotionale Gründe die Ursache, wie ein Unfallschock, der eine Bewegung bestimmter Muskelfasern verhindert. Der Körper wird diese Muskelfasern tendenziell nicht mehr aktiv verwenden und deshalb auf jeweils benachbarte Fasern ausweichen. Falls es zudem zu einer Überdehnung bestimmter Muskelfasern gekommen ist, sind diese in einer Schutzanspannung des muskulären Bindegewebes und verhärtet. In diesem Zustand sind sie unbeweglich und nicht mehr einsetzbar. Die Bewegungsmuster ändern sich deshalb und werden tendenziell grobmotorischer. Weitere Gründe für Verkürzungen liegen in intensivem Krafttraining. Hierdurch verdickt sich der Muskel in bestimmten Bereichen, während andere Muskelfaserbündel der Umgebung tendenziell untrainiert bleiben. Ähnlich einem aufquellenden Hefeteig, verkürzt sich hierdurch die Gesamtlänge des Muskels. Dies führt zu Funktionsstörungen, und die Führung der Gelenkbewegung kann krankhaft verändert werden. Bei Bodybuildern werden häufig Verkürzungen im Bereich des Bizeps Muskels am Oberarm sichtbar. In der Folge kann oftmals sogar der Unterarm nicht mehr voll durchgestreckt werden. Dieses Funktionsdefizit führt im Gelenk nach gewisser Zeit häufig zu arthrotischen Veränderungen. Hinzu treten oft Schmerzen, die ihre Ursache in der im Bewusstsein wahrgenommenen zunehmenden Bewegungseinschränkung haben. Ihr Ziel ist eine Signalwirkung für den Betroffenen. Leider wird dieses Signal meist fehlinterpretiert. Es kommt so zu falschen Therapieansätzen und manchmal unnötigen Operationen.

Dauerhaft einseitige Belastungen

Hierbei ist in erster Linie viel sitzende Tätigkeit angesprochen, bei der Muskeln im Becken und Oberschenkelbereich immer mehr eine statische Halteaufgabe übernehmen sollen. Sie müssen hier die Wirbelsäule gegen das Umkippen des Oberkörpers stabilisieren und werden nicht mehr in ihrer vollen Bewegung gefordert. So verkürzen die Muskeln immer weiter, und der Muskeltonus erhöht sich.

Eine Muskelfaser besteht aus unbeweglichen Sehnenanteilen sowie beweglichen Elementen (Sarkomere). Beide Anteile sind in einer Übergangszone regelrecht miteinander verwoben. Für ein möglichst langes Muskelfaserbündel ist deshalb ein hoher Anteil von beweglichen Elementen erforderlich. Diese stellt der Körper nur dann in ausreichender Anzahl bereit, sofern die Bewegung im Alltag regelmäßig in (weitgehend) vollem Umfang gefordert wird. Anderenfalls kommt es über viele Jahre hinweg zu einem immer größeren Anteil unbeweglicher Sehnenanteile innerhalb eines Muskels - er wird regelrecht zäh. Der Körper achtet ständig auf Energieeffizienz und wird deshalb den Anteil beweglicher Elemente, die permanent Energie benötigen, immer weiter reduzieren – falls er nicht laufend in seiner vollen Muskelfunktion gefordert wird. Man könnte davon sprechen, dass er sich immer weiter in Richtung eines dauerhaften Sitzens und einer Einsteifung kalibriert – falls andere Varianten von Bewegung nicht regelmäßig von ihm verlangt werden.

Idealzustand eines Muskels

Die nachfolgende Graphik zeigt in A) einen über die Zeit durch einseitiges Krafttraining in Richtung Verkürzung umtrainierten Muskel. Der Anteil der unbeweglichen Sehnen ist im Vergleich zu den beweglichen Muskelelementen sehr hoch. Der Gesamtbewegungsspielraum dementsprechend niedrig. Im Gegensatz hierzu zeigt B) den Idealzustand eines Muskels. Er ist aufgrund des geringen Sehnenanteils sehr beweglich und kann deshalb auch in Grenzbereichen noch kraftvoll wirken. Zum besseren Verständnis wird der Sachverhalt im Bild etwas übertrieben dargestellt.

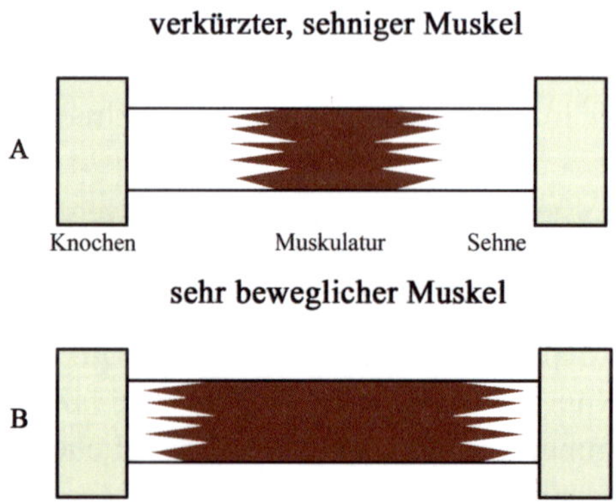

Der in A) beschriebene Effekt lässt sich mit „normalen“ Dehnungsübungen oftmals kaum rückgangig machen. Entweder muss zuerst ein emotionales Unfalltrauma aufgelöst werden, was sicherlich kaum gewaltsam funktioniert, oder es müssen dem Körper Trainingsreize gegeben werden, die ihn wieder zum Umbau in Richtung mehr bewegliche Elemente stimulieren. Hierdurch wird eine Rückkehr in die naturgegebene Bewegungsfunktion erzielt. Mit energetischen Therapietechniken lässt sich ein Teil dieser Probleme beheben, doch das Umtrainieren der Muskulatur in Richtung mehr Beweglichkeit sollte anschließend dennoch nicht vernachlässigt werden – denn das Wachstum und den Funktionszustand seiner Muskeln bestimmt der Betroffene ausschließlich selbst. In der Praxis lässt sich ein verkürzter Muskel oft leicht identifizieren. Sofern bestimmte muskuläre Druckpunkte schmerzhaft sind (Dehnungsrezeptoren, Golgi-Sehnen-Apparat), sollte der therapeutische Weg in Richtung eines Verlängerungstrainings gehen – je früher, umso besser.

Warum funktionieren „normale“ Dehnübungen zur Verbesserung der Beweglichkeit kaum?

Der Schutzreflex des muskulären Bindegewebes verhindert dies. Er spielt insbesondere bei der Vermeidung von Unfallfolgen oder bei Zerrungen eine Rolle. Falls an einer Muskelfaser passiv gezogen wird, wie das bei Dehnen oder Stretchen der Fall ist, so wird genau dieser körpereigene Schutzmechanismus früher oder später aktiviert. Dies dient beispielsweise bei einem Unfall dazu, eine zu weitläufige Bewegung des entsprechenden Körperteils zu verhindern. Mittels einer dann blitzschnell installierten Schutzanspannung des Bindegewebes wird größerer Schaden abgewendet. Die durch eine derartige Aktion veränderten

Muskel-/Bindegewebsfasern haben eine Stabilität, welche die normale Muskelkraft um ein Vielfaches übersteigt. Es ist immer vom Einzelfall abhängig, aber dieser Schutzreflex kann ebenfalls bei überzogenem Dehnen oder Stretchen einsetzen. Sofern bereits Schmerzprobleme oder Funktionseinschränkungen bestehen, wird es wahrscheinlicher, dass ein zu intensives Stretchen oder Dehnen die Problematik eher noch weiter verstärkt. Es sollte deshalb keinesfalls „mit Gewalt" eine Dehnung erzwungen werden. Diese Aspekte werden bei den meisten Dehntechniken der Sportwissenschaft derzeit noch nicht berücksichtigt. Hierin dürfte eine Ursache liegen, warum so viele Sportler unter dauerhaften Schmerzproblemen leiden.

Gegen Aufwärmen und leichtes Stretching ist nichts einzuwenden. Doch umso aggressiver und gewaltsamer bei einer passiven Dehnungsbewegung vorgegangen wird, umso wahrscheinlicher wird es, anschließend noch weniger beweglich zu sein als vorher. Mit passiv ist hier bildhaft gemeint, an einem Arm zu ziehen, um dessen Verlängerung zu erreichen. Hiermit wird die Grundlage für größere muskuläre Probleme zu einem späteren Zeitpunkt geschaffen. Der Zustand kann am ehesten vielleicht als eine Art Muskelüberdehnung beschrieben werden. Es handelt sich jeweils um vergleichsweise wenige Muskelfasern innerhalb eines Muskels, die hiervon betroffen sind. Es trifft diejenigen Anteile, die bei einem entsprechenden Training passiv auseinander gezogen werden und an ihr Bewegungslimit kommen. Sie repräsentieren eine genau definierte Bewegungsbahn und werden in Richtung der jeweiligen Zugrichtung überdehnt.

Soll dagegen die Beweglichkeit und Muskelkoordination im Sinne einer dauerhaften Strukturveränderung verbessert werden, was bei Schmerzproblemen häufig eine zielführende Therapie ist, muss die Muskulatur auf ihrer maximalen Länge zum Arbeiten – d. h. in Anstrengung – gebracht werden. Gleichzeitig sollte die gewünschte Veränderung auf der mentalen Ebene visualisiert werden. Dies verstärkt den Effekt erheblich. Es gibt hier eine Reihe spezieller Körperübungen, die effektiv und in kurzer Zeit Störungen der Muskelfunktion wieder auflösen können. Grundprinzip ist hierbei, eine Muskelstruktur endgradig in ihrer maximalen Länge arbeiten zu lassen, ohne dass es während der Ausführung zu einer gleichzeitigen Muskelverkürzung kommt. Physiotherapeutisch wird von einer isometrischen Übung gesprochen. Wichtig ist bei der Durchführung, nicht isoliert einzelne Muskeln zu trainieren, sondern die gesamte Muskelkette – idealerweise vom Kopf bis zum Fuß – mit einzubeziehen.

Obwohl diese Übungen leicht erlernbar und nutzbringend sind, sind sie in der Öffentlichkeit bislang weitgehend unbekannt. Sie unterscheiden sich stark von den bisherigen krankengymnastischen Übungen der Physiotherapie und sind von der körperlichen Anstrengung sehr intensiv. Ich habe sie im Zusammenhang mit meinem damaligen Bandscheibenvorfall vom Freiburger Arzt Walter Packi erlernt und kann den Nutzen für eine muskuläre Schmerztherapie aus der Praxis voll bestätigen. Da ich es für unbedingt erforderlich halte, die genaue Übungsausführung bei einem Therapeuten oder in einem Kurs zu erlernen, werden die einzelnen Körperübungen an dieser Stelle nicht erwähnt. Mit ihrer Hilfe lassen sich jedoch rein muskelbedingte Schmerzzustände meist dauerhaft vermeiden. Wünschenswert wäre, dass diese Übungen zukünftig bereits in der Schule gelehrt werden. Ihr prophylaktischer Nutzen ist unübersehbar.

Yoga kann ebenfalls ein guter Weg sein. Doch richtig durchgeführt ist es ein Weg, der über die innere Harmonie und Balance eine zunehmende Beweglichkeit des Körpers erreicht. Der Körper ist hier mehr der Spiegel des Inneren und das Geistig-Mentale steht im Vordergrund.

Damit kann der Körper ebenfalls effektiv umtrainiert werden, da dieser letztlich ein Spiegelbild der inneren Gedanken ist. Doch in der westlichen Welt werden die Übungen des Yoga manchmal im Sinne von Dehnübungen missverstanden. Dann wird manchmal (das gilt gewöhnlich stärker für Männer) regelrecht mit „Gewalt" versucht, schnell die gleiche Beweglichkeit zu erzwingen, die der Yogameister sich über Jahre hinweg erworben hat. So kann es bei zu großer „Übereifrigkeit" und dem fehlenden „inneren Weg" zu den oben beschriebenen Effekten einer Überdehnung muskulärer Strukturen kommen. Hierdurch können Spannungen im Körper installiert werden, die anschließend (manchmal mit Verzögerung) zu vielfältigen Schmerzen führen. Mit den von mir beschriebenen speziellen Körperübungen kann dieser Effekt bei sorgsamer Ausführung nicht auftreten, da hier lediglich mit dem Belastungsreiz der jeweils umzutrainierenden Muskelkette gearbeitet wird, während gleichzeitig die Gedanken in Richtung Lockerheit und Beweglichkeit gerichtet sind. Die hierbei wirkenden körperlichen Kräfte sind im Allgemeinen sehr gering. Dennoch ermüden selbst Extremsportler in ihren Grenzbereichen der Beweglichkeit innerhalb von Minuten(!).

Neu in Mode gekommen ist mittlerweile auch das Training mit Schwingstangen, welche zurückfedern und so die Muskulatur und deren Koordination fördern sollen. Ich halte deren Einsatz für nicht sinnvoll, denn dieses Zurückschwingen kann ebenfalls den bereits genannten Bindegewebs-Schutzreflex begünstigen. Es kann dann zu lang anhaltenden oder chronischen Schmerzen kommen. Sportler, die den Umgang mit diesem Sportgerät geübt haben, werden hiervon meist nicht betroffen sein. Freizeitsportler, die das Zurückfedern allerdings noch nicht kennen und vielleicht anfangs etwas übertreiben, können dagegen leichter tangiert werden. Vergleichbar ist dies mit einer Art von Zerrung, wenn bei der Holzbearbeitung eine Handsäge plötzlich ins Stocken kommt. Es kommt zu einer automatischen muskulären Reaktion, falls eine Bewegung in eine bestimmte Richtung eingeleitet wird, aber plötzlich durch ein Problem unerwartet eine Kraft in entgegen gesetzter Richtung in den Körper zurückfedert.

Muskelkater

Nach intensivem körperlichem Training kommt es zu Muskelkater, der meist 1-2 Tage später einsetzt und wenige Tage andauert. Die Sportmedizin führt diesen Muskelkater – nachdem eine frühere Milchsäurehypothese bereits widerlegt wurde – nun auf Mikroverletzungen im Muskel zurück, die mit Entzündungsprozessen einhergehen. Ich folge dieser Auffassung nicht und erkläre den Muskelkater folgendermaßen:

Durch ein intensives Muskeltraining kommt es entweder zu einem kräftigeren Muskel oder zu einer Verlängerung der Muskelfasern. Letzteres ist mit dem Einbau von zusätzlichen, beweglichen Elementen (Sarkomere) in Serie und der Umwandlung von Sehnenanteilen in diese beweglichen Elemente verknüpft. Ein Muskelumbau in Richtung Kraft hat dagegen den Einbau von neuen Sarkomeren um die alte Muskelstruktur herum (und damit eher parallel) zur Folge.

Grundsätzlich ist festzustellen, dass bei Übungen, die der Verlängerung der Muskulatur dienen – wie sie in meiner speziellen Art des Muskelbeweglichkeitstrainings eingesetzt werden –, der Muskelkater viel intensiver auftritt. Gleiches gilt für Bewegungen wie dem bergab laufen über längere Strecken, die einem intensiven Anpassungsreiz zur Verlängerung der Muskelfasern entsprechen. Eine Art natürliches Beweglichkeitstraining. Dieser Reiz wird vom Unterbewusstsein registriert, welches anschließend die notwendigen Umbauprozesse in der Muskulatur umsetzt. Um die zusätzlichen Muskelelemente einzubauen, müssen entsprechende Molekülverbindungen im Körper zuerst durchtrennt werden, um neue Moleküle zusätzlich einbauen zu können. Dieser Vorgang sieht unter dem Mikroskop wie eine Verletzung (der sogenannten Z-Scheiben) aus, dürfte jedoch vielmehr ein absichtliches und sinnvolles Phänomen sein, welches im Rahmen des Umbaus erforderlich ist. Ist der Umbauprozess abgeschlossen, verschwindet der Muskelkater. Der Betroffene ist je nach Art des Trainingsreizes entweder beweglicher oder stärker geworden.

Der Muskelkater ist hierbei wieder – wie bei allen Schmerzen – ein Bewusstseinsprozess und führt zu einer entsprechenden Schmerzprojektion auf die Umbaustelle. So werden effektiv Überbelastungen während der Umbauphase verhindert. Deshalb schmerzt die Bewegung dieser Muskelgruppen. Da der Umbau in Richtung einer längeren Muskelstruktur größere Anpassungsprozesse erforderlich macht, wird der Muskelkater bei entsprechenden körperlichen Belastungen stärker. Dieses Erklärungsmodell veranschaulicht auch, warum der Muskelkater erst viele Stunden nach der körperlichen Belastung auftritt. Es handelt sich nicht um eine Akutverletzung oder Überanstrengung, sondern um einen unterbewusst perfekt gesteuerten Umbauprozess.

Während des Muskelkaters ist meist weniger Beweglichkeit vorhanden. Einige Tage später ist die Beweglichkeit dann umfangreicher als vorher, während gleichzeitig der Muskelkater verschwindet. Eine echte Verlängerung der Muskelfasern hat stattgefunden. Während des Muskelkaters kann weitertrainiert werden – hierdurch werden noch weitere Muskelfaserbündel zum Umbau angeregt. Der Schmerz wird effektiv verhindern, dass der Mensch sich dabei zu sehr überlastet.

Diese Art von Training findet im Grenzbereich der körperlichen Leistungsfähigkeit statt, auch wenn nur geringe Kräfte wirken. Auf diese Weise sind die Umbauprozesse dann am schnellsten und wirkungsvollsten. Es ist allerdings nicht jedermanns Sache, so intensiv zu trainieren. Sofern die Funktionseinschränkungen der Muskulatur bereits sehr groß sind, führt jedoch kaum ein Weg daran vorbei, mit entsprechender Übungsintensität den Körper wieder selbst in Ordnung zu bringen. Dies kann Wochen und Monate eines gezielten Muskeltrainings bedeuten.

Empfehlungen

Um bei der Betonung muskulärer Verkürzungen durch einseitige Belastungen nicht falsch verstanden zu werden: Den Körper fit zu halten und Sport auszuüben ist sehr sinnvoll. Auch der (gemäßigte) Besuch eines Fitnessstudios macht durchaus Sinn. Die positiven Effekte für Herz- und Kreislauf sind wissenschaftlich gut belegt. Einzelne Sportarten und extrem einseitige Fitnessaktivitäten sollten jedoch mit gesundem Menschenverstand vom jeweiligen Anwender hinterfragt werden. So hat beispielsweise Nordic Walking die gesundheitsfördernden Aspekte eines regelmäßigen Ausdauertrainings. Doch der Sinn der Stöcke kann in Zweifel gezogen werden. Diese haben einige hundert Gramm Gewicht und müssen laufend hochgezogen werden, damit sie nicht andauernd am Boden schleifen. Die damit einhergehende Dauerbelastung auf die Hals-Muskulatur, die bei vielen Menschen sowieso bereits in der Funktion gestört ist, verbessert deren Zustand sicher nicht. Es kommt so häufig zu weiteren Verspannungen im Bereich des Nackens.

Wer auf die intensiveren Formen eines Krafttrainings nicht verzichten möchte, sollte bevorzugt zu Freihanteln oder Gummibändern greifen. Hier können sich die Gliedmaßen weitgehend frei bewegen. Dies ist erheblich besser, als immerzu fest vorgegebene Bewegungsbahnen in Fitnessmaschinen einseitig zu trainieren – hierbei werden leider immer nur bestimmte Muskelanteile angesprochen. Die Binnenstruktur des Muskels kann sich so ungünstig verändern, auch wenn die Folgen oft Jahre auf sich warten lassen.

Grundsätzlich sollte bei allen Trainings und Laufprogrammen immer auf eine große Variabilität geachtet werden – auch Rückwärts-/Seitwärtslaufen und Sprintstrecken sollten mit eingebaut werden. Hierbei sollte der Beweglichkeitsaspekt immer volle Berücksichtigung finden. Das Fitnessziel könnte vielleicht am besten mit „Bewegung und Beweglichkeit" beschrieben werden.

Regelmäßig barfuß zu gehen, sollte vor allem in den Sommermonaten oder im Strandurlaub mit auf dem Programm stehen, um die in den Schuhen doch sehr eingeschränkte Fußmuskulatur wieder beweglicher zu machen und zu aktivieren. Die Bedeutung der Fußmuskulatur auf den gesamten Körper wird zumeist noch sehr unterschätzt. So erscheinen beispielsweise Wattwanderungen unter einem neuen Licht.

Sofern ein Mensch plötzlich keine Lust mehr auf körperliche Betätigung hat, kann die Frage gestellt werden, ob sich dahinter vielleicht ein emotionales Problem verbirgt. Ein Sturz kann aufgrund eines hierdurch ausgelösten Schocks hervorbringen, dass die betroffene Person keinen Sport mehr ausüben möchte. Die damit verbundene Gefahr für die Zukunft erscheint dem Unterbewusstsein zu groß. Ab und zu wird dies im Alltag überdeutlich in der Form der Körpersprache, die sich über veränderte Bewegungsmuster ausdrückt. In diesen Fällen sollte über eine entsprechende Therapie versucht werden, den immer noch vorhandenen Schock aufzulösen und das Selbstvertrauen bei körperlicher Belastung wiederherzustellen.

Auf diese Weise werden häufig auch depressive Verstimmungen beseitigt, die primär durch die körperlichen Einschränkungen im Alltag und den Mangel an gesunder Lebensqualität hervorgerufen wurden. Deshalb frage ich bei meinen Patienten immer tiefgründig nach dem zeitlichen Zusammenhang von Beschwerden. Oft wird mir berichtet, dass die Psyche sich erst nach den körperlichen Beschwerden verschlechterte. In diesen Fällen richtet sich meine Therapie dann immer besonders auf die Wiederherstellung der körperlichen Fitness - die Psyche tritt als Behandlungsaspekt dann in den Hintergrund.

Wer stark, gesund und jung bleiben will und seine
Lebenszeit verlängern will, der sei mäßig
in allem, atme reine Luft, treibe täglich
Hautpflege und Körperübung, halte den Kopf kalt,
die Füße warm, und heile ein kleines Weh eher
durch Fasten als durch Arznei.

Hippokrates

Selbsthilfe bei Verletzungen

Im Rahmen von sportlicher Tätigkeit oder im Alltag kommt es manchmal zu Unfallverletzungen. Dabei kann es sich beispielsweise um Knochenbrüche, Prellungen oder Bänderrisse handeln. In diesem Kapitel möchte ich kurz beschreiben, wie körpereigene Heilungsprozesse in diesem Fall optimal in Gang gebracht werden können. Selbstverständlich ersetzt dies nicht die akute schulmedizinische Behandlung durch einen Arzt. Es ist als Ergänzung zu betrachten und soll zum Verständnis führen, das man selbst einiges zur schnelleren und erfolgreichen Heilung beitragen kann.

Hierbei sind aus meiner Sicht fünf Punkte von Bedeutung. Zur Verdeutlichung nehme ich das Beispiel einer Person, die sich bei einem Unfall den Knöchel verstaucht. Hierbei wurden Bänder verletzt und das Bein schwillt an.

1) Freisetzung der Schockenergie

Durch die Verletzung tritt ein Unfallschock auf. Von Seiten des Verletzten und allen weiteren Beteiligten muss nun alles getan werden, um dessen negative Effekte so klein wie möglich zu halten. Hierzu gehört, dass der Betroffene seinem Unmut Luft macht. Dies kann durch Schreien, Wehklagen oder anders geschehen, jeder ist hier individuell. Auf jeden Fall muss der Panik und der Angst des Augenblicks Ausdruck verliehen werden. Es wäre fatal, alles „hinunterzuschlucken" und so zu tun, als sei nichts geschehen. Dann könnte die Schockenergie, die durch den Unfall in den Körper hineingekommen ist, diesen nicht mehr verlassen. So würde es zu einer Verzögerung der Heilungsvorgänge und längerfristigen Muskelverspannungen (analog einem Schleudertrauma) kommen. Auch wenn der Betroffene seine Schockenergie freisetzen kann, wird er sich noch einige Minuten in einer Art Schockzustand befinden. Es dauert eine Weile, bis alles verarbeitet wurde. Dies ist dann als normale emotionale Reaktion anzusehen und sollte von Anwesenden verständnisvoll begleitet werden – „Mach Dir keine Sorgen, es wird schon alles wieder gut werden."

2) Schuldgefühl

Der Betroffene sollte sich keinesfalls Schuldgefühl aufladen. Der Unfall ist bereits passiert, Sätze die mit „Hätte ich doch…." beginnen, sind nicht geeignet, den Unfall rückgängig zu machen. Im Gegenteil, denn Schuldgefühl kann zu einer Form von innerer Bestrafung führen. Man sieht es als „gerecht" an, nun leiden zu müssen, da man etwas „falsch" gemacht habe. Diese Gedanken sind nicht liebevoll und haben das Potential, körperliche Heilungsprozesse zumindest zu verzögern. Vielleicht ist der Unfall nur deshalb passiert, weil ein vergangenes Trauma mit eben dieser Art von Schuldgefühl ihn provoziert hat. Ich hatte bereits einige Fälle aus der Praxis erwähnt, bei denen genau dieser Wirkmechanismus Unfälle begünstigt hat. Aus diesem Grund sollte jeder Gedanke des Schuldgefühls sofort beiseite geschoben werden. Warum es zu dem Unfall kam, kann viel später gedanklich analysiert werden – wenn der Schockzustand vorüber und etwas Zeit verstrichen sind. Sofern andere Personen anwesend sind, sollten diese ebenfalls alles unterlassen, was Schuldgefühl fördern oder unterstützen könnte.

3) Auswirkungen von Suggestionen

Da sich der Betroffene in den ersten Minuten (oder auch Stunden) noch im Schockzustand befindet, muss der Macht von Suggestionen besondere Bedeutung beigemessen werden. Dies gilt insbesondere für Ärzte und Helfer, die oftmals unbewusst Bemerkungen machen, welche fatale Folgen für den Betroffenen haben können. Sätze wie „Erfahrungsgemäß müssen 20% dieser Unfälle später operiert werden“ dürften – obwohl lediglich eine gutgemeinte Aussage von Erfahrungswerten – dazu führen, dass sich der Betroffene eher genau in dieser Gruppe sieht. Jegliche Aussagen, die Angst im Patienten bezüglich seiner Heilung auslösen, müssen unbedingt vermieden werden. Ein Gefährdungsbereich ist hierbei auch der Wartebereich bei Ärzten oder in Krankenhäusern. Hier sitzen oft zahlreiche Menschen, ihrerseits im Schock, die manchmal die schlimmsten Befürchtungen hegen wie „Oh, Gott – mein Nachbar hatte so etwas auch einmal, der kann gar nicht mehr arbeiten….“ Der Betroffene sollte sich solchen destruktiven Aussagen besser mit Nachdruck entgegenstellen und sich nicht noch zusätzlich in Negativdarstellungen oder in den Schock anderer Verletzter hineinziehen lassen. Nützlich ist es, sich und anderen gegenüber immer und immer wieder zu wiederholen, dass die Verletzung sicher problemlos heilen wird.

4) Energiearbeit

Insbesondere bei akuten Verletzungen kann energetische Arbeit – immer als Ergänzung zu ärztlicher Notfallversorgung – sinnvoll sein. Hierbei nimmt ein Therapeut das verletzte Körperteil einfach in die Hand und lässt mittels Gedankenkraft seine Energie hineinströmen. Je liebevoller die Gedanken, umso wirkungsvoller werden sie sein. Oftmals wird die betroffene Körperregion mit Zuckungen reagieren und die Hand des Behandlers wird automatisch an die Stelle gehen, wo es richtig ist. Alles wird selbstverständlich ohne Zwang und Kraft ausgeübt. Sofern kein energetischer Therapeut verfügbar ist, kann diese Arbeit auch ein Angehöriger oder Freund übernehmen. Eine Mutter macht das rein intuitiv, wenn sich ihr Kind verletzt hat. Gleichzeitig können Sätze gesprochen werden, die positive Suggestionen darstellen und helfen, den Schock aufzulösen. Die Wirkung dieser Energiearbeit kann aus meiner Sicht auch darauf zurückgeführt werden, dass der Therapeut nicht selbst an der Verletzung erkrankt ist. Der Patient kann mit einer energetischen Information in Resonanz treten, die den optimalen, harmonischen Gesundheitszustand eines Menschen widerspiegelt.

5) Glaube an die eigene Selbstheilungskraft

Der letzte und sicher wichtigste Punkt ist, sich der eigenen Selbstheilungskräfte bewusst zu sein. Hier dürfte der Gedanke besonders förderlich sein, dass der Körper aus einer einzigen Samen- und einer Eizelle entstanden ist. Wo sind dann die Grenzen der Selbstheilung!? Selbstverständlich weiß der Körper genau, was er tun muss, um die Verletzung vollständig zu regenerieren. Damit dies erreicht wird, muss auch seine Steuerungszentrale – das Unterbewusstsein – die richtigen Anweisungen geben.

Ich hatte bereits auf die Bedeutung der Auflösung von Ängsten hingewiesen. Das Gegenteil dieser Ängste ist bedingungslose Liebe. Diese Art der Liebe kann in einer ruhigen Minute im Herzen gespürt werden. Dieses Gefühl, das hiermit verknüpft ist, wird nun auf die Stelle gelenkt, wo die Verletzung ist. Der Akutschmerz kann hier gut als

Wegweiser dienen, an welche Stelle die Energie gelenkt werden muss. Für jeden Menschen ist dies individuell unterschiedlich, aber man kann es sich als Lichtstrahl oder Wärme vorstellen, der genau an diese Stelle fließt und alles heilt, was (noch) nicht ganz in Perfektion ist. Bilder, wie man wieder „leichtfüßig umher springt“ oder Wanderungen unternimmt, unterstützen den Glauben an die perfekte Selbstheilung dieser Verletzung noch weiter. Die Aufmerksamkeit wird ausschließlich auf positive Bilder gelenkt – somit wird eventuell noch vorhandenen Ängsten immer mehr Energie entzogen.

Diese positiven Gedanken erhält man dann über Tage hinweg aufrecht, und mit abnehmendem Schmerz kann der Körper langsam wieder stärker belastet werden. Nicht überfordern, aber doch den Körper langsam wieder an seine natürliche Funktion gewöhnen. Gleichzeitig baut sich das Vertrauen in die körperliche Belastbarkeit wieder auf, und so verschwinden auch die letzten, vielleicht noch verbliebenen Anteile des Unfallschocks.

Die Verinnerlichung dieser Punkte kann natürliche Heilungsprozesse nach Akutverletzungen extrem beschleunigen. Es liegt im Rahmen des Möglichen, so beispielsweise Bänderrisse innerhalb von Tagen vollständig auszuheilen. Die Bedeutung der inneren Geisteshaltung, wonach alles wieder perfekt regeneriert, wurde mir selbst bei einer Verletzung des Knies vor vielen Jahren bewusst. Intuitiv verhielt ich mich genau so, wie in diesen fünf Punkten geschildert wurde. Obwohl mein Kreuzband auf radiologischen Aufnahmen deutlich verletzt war und mir ein künstlicher Kreuzbandersatz angeraten wurde, war schon kurze Zeit später auf einer nachfolgenden Kernspin-Aufnahme ein vollkommen intaktes Knie zu sehen. Trotz des damaligen, massiven Unfalltraumas hatte ich mit diesem

Knie nie wieder Probleme. Ich habe mich so tief in das Bild der perfekten Regeneration hineinversetzt, dass ich heute nicht mehr in Erinnerung rufen kann, welches Knie damals überhaupt betroffen war.

Sofern dagegen die Akutverletzung einen tieferen Sinn hat oder mit einem ähnlichen Trauma aus der Vergangenheit in Verbindung zu bringen ist, wird dieser Art der Selbstbehandlung meist nicht ausreichend sein. Grundsätzlich liegt hier einer der Hauptgründe, warum eine (Unfall-)Verletzung nicht vollständig ausheilt. Dann sind die therapeutische Auflösung des früheren Schockzustands oder die Erkenntnis, was der Vorfall für den Einzelnen zu bedeuten hat, häufig der Schlüssel zum Heilungserfolg.

Harmonie und Kraft ist nur in unserem Leben,
wenn das Äußere ist wie das Innere.

Albert Schweitzer

Chronische Erkrankungen als schleichender Prozess

Bislang wurden in diesem Buch zahlreiche Beispiele von chronischen Erkrankungen erwähnt, die auf letztlich eine einzige Ursache zurückzuführen waren. In der Praxis stelle ich jedoch immer wieder fest, dass es häufig eine Vielzahl unterschiedlicher Belastungsfaktoren ist, die bei der Entwicklung einer therapieresistenten Erkrankung eine Rolle spielen können.

Eine Therapie auf körperlicher und emotionaler Ebene führt zum Ziel

Ein Mann kam mit starken Rückenschmerzen und Missempfindungen im Bein in die Praxis. Nachdem ich mittels einer Therapie der muskulären Funktion die Schmerzen reduzieren konnte, stellte ich eine starke Einschränkung seiner Beweglichkeit nach vorne fest. Auf meine Nachfrage erzählte er mir von einem Autounfall vor vielen Jahrzehnten, bei dem er nicht angeschnallt war. Hierbei prallte er mit dem Gesicht auf das Lenkrad und war im Gesicht verletzt. Bei der Einschränkung der Beweglichkeit nach vorne handelte es sich also um eine emotionale Ursache. Das Unterbewusstsein will für die Zukunft vermeiden, dass das Lenkrad noch einmal berührt werden kann. Deshalb wurde das Bewegungsausmaß bei der Vorneigung massiv reduziert.

Wir therapierten den damaligen Unfallschock und nach dieser Behandlung konnte er sich viel weiter nach vorne bücken. Diese Therapie alleine war jedoch nicht ausreichend. Denn über die vielen Jahre hinweg hatte der Körper sich auf diesen Zustand eingestellt. Die Schmerzen im Bein waren die langfristige Folge dieser zunehmenden Funktionseinschränkung. Neben der Behandlung des emotionalen Schockerlebnisses und einer Druckpunkttherapie war hier zielgerichtetes Muskelfunktionstraining notwendig, um die Einschränkungen und chronischen Schmerzen dauerhaft aufzulösen.

Dieses Beispiel zeigt eine Art zweistufigen Erkrankungsprozess, der nach meinen Erfahrungen gewöhnlich von Ärzten in den jeweiligen Fachdisziplinen nicht ausreichend ganzheitlich betrachtet wird. Nur die Synthese der geistig-emotionalen und der körperlichen Ebene kann in derartigen Fällen zum Ziel führen. Physiotherapeutische Muskelübungen alleine hätten vermutlich kein Ergebnis erzielt, weil das Unterbewusstsein einen Trainingseffekt nicht zugelassen hätte, solange der Unfallschock noch bestand. Eine Psychotherapie hätte vielleicht den Unfallschock auflösen können, aber ebenfalls keine vollständige Heilung gebracht, da der muskuläre Funktionszustand bereits chronifiziert war.

Bei sehr therapieresistenten Erkrankungen gehe ich davon aus, dass es sich bei den jeweiligen Symptomen beispielsweise weniger alleine um die Botschaft des Unterbewusstseins im Sinne von Körpersprache handelt, sondern um eine Art „Hilferuf" des Körpers, mit der Gesamtbelastung nicht mehr länger zurechtzukommen. Die Therapie wird dann umfangreicher sein müssen, als wenn den Symptomen eine einzige Ursache – wie ein emotionales Trauma – zugeordnet werden kann. Die Ursachenbeseitigung wird in diesem Fällen deshalb häufig mit einer Änderung der Lebensführung verbunden sein müssen.

Bildhaft möchte ich diesen schleichenden Prozess mit einem Fass vergleichen, welches sich über Jahre hinweg immer weiter anfüllt und das irgendwann einmal überläuft. Gründe hierfür können beispielsweise sein:

- Mangelhafte, schlechte Ernährung
- Muskuläre Bewegungsdefizite, Unfälle
- Große Anzahl an kleineren Traumatisierungen/ Schockereignissen
- Emotionale Konflikte, Beziehungsprobleme
- Sterbefälle, Trauer
- Beruflicher Stress, Mobbing
- Nicht auskurierte Infekte

Jeder einzelne Baustein alleine wäre auf der körperlichen wie auch psychischen Ebene noch tolerabel gewesen, doch in der Kombination ist es zu viel – das System Mensch bricht regelrecht zusammen.

Die daraus entstehenden Krankheitsbilder können vielfältiger Natur sein. Häufig sind beispielsweise:

- Abnehmende Lebensfreude, Depression
- Burnout Symptomatik
- Schmerzen an vielen verschiedenen Stellen
- Verdauungsprobleme / Darmerkrankungen
- Energielosigkeit, Kraftmangel

Falls dieser Zustand einmal erreicht ist, dürfte der Punkt gekommen sein, an dem der Betroffene sich selbst kaum mehr helfen kann. Er hat zu wenig Energie und kann deshalb alleine meist keine starken Veränderungsprozesse mehr bewirken. Oftmals ist dies mit fehlendem Durchhaltevermögen verbunden, da die gedankliche Fokussierung auf ein bestimmtes Ziel durch den zunehmenden Energiemangel schwierig wird.

Hier bedarf es ursachengerechter Therapie an vielen Stellen, und beispielsweise ein Urlaub oder eine Kur können hilfreich sein, um zumindest einen Teil der Belastungsfaktoren für eine bestimmte Zeit auszuschalten. Insbesondere, falls Dominanz durch andere Personen ein Teilaspekt der Probleme ist, wird der Betroffene meist die Hilfe eines energetisch starken Therapeuten benötigen, da er sich alleine zu schwach fühlt, um dieser Fremdbestimmung wirksam zu begegnen.

Sofern es sich um die Folgen zahlreicher Unfälle handelt, die der Körper jeweils zu kompensieren versucht, kann es im Laufe der Jahre zu körperlichen Anpassungsprozessen gekommen sein, die beispielsweise Knochen verändert oder eine dauerhafte Hüftfehlstellung manifestiert haben. In diesem Fall wird es einige Zeit und Therapiesitzungen dauern, diese Unfalltraumatisierungen Stück für Stück – auf der emotionalen wie auch der körperlichen Ebene – aufzuarbeiten. Hier sind die Bereitschaft des Patienten zur Mitarbeit und sein Bestreben, den Körper wieder physiologisch zu belasten, die Grundvoraussetzung einer erfolgreichen Therapie. Es dauert oft Wochen und Monate, bis Knochen- und Muskelstrukturen sich wieder so anpassen, wie es vor einem länger zurückliegenden Unfall der Zustand war. Vielfach ist es jedoch ausreichend, nicht den ganzen Körper zu korrigieren, sondern lediglich die größten Hemmnisse zu beseitigen. Die noch verbleibenden, kleineren Störungen können im Alltag meist gut toleriert und kompensiert werden.

Um es mit dem Bild von dem Fass zu verdeutlichen: Es muss so viel Wasser abgeschöpft werden, damit dieses Fass nicht mehr überläuft. Es veranschaulicht, warum beispielsweise mit einer körperlichen Therapie plötzlich psychische Probleme verschwinden können. Der Mensch hat weniger Belastungen, fühlt sich dann wohler und der Psyche geht es anschließend ebenfalls besser. Beide Ebenen können niemals voneinander getrennt werden.

In derart gelagerten Fällen sollte aus meiner Sicht das Ziel darin bestehen, viele der größeren Belastungsfaktoren zu reduzieren, um später im Alltag ausreichend Spielraum zu haben, damit nicht wieder gleich Gesundheitsprobleme entstehen. Ansonsten ergibt sich ein Zustand, bei dem immer nur für kurze Zeit ein Wohlbefinden hergestellt ist und bereits bei kleineren Stressfaktoren die Symptome wieder auftreten. Aus Sicht eines ganzheitlich denkenden Therapeuten müssen daher alle Bereiche, sowohl körperlich, geistig-emotional und spirituell im Blickwinkel stehen, um eine langfristige Verbesserung gemeinsam mit dem Patienten bewirken zu können.

Die Zeit, in der nach einer Therapie ein zumindest symptomfreier Zustand erreicht wird, sollte zusätzlich sinnvoll genutzt werden. Hierfür ist es zweckdienlich, sich etwas mit der körperlichen und geistigen Regulationslogik auseinander zu setzen:

Reize und Regulationsprozesse

Sowohl den Körper als auch den Geist regelmäßig zu trainieren, ist wichtig, um langfristig gesund und fit zu bleiben. Es sind Reize, auf der körperlichen wie auf der geistigen Ebene, die zu entsprechenden Anpassungsprozessen führen. Diese sind nicht zuletzt auch die Grundlage von Regenerations- und Heilungsprozessen bei scheinbar chronifizierten Erkrankungen.

Eine neue Form der Schlaganfalltherapie

Manche Patienten leiden selbst Jahre nach einem Schlaganfall unter einer Schwäche oder einer Lähmung auf der linken oder rechten Körperseite. Im Laufe der Zeit haben sie sich mit diesem Zustand abgefunden, und im Allgemeinen geht die medizinische Lehre davon aus, dass hier keine Verbesserung mehr möglich ist. Schränkt man nun jedoch die Beweglichkeit auf der gesunden Körperhälfte mit technischen Hilfsmitteln stark ein, ergibt sich manchmal ein beeindruckendes Ergebnis. Aus der Not heraus, die schwache Körperhälfte jetzt unbedingt verwenden zu müssen, ist der Körper auch nach langer Zeit noch in der Lage, Schwäche und Lähmung auf dieser Seite wieder rückgängig zu machen. Sicherlich gibt es hier Limitierungen, doch scheinbar kann ein starker Reiz oder eine Art Notlage Selbstheilungskräfte wecken, die mit normalen therapeutischen Methoden bisher nicht erreichbar waren

Mit diesem Beispiel soll gezeigt werden, welches Gesundungspotential im Körper stecken kann.

Selbst im Gehirn ist die Neubildung von Nervenverbindungen (Synapsen) bis ins hohe Lebensalter noch möglich, wenn eine Anforderung hierzu besteht.

Deshalb ist es beispielsweise unbedingt erforderlich, sich regelmäßig zu bewegen, damit der Körper Muskeln und Knochen in ausreichendem Maße aufrechterhält. Form und Funktion des gesamten Körperbaus werden hauptsächlich durch Belastungsreize des Alltags mitbestimmt. So passt sich der Körper jeweils den Erfordernissen entsprechend automatisch an. Fehlt die regelmäßige, intensivere Belastung, kommt es zu einem schleichenden Abbau der Muskulatur. Damit einher geht die Reduktion von

Knochensubstanz – die Osteoporose beginnt. Insofern ist es empfehlenswert, sich auch im Alter noch regelmäßig zu bewegen und manchmal die Grenzen der Leistungsfähigkeit altersgerecht kurz auszuloten.

Auf der geistigen Ebene gilt im Prinzip das Gleiche: Eine ständige Unterforderung des analytischen Verstandes führt zur Verringerung seiner Leistungsfähigkeit. Mangelnde Merkfähigkeit und Demenz werden hierdurch zumindest gefördert. Es wurde mittlerweile bewiesen, dass ein Mensch in hohem Lebensalter durchaus noch die Fähigkeit hat, Gehirnnervenzellen neu zu verschalten oder nachwachsen zu lassen. Selbst der nachlassende Tastsinn im Alter ist in vielen Fällen bei entsprechendem Training innerhalb von kurzer Zeit wieder verbesserungsfähig.

Sofern sich ein Mensch jedoch der Lethargie hingibt und keinen Antrieb für erstrebenswerte Ziele mehr entwickelt, wird dies auf längere Sicht negative gesundheitliche Konsequenzen nach sich ziehen. Selbstverständlich sollten derartige Ziele auch mit Lebensfreude und Spaß verbunden sein. Der Körper ist nicht zuletzt ein Spiegel unserer inneren Einstellung. Vermutlich dürfte ein Leben in Lethargie nicht glücklich machen. Unser ganzes System ist von der Natur her auf Flexibilität und Fluss ausgerichtet, sowohl auf der körperlichen, wie auch auf der geistigen Ebene. Deshalb ist es sinnvoll, im Alter noch Begeisterungsfähigkeit für Dinge zu entwickeln. Sowohl der Körper wie der Geist werden beim Ausleben dieser Begeisterung so gut wie möglich unterstützen. Um Gehirnabbauprozesse lange hinauszuzögern ist es unabdingbar, das Denken regelmäßig zu fordern (Gehirnjogging).

Reize und beeindruckende körperliche Leistungen

Was gezielte Reize in Kombination mit Mentaltraining bewirken können, zeigt das Beispiel des Briten Lewis Gordon Pugh. Er ist als „Eismann" bekannt und im Jahr 2007 über knapp 19 Minuten hinweg am Nordpol geschwommen. Die Wassertemperatur beträgt dort etwas unter 0 Grad. Gewöhnlich wird davon ausgegangen, dass ein Mensch bei dieser Kälte nur wenige Minuten im Wasser überleben könnte. Lewis Gordon Pugh hat jedoch seinen Körper eigenen Angaben zufolge durch regelmäßige kurze Bäder in eiskaltem Wasser an Kälte gewöhnt. Sobald er kaltes Wasser sieht, steigt seine Körpertemperatur auf 38 Grad an. Er spürt dann im Inneren eine unglaubliche Hitze. Offensichtlich kann er mit der Kraft mentaler Vorstellung große Mengen von Energie im Körper freisetzen und an die jeweils erforderlichen Stellen verteilen. Immer wenn er in kaltes Wasser steigt, fokussiert er sich vollkommen auf sein Ziel und seine Aufgabe.[21]

Dieses Beispiel zeigt deutlich, dass die Limitierungen des Körpers weitaus geringer sind, als vielfach angenommen. Der Körper ist ein Wunderwerk, welcher sich seiner Umgebung optimal anzupassen versucht. Gleiches gilt für den Verstand, der außerordentliche Fähigkeiten hervorbringen kann – falls er entsprechend gefordert wird.

Äußerliche Reize durch Kälte oder Hitze (in einem sinnvoll begrenzten Umfang) lösen eine Kaskade von Anpassungsvorgängen im Körper aus. Gelegentliche Infekte dürften ebenfalls zu den gesunden Reizen zählen. Sie trainieren die Immunabwehr. Selbstverständlich sollte mit gesundem Menschenverstand alles vermieden werden, was schädliche Reize anbelangt. Beispielhaft sind stark reizende Substanzen, zu hohe Sonneneinstrahlung und beständige Überforderung des Körpers offensichtlich krankmachend. Selbstverständlich gehören auch Gifte zu dieser Gruppe. Deshalb möchte ich in diesem Zusammenhang kosmetische Schönheitsbehandlungen erwähnen, bei denen heutzutage oftmals ein Nervengift (Botolinumtoxin) zur Muskellähmung eingesetzt wird. Die Behandlung muss regelmäßig wiederholt werden, weil der Körper glücklicherweise den „Schaden" wieder behebt. Wissenschaftliche Tests haben mittlerweile allerdings ergeben, dass sich das Gift auch über die Injektionsstelle hinweg ausbreitet. In Tierversuchen gelangte diese Substanz sogar bis in das Gehirn und zersetzte dort Zellproteine. Da derartige Anti-Falten-Behandlungen aufgrund der Selbstheilungstendenz des Körpers alle paar Monate wiederholt werden müssen, damit die Muskellähmung aufrecht erhalten wird, scheint das Risiko von Nebenwirkungen doch sehr erheblich zu sein.

Ich durfte in der Praxis anschaulich beobachten, dass das Sprichwort „wahre Schönheit kommt von Innen" seine volle Berechtigung hat. Bei zahlreichen Menschen konnte ich in den letzten Jahren deutlich sehen, dass die „Verschönerung" der inneren, emotionalen Gefühlswelt sich auch im Äußeren Ausdruck verlieh. Nicht zuletzt durch ein jüngeres Aussehen, welches die geistig-emotionale Vitalität widerspiegelt.

Man kann nichts dagegen tun, dass man altert.
Aber man kann sich dagegen wehren,
dass man veraltert.

Lord Samuel

Medizin als Heilkunst

Über viele Jahrhunderte hinweg galt die Medizin als Heilkunst. Es waren vor allem auserwählte und begabte Menschen, die als Priester oder Medizinfrau auf den Patienten individuell abgestimmte Therapien zur Anwendung brachten. Häufig waren beispielsweise bei Ritualen schamanischer Art viele Stammes- oder Familienmitglieder anwesend, um Götter zu beschwören oder Heilenergien zu senden. Vieles davon erscheint heute obskur und zurückgeblieben, aber zum damaligen Zeitpunkt waren diese Therapien wohl durchaus wirkungsvoll. Dies sollte nicht einfach deshalb ignoriert und zur Scharlatanerie erklärt werden, weil beispielsweise die frühere Lebenserwartung sehr viel geringer war. In vielen Fällen scheinen die damaligen Verfahren durchaus sehr wirkungsvoll gewesen zu sein. Es gibt Menschen, die heutzutage immer noch mit ähnlichen Methoden Erfolge bei der Auflösung von bevorzugt chronischen Krankheitsbildern erleben. Mit einem Erklärungsmodell der „Macht der Gedanken“ und der Wirkung von „liebevollen Energien“ können diese alten Heilweisen heute in einem neuen Licht betrachtet werden.

So sehr ich einerseits ein Freund eines aufgeklärten Weltbilds bin, muss ich andererseits gestehen, dass mir vieles im Leben als Wunder und unerklärbar erscheint. Die mathematischen Konzepte im Bereich der neueren Quantenphysik, in der es beispielsweise um die Auswirkung von Gedanken auf jegliches Leben geht, scheinen mein logisch-analytisches Denkvermögen zu übersteigen. Ich akzeptiere diese neuen Erkenntnisse, selbst wenn ich nicht im Detail erklären kann, worauf diese Gesetzmäßigkeiten beruhen. Tief im Herzen ist mir bewusst, dass die Welt aus mehr als logischer Bewertung besteht. Doch in der Wissenschaft, vielleicht gerade in der Medizinwissenschaft, entbrennen regelrechte Kämpfe um das richtige Weltbild. Dabei sollte berücksichtigt werden, dass mit unseren fünf Sinnen und technischen Messapparaten nur die „halbe“ Welt wahrgenommen werden kann. Es existiert eine „Parallelwelt“ aus Information und Bewusstsein, welche die Materie durchdringt und die technisch direkt nicht erfassbar ist. Dies ist die Grundlage eines umfassenderen Weltbildes. Hier werden neben der Materie auch Gedanken und Informationen als Einflussfaktoren berücksichtigt.

Dieses neuere Weltbild wird auch in der Heilkunde Anwendung finden müssen. Teilweise ist dies bereits heute der Fall. So gibt es auf der einen Seite eine Vielzahl von alternativen Heilverfahren, und auf der anderen Seite die klassische Schulmedizin. Sie arbeitet hauptsächlich mit auf die Materie wirkenden Verfahren, wie Operationen und Medikamenten. Alternative Medizin, die oftmals auf der Basis einer energetischen Informationsübertragung beruht, wurde wissenschaftlich lange mehr oder weniger belächelt oder abfällig betrachtet, wie beispielsweise die Homöopathie oder die Akupunktur. Nun aber schwenken mehr und mehr Therapeuten auf diese neuen, sanfteren Wege ein, da sie durch Erfolge bei Patienten überzeugt werden. Hierbei gilt: „Wer heilt, hat Recht“. Deshalb sollte – auch ohne genaue Detailkenntnis – einfach akzeptiert werden, dass es wirksame Heilverfahren jenseits der klassischen schulmedizinischen Pfade gibt. Für manche Beteiligten im Gesundheitssystem, wie Krankenkassen, ist dieser Gedanke nicht einfach annehmbar. Denn ohne evidenzbasierten, wissenschaftlichen Nachweis werden beispielsweise Honorarumverteilungen zu Gunsten der alternativen Verfahren nicht zu rechtfertigen sein. Hierin liegt ein Grund, warum Patienten diese Therapien wohl noch längere Zeit aus eigener Tasche bezahlen müssen.

Es besteht jedoch auch eine besondere Chance. Denn mittelfristig werden sich dauerhaft ausschließlich wirksame alternative Behandlungsverfahren durchsetzen. Deren Qualitätskontrolle erfolgt beim Patienten, der nur für nutzbringende Dinge Geld auszugeben bereit sein wird. Letzten Endes könnte sich diese Art der Kontrolle als wirksamer herausstellen, als wissenschaftliche Studien unter Laborbedingungen sie jemals leisten können. Ich meine, dass in Zukunft bei chronischen Erkrankungen immer stärker eine sich ergänzende, komplementäre Medizin benötigt wird, wo Ärzte und alternative Therapeuten intensiv zusammen arbeiten. So kann das Wirkungsvollste aus allen Bereichen zum Nutzen des Patienten gewinnbringend eingesetzt werden. Eine Art der Heilkunde, in der alle Partner respektvoll miteinander umgehen. Als Beispiel könnten Kliniken wie das Münchner Krankenhaus für Naturheilweisen dienen. Hier wird Schulmedizin mit alternativen Ansätzen aus der Naturheilkunde sinnvoll verknüpft. Meine Vision geht noch weiter in Richtung zukünftiger „Zentren der Heilung". Hier sollten die in diesem Buch angesprochenen Ansätze mit einfließen. Orte, an denen außergewöhnlich viel Nächstenliebe zum Nutzen von kranken Menschen konzentriert ist und die in eine wohltuende Umgebung und Natur eingebettet sind. Diese ganzheitlich ausgerichteten Gesundheitsstätten sollten innerhalb des Krankenversicherungssystems abrechnungsfähig sein und so für alle Menschen offenstehen. So ließe sich langfristig sicherlich viel Geld bei der Behandlung von – derzeit als chronisch eingestuften – Erkrankungen sparen.

In einem Gesundheitssystem der Zukunft wird der Betroffene wieder mehr im Mittelpunkt stehen müssen, da er letztlich immer selbst seine Gesundheit aufrechterhält. Alles, was an äußerlichen Therapien eingesetzt wird, kann eigentlich nur als Unterstützung körperlicher oder mentaler Vorgänge angesehen werden. Eine vollständige Heilung kann immer nur der Patient selbst hervorbringen. Viele Menschen kennen Berichte von Spontanheilungen selbst schwerer Erkrankungen, die für Ärzte unerklärbar sind. Therapeuten sollten in der Lage sein, einen diesbezüglichen Optimismus auch den Patienten zu vermitteln. Selbstverständlich ist hiermit kein „Alles ist gut" Fatalismus unter Leugnung der Realität gemeint, sondern dass dem Patienten im Heilungsgeschehen nicht über Suggestionen künstlich Limitierungen und Grenzen auferlegt werden – wo tatsächlich keine sind.

Die Hauptströmungen der klassischen Medizin

Es stellt sich die grundsätzliche Frage, warum es vor allem die Operationen und Medikamente sind, welche die derzeitigen Hauptströmungen der Schulmedizin darstellen. Ein Blick in die Historie kann dies erklären:

Chirurgie

Der große Durchbruch der Chirurgie kam, als es speziell rund um die Zeit der Weltkriege viele Kriegsverletzte gab. Dies war eine Zeit, in der zahlreichen kriegsbedingten Akutverletzungen sehr gut mit operativen Behandlungsverfahren beizukommen war. Sei es die Entfernung einer Kugel oder die Amputation eines Körperteils in Feldlazaretten, oft konnte das Leben eines schwer verletzten Soldaten mit einer Operation gerettet werden. Der Nutzwert erschloss sich allen Beteiligten sofort, und so wurden nach und nach immer bessere und sanftere Operationsverfahren entwickelt. Für einen Chirurgen, der damals vor allem mit Akutverletzungen konfrontiert war, dürfte es so ausgesehen haben, als ob den meisten Erkrankungen mit einer Operation erfolgreich beizukommen wäre. Erfolg wurde damals mit dem Überleben gleichgesetzt, mehr oder weniger unabhängig von der anschließenden Lebensqualität. Der Stellenwert der Chirurgie in der Medizin nahm deshalb immer weiter zu. Die Operationstechniken wurden immer weiter verbessert, und auch die Komplikationsraten wurden aus vielerlei Gründen immer niedriger. Das zunehmende Verständnis für Hygiene während der Therapie war hierbei ein wichtiger Faktor. Hinzu kam das Wissen um die Narkotisierung, die Operationen in größerem Umfang überhaupt erst möglich mache. So nahm die Sterblichkeitsrate immer weiter ab, und es konnte immer mehr Patienten geholfen werden. Es ist leicht nachvollziehbar, dass unter diesen Umständen Operationen zunehmend als segensreich angesehen wurden. Im Verlauf der Jahrzehnte wurden sie deshalb auch in weiteren Gebieten, wie chronischen Erkrankungen oder bei Krebsbehandlungen, eingesetzt.

Hiergegen ist nichts einzuwenden, aber es sollte bei allem Optimismus nicht vergessen werden, dass diese Therapieform sich lediglich mit der „Maschine“ Körper auseinandersetzt und alle anderen Aspekte des menschlichen Daseins mehr oder weniger unberücksichtigt lässt. Es wird hierbei nicht hinterfragt, warum bei chronischen Erkrankungen der Mensch diese Symptome überhaupt erst hervorbringt. Der Körper ist im Grundsatz anatomisch sehr ähnlich aufgebaut – aber nicht jeder Mensch leidet unter den gleichen Erkrankungen. Deshalb sollte immer die Frage gestellt werden, was die wirkliche Ursache für ein chronisches Problem oder eine innere Erkrankung ist. Eine Antwort hierauf kann die Chirurgie nicht geben. Es ist auch nicht ihre Aufgabe, dies zu tun. Sie beschäftigt sich mit Operationstechniken im Sinne einer handwerklichen Spitzenleistung. Dies hat jedoch nichts mit dem Versuch zu tun, Erkrankungen bereits im Vorfeld zu vermeiden oder sie auf höheren Steuerungsebenen (geistig/spirituell) zu beeinflussen. Dennoch sind Operationen wirksame Behandlungsverfahren in Fällen, in denen sie offensichtlich sinnvoll sind oder den Körper bei der Beseitigung von Störungen unterstützen. Das wahre Wunder des Menschen zeigt sich hier, wenn die Wunden und Schädigungen des Körpers anschließend selbständig verheilen. Ohne diese körpereigenen Mechanismen würde der Mensch keine einzige Operation überleben.

Medikamente

Vor rund 60 Jahren starben noch viele Menschen an den Folgen einer Lungenentzündung. Die Ärzte in den Krankenhäusern waren hiervon sicher emotional betroffen. Denn obwohl sie mit Operationen von Akutzuständen häufig das Leben der Menschen retten oder Linderung verschaffen konnten, verloren immer noch zahlreiche Patienten durch Infektionskrankheiten ihr Leben. Die Medizin hatte kaum ein Mittel dagegen zur Hand. Als im Jahr 1952 das erste Antibiotikum auf den Markt kam und Therapeuten sahen, dass hierdurch ursprünglich dem sicheren Tod geweihte Menschen innerhalb weniger Wochen wieder vollständig gesund wurden, hatte dies selbstverständlich einen großen Einfluss auf die Medizin. Plötzlich konnte eine Vielzahl sterbenskranker Menschen gerettet werden. Sei es mit Hilfe der Operationen oder mit Hilfe von Antibiotika. Die meisten Ärzte dürften Antibiotika als Wundermittel empfunden haben. Obwohl Pflanzenextrakte und Tees schon lange vorher eingesetzt wurden, begann erst jetzt der große Aufstieg der Pharmakologie. Die häufigsten Infektionskrankheiten begannen so, zunehmend ihren Schrecken zu verlieren.

Zu damaliger Zeit dachten vermutlich viele Wissenschaftler in der Medikamentenforschung, dass den meisten Erkrankungen mit irgendeinem Medikament beizukommen sein müsste. Tatsächlich gibt es jedoch auch viele andere Gründe, warum Infektionskrankheiten zurückgedrängt wurden. Einer hiervon ist die Verbesserung der hygienischen Bedingungen durch Abwasserkanäle und eine saubere Trinkwasserversorgung. Dies wird bei der historischen Betrachtung der Infektionskrankheiten (Lepra, Pest, Cholera…) meist unbeachtet gelassen, dürfte jedoch einer der Hauptgründe für deren Reduzierung gewesen sein. Denn auch in Ländern oder Städten, die erst später Medikamente zur Verfügung hatten, reduzierten sich die Infektionskrankheiten schon zu einem früheren Zeitpunkt. Es sollte nicht vergessen werden, dass verdorbenes Essen und Tierleichengifte zu einer Zeit fehlender Kanalisation und Trinkwasserversorgung ein großes Problem waren, die den Körper stark belasteten. Besonders betroffen waren hiervon die armen Leute in den Städten.

Erwähnenswert erscheint auch, dass mit dem Einzug der Antibiotika sich selbstverständlich die Glaubensmodelle und Suggestionen der Ärzte verschoben. Dachten kurz vorher noch viele Menschen, dass eine Lungenentzündung meist tödlich verlaufen würde, waren plötzlich nicht nur die Mediziner, sondern auch die Patienten der Überzeugung, dass sie geheilt werden könnten. Dies dürfte den Therapieerfolg mit Antibiotika tendenziell mit unterstützt haben. Damals war die Medizin allerdings noch nicht so weit, auch den Einfluss der Gedanken mit in eine Therapie einzubeziehen. So wurden die Erfolge hauptsächlich auf den Medikamenteneinfluss zurückgeführt. Tatsächlich muss jedoch die eigene Immunabwehr des Individuums an erster Stelle stehen. Dies zeigen die Infektionserkrankungen des Mittelalters. Dort gab es offensichtlich Menschen, die immun dagegen waren und die sich teilweise um Erkrankte kümmerten, ohne selbst durch die Erreger zu erkranken.

Hier wird deutlich, dass eigentlich nicht die Erreger selbst, sondern insbesondere das Milieu eine entscheidende Rolle bei der Entstehung von Krankheiten spielt. So wie die meisten Pflanzen in einer Wüste nicht gedeihen können, brauchen auch Krankheitserreger ein Umfeld, in denen sie sich vermehren und ausbreiten können. Hinzu kommt, dass man Bakterien beispielsweise nicht als grundsätzlich schädlich ansehen sollte. Die weitaus größte Anzahl von Bakterien ist zu unserem Nutzen. Ohne sie würde die Menschheit nicht überleben können.

Während die Schulmedizin mit Therapien wie Impfen und Medikamente sich vor allem in einer Art Kampf auf die Erreger fokussiert, versuchen die Vertreter der Alternativmedizin häufig den Nährboden - das Milieu - zu verändern. Gelingt dies, hat ein Krankheitserreger kaum eine Chance. Im Alltag stellt sich die Frage, was leichter zu beeinflussen ist. Ich bin der Auffassung, dass man sich vor Krankheitserregern kaum wirksam schützen kann. Dagegen kann mit ausreichendem Schlaf, einer guten Psychohygiene, Optimismus, guter Ernährung und Sport ein Zustand erreicht werden, bei dem es Krankheitserregern schwer fällt, die Oberhand zu bekommen. Ein gutes Beispiel für diese Hypothese ist das Herpes Simplex Virus, welches den Lippenherpes hervorruft. Es ist in praktisch jedem Menschen (>99%) vorhanden und wird meist durch Stressereignisse aktiviert. Labormedizinisch zieht es sich danach in die Nervenbahnen zurück und schlummert dort inaktiv. Erst wenn wieder einmal „Stress nervt“, spiegelt der Körper den jeweiligen psychischen Zustand über die Erkrankung wieder. Würde diese Botschaft verstanden werden, könnte das Leben aktiv verändert werden, und die Herpes (Simplex) Symptomatik wurde zunehmend unwahrscheinlicher auftreten.

Viele Menschen scheinen Krankheitserreger als eine Bedrohung anzusehen, die mit Mitteln von außen (=Medikamente) behandelt werden sollten. Doch es sollte nicht darüber hinweg täuschen, dass das innere Milieu des Betroffenen mindestens genauso, wenn nicht noch wichtiger ist.

Sicherlich kann Medikamenten ihre Wirkung in vielen Fällen nicht abgesprochen werden. Im Laufe der Zeit fanden sich immer mehr chemische Substanzen, mit deren Hilfe der Körper in die eine oder andere Richtung beeinflusst werden konnte. Deshalb wurde begonnen, Medikamente nicht nur bei lebensbedrohlichen Akutgeschehen, sondern auch zunehmend bei chronischen Erkrankungen einzusetzen. So wuchs in kaum mehr als 50 Jahren ein gigantischer Pharmamarkt im Volumen von etwa 700 Mrd. US-$ heran, der heute wie ein Bollwerk mit teils sehr egoistischen Mitteln von Seiten der Industrie verteidigt wird.

In Deutschland wurden im Jahr 2008 etwa 40 Mrd. € für Arzneimittel ausgegeben. Im Bereich ärztliche Behandlung wurden im Vergleich hierzu (lediglich) 30 Mrd. € aufgewendet. Die Wachstumsrate des weltweiten Medikamentenkonsums war in den letzten Jahren oftmals pro Jahr prozentual zweistellig.

Bei der Betrachtung aktueller Umverteilungskämpfe im Medizinwesen kann beobachtet werden, dass einerseits manche Ärzte kaum noch ausreichende Einkommen erzielen, während andererseits einige Pharmakonzerne – nicht zuletzt mittels Marktmacht und zielgerichtetem Lobbyismus – ihre Milliardengewinne tendenziell immer weiter steigern. Die heutige „Gesundheitsindustrie“ bringt nicht nur Vorteile mit sich – von Effizienz ganz zu schweigen. Denn ein gesundeter Mensch ist kein langfristiger Kunde mehr. Viele ältere Menschen nehmen 5-10 verschiedene

Medikamente täglich ein. Deren Wechsel- und Nebenwirkungen sind kaum abschätzbar. Sie haben ein gewichtiges Potential, die körpereigenen Regulationsprozesse gehörig durcheinander bringen.

Grundsätzlich ist festzustellen, dass viele Medikamentenentwicklungen sicherlich segensreich sind und heutzutage eine Vielzahl von Medikamenten immer noch hoch wirksam ist. So können Leben gerettet oder Krankheitssymptome gelindert werden. Aus diesen Gründen ist die Einnahme von Medikamenten unter beständiger ärztlicher Kontrolle selbstverständlich sinnvoll, solange keine andere Lösung für die jeweilige Erkrankung gefunden wird. Doch die Medikamententherapie wirkt immer auf der untersten Steuerungsebene – rein körperlich – während beispielsweise die höheren Steuerungsebenen – die Macht des Unterbewusstseins und energetische Prozesse – zur Beeinflussung einer Erkrankung hierbei vollkommen unberücksichtigt bleiben. Mir ist die Erläuterung wichtig, dass es durchaus viele sinnvolle Anwendungsmöglichkeiten von Medikamenten und Naturheilmitteln gibt. Was in Frage gestellt werden sollte, ist die lang anhaltende Einnahme derartiger Substanzen – ohne gleichzeitig die Möglichkeit tiefgründigerer Ursachen der Krankheitssymptome in eine Behandlung mit einzubeziehen.

Sofern zusätzlich von der Pharmaindustrie regelrecht Krankheiten erfunden werden, wie beispielweise die angeblich medikamentös behandelbare sexuelle Dysfunktion bei Frauen, nur weil eine vermeintlich vielversprechende chemische Substanz neu gefunden wurde, wird es gefährlich. Hier wird manchmal eine Art künstliche Nachfrage auf dem Reißbrett erschaffen. In diesem Bereich scheint es einige Ärzte und Wissenschaftler zu geben, die sich vielleicht aus wirtschaftlichen Gründen vor den Karren einiger Pharmaunternehmen spannen lassen. Sie geben positive Empfehlungen zu vermutlich nicht in der Praxis haltbaren Zusammenhängen ab und beeinflussen hierdurch die Medikamentennachfrage.

Es sollte nicht übersehen werden, dass ein Arzneimittelkonsument für die Hersteller in erster Linie ein (indirekt) zahlender Kunde ist. Nur so ist es aus meiner Sicht zu verstehen, warum beispielsweise der Verband amerikanischer Kinderärzte bereits Grundschülern den prophylaktischen Einsatz von medikamentösen Fettsenkern empfiehlt – ohne den wirklichen Gründen von Übergewicht oder Fehlernährung näher zu kommen. Deshalb sollten sich Betroffene (oder die Eltern) selbst fragen, ob eine bestimmte Medikamenteneinnahme – besonders wenn sie dauerhaft ist – unbedingt notwendig ist. Es handelt sich hierbei immer um einen künstlichen Eingriff in den natürlichen Regulationsprozess des Körpers, welcher um den Preis von Nebenwirkungen gleich welcher Art erkauft wird. Zudem ist die Abmilderung oder das Ausschalten von Symptomen keine Dauerlösung und entbindet den Patienten nicht von seiner eigenen Verantwortung, die Ursache für seine Erkrankung selbst zu suchen. Insbesondere, falls eine Erkrankung Ausdruck von Körpersprache des Unterbewusstseins ist, wird dieses einen Weg finden, sich entweder anders auszudrücken oder die chemische Beeinflussung durch Medikamente zu umgehen. Der behandelnde Arzt wird dann die Medikamentendosis immer weiter erhöhen müssen, wodurch die Nebenwirkungen tendenziell zunehmen. In diesem Fall handelt es sich um einen offensichtlichen Hinweis, dass durch das Medikament das eigentliche (unterbewusste) Bedürfnis des Menschen nicht befriedigt wird.

Insbesondere im Bereich der dauerhaften medikamentösen Blutdruck- oder der Cholesterinsenkung gibt es zunehmend kritische Stimmen, die der Meinung sind, dass hier mit mehr Augenmaß vorgegangen werden sollte. Ich teile diese Meinung und kenne aus vertrauenswürdigen

Erzählungen zahlreiche Fälle, bei denen ältere Patienten nach einer medikamentösen Blutdrucksenkung bewusstlos wurden oder einen (ischämischen) Schlaganfall bekamen. Scheinbar war bei diesen Personen der höhere Blutdruck physiologisch erforderlich und absichtlich durch die eigene Körperregulation so eingestellt worden. Gemeinsames Merkmal dieser Fälle war, dass der Blutdruck lediglich leicht erhöht war und vor einigen Jahren noch als eher nicht behandlungsbedürftig eingeschätzt worden wäre.

Medikamenteneinnahme und körperliche Symptome

Ein etwa 80-jähriger Mann kam in die Praxis, weil er unter Hautausschlägen und quälendem Juckreiz litt. Diese Symptome traten verstärkt am Kopf in den Abendstunden auf und waren früh am Morgen nicht mehr vorhanden. Aufgrund dieses Zeitverlaufes hielt ich eine emotionale Ursache für abwegig. Ich befragte ihn deshalb über seinen Lebensstil und seine Ernährung.

Er berichtete mir davon, dass er sportlich immer noch sehr aktiv ist und beim Radfahren Distanzen und Steigungen zurücklegte, die sehr bemerkenswert waren. Schwitzen schien die Symptome nicht zu verschlimmern – eher im Gegenteil. Da dies eher untypisch für Hautallergien ist, wurde ich stutzig. Die Ernährung schien keine Rolle zu spielen – das hatte er schon selbst ausgetestet. Im Hinblick auf Arzneimittel erwähnte er allerdings ein Herzmedikament, dass ihm der Arzt gegen hohen Blutdruck aufgeschrieben hatte. Er nahm die täglich zulässige Höchstdosis über den Tag verteilt ein.

Eine kurze Analyse ergab, dass um die Abendzeit der höchste Spiegel der Substanz im Blut erreicht sein könnte. Als Nebenwirkungen wurden u.a. Juckreiz und Hautrötungen angeben. Sein Blutdruck war beim Arzt immer nur leicht erhöht gewesen, doch aufgrund einer Herzerkrankung in der Familie wurde ihm das Mittel mehr oder weniger „prophylaktisch" verschrieben.

Da ich mich als Heilpraktiker niemals in ärztliche Verordnungen einmische, informierte ich meinen Patienten sachlich über den möglichen Zusammenhang und forderte ihn zu einem Arztbesuch auf.

In der Konsultation mit einem Internisten wurde – nicht zuletzt aufgrund seiner hohen Fitness – das Medikament komplett abgesetzt. Innerhalb von Tagen verschwanden die Symptome vollständig und der Blutdruck lag dennoch im Normalbereich. Der Rentner erhielt auf diese Weise seine Lebensqualität zurück.

Von ähnlichen Beispielen können vermutlich die meisten Ärzte und Heilpraktiker berichten. Es steht auch exemplarisch für eine wünschenswerte Zusammenarbeit aller Therapeuten, die etwas über den Tellerrand ihres jeweiligen Fachgebietes hinaus blicken. Es mag überraschen, aber mehrere in diesem Patientenfall konsultierte Hautärzte konnten diesen Sachverhalt nicht aufdecken. Dies mag dran liegen, dass hierzu vermutlich etwa 20-30 Minuten Unterhaltung und detektivischer Spürsinn notwendig sind. Ärzte haben diese Zeit bei vollem Wartezimmer in der Regel leider nicht. Das Beispiel zeigt ebenfalls auf, wie kritisch grundsätzlich die dauerhafte Einnahme von Medikamenten hinterfragt werden sollte. Ein Grund für die beständige Herabsetzung der in der Medizin verwendeten Blutdruckgrenzwerte in den letzten Jahrzehnten dürfte darin bestehen, dass hierdurch immer mehr Menschen zu chronischen Behandlungsfällen und damit zu dauerhaften

Arzneimittelkonsumenten gemacht werden. Wer hiervon betroffen ist, sollte sich selbst und seinen Arzt fragen, was vielleicht an auslösenden Stressfaktoren besteht, was dagegen unternommen werden kann und ob die beständige Medikamenteneinnahme in diesem Fall wirklich sinnvoll ist. Bei sehr hohen Blutdruckwerten und insbesondere, wenn eine vielleicht psychische Ursache hierfür nicht gefunden werden kann, dürfte allerdings die medikamentöse Therapie das Mittel der Wahl bleiben.

Viele Pflegekräfte berichteten mir, dass es bei älteren Menschen und ihrer Medikamenteneinnahme immer nur eine Richtung zu geben scheint: „Mehr, mehr und nochmals mehr – am Ende gegen die Nebenwirkungen der Ursprungsmedikamente“. Dies muss zu einem Appell an die Konsumenten führen, die Einnahme kritischer zu hinterfragen und vielleicht auch einmal in einer ruhigen Minute mit dem Hausarzt offen über alle Medikamenteneinnahmen zu sprechen.

Für den einzelnen Arzt ergibt sich häufig das Problem, dass er überhaupt nicht weiß, welche Medikamente sein Patient noch von anderen (Fach-)Ärzten verschrieben bekommen hat und dauerhaft einnimmt. Hinzu kommt meist noch eine Selbstmedikation durch den Patienten selbst.

An dieser Stelle muss noch eine weitere Medikamentengruppe, die von vielen älteren Menschen regelmäßig eingenommen wird, angesprochen werden. Es handelt sich um Substanzen, welche bestimmte Blutfettwerte reduzieren sollen (Cholesterin/Triglyzeride): Die hier angesprochenen Substanzen werden heutzutage in den Köpfen vieler Menschen pauschal als „schlecht“ abgestempelt. Dies hat zu dem Irrglauben geführt, dass ihre medikamentöse Senkung und der Verzicht bei der Nahrung gesundheitsfördernd wären. Doch so einfach ist es nicht.

Für Cholesterin ist schon lange wissenschaftlich bewiesen, dass der Körper selbst den Großteil des Cholesterins herstellt und es lediglich zu einem kleinen Teil (<5%)über die Nahrung aufnimmt. So sinnvoll eine vernunftige und ausgewogene Ernährung ist – dieser Aspekt kann zur Einschränkung der Essenauswahl getrost unberücksichtigt bleiben. Cholesterin ist ein überaus wichtiger Baustoff für alle Zellen und zahlreiche Körpersubstanzen, wie Hormone. Deshalb produziert der Körper es selbst in der Leber und verlässt sich nicht auf die Zuführung durch Nahrung. Seine medikamentöse Unterdrückung kann eine Vielzahl anderer Probleme, wie Impotenz oder Regenerationsstörungen hervorrufen. Die pauschale Verurteilung von Cholesterin als Krankmacher ist grundsätzlich zu hinterfragen – auch, ob eine Einteilung in gutes und schlechtes Cholesterin (HDL/LDL) wirklich sinnvoll ist. Das American National Heart, Lung and Blood-Institute führte Metastudien zum gesundheitlichen Nutzen der Cholesterinsenkung durch. Untersucht wurden 650 000 Menschen und 70 000 Todesfälle. Fazit: Geringe Cholesterinspiegel gehen nicht mit einer allgemeinen Erhöhung der Lebenserwartung einher, sondern beziehen sich nur auf Herz-Kreislauferkrankungen, sie erhöhen gleichzeitig das Risiko von Schlaganfällen und das Krebsrisiko. Hier zeigt sich die grundsätzliche Gefahr einer zu einseitigen Fokussierung auf einen vermeintlichen Nutzen, der am Ende vielleicht erheblich nachteiligere Folgen hat.

Aus diesem Grund sollten Gesundheitsinformationen in Medien, die häufig von der Pharmaindustrie direkt oder indirekt veröffentlicht werden, mit etwas Zurückhaltung betrachtet werden. Hierbei sollte kritisch mitberücksichtigt werden, dass selbst medizinische Fakultäten von Universitäten in ihrer Lehre beeinflusst werden können. Sie bekommen beispielsweise aus der Gesundheitsindustrie sogenannte Drittmittel zur Finanzierung des Wissenschaftsbetriebes. Hiervon können beispielsweise wissenschaftliche Mitarbeiter am Lehrstuhl bezahlt werden.

Denkbar ist auch die Verbreitung bestimmter Studienergebnisse oder gezielt einseitiger Informationen durch die Pharmaindustrie, um die wissenschaftliche Lehre in eine bestimmte Richtung zu beeinflussen. Dahinter können im Einzelfall Gewinnabsichten von Firmen stehen, die einen Vorteil daraus ziehen, falls immer mehr Menschen als chronisch krank erklärt werden. In manchen Universitätskliniken werden bereits 10% der Arbeitsplätze über derartige Drittmittel finanziert. So wird der Wissenschaftsbetrieb im Grundsatz auch „finanziell erpressbar". Im Bereich der medikamentösen Krebstherapie dürfte mittlerweile fast jeder Patient sofort Teil einer wissenschaftlichen Studie sein. Dies dient der Forschung im Bereich der Chemotherapeutika, bringt aber nicht immer nur Vorteile für den Betroffenen mit sich.

Die medizinische Lehre ist ein schwer durchschaubares System, dass es einem Nicht-Mediziner fast unmöglich macht, an qualitativ hochwertige Informationen zu gelangen. Es gibt fast nichts, was nicht irgendwo bewiesen und woanders widerlegt wurde. Folgt man der Spur des Geldes, findet sich manchmal der Grund für die eine oder andere Sichtweise. Bei der Veröffentlichung von diversen Wissenschaftsskandalen in den Medien dürfte es sich leider nur um „die Spitze des Eisbergs" handeln. Für den interessierten Leser, der zu einer eigenen Bewertung von Medizinstudien kommen möchte, kann die Webseite des Cochrane Zentrums empfohlen werden.[22]

Eine Vielzahl von neuen medikamentösen Hoffnungsträgern schafft es heutzutage nicht zur Marktreife. Zahlreiche Medikamente werden nach kurzer Verabreichungszeit aufgrund von Nebenwirkungen wieder von Markt genommen. Dies deutet für mich darauf hin, dass langsam die Grenzen des chemischen Eingriffs in das biologische System Körper erreicht werden. Es sind zwar viele Substanzen gefunden worden, mit denen sich relativ gefahrlos

Symptome lindern lassen, und viele Infektionskrankheiten scheinen durch Medikamente oder Impfungen ihren Schrecken verloren zu haben. Doch das Potential im Bereich der chronischen Erkrankungen dürfte bereits weit ausgereizt sein – denn eine Medikamenteneinnahme befriedigt nach meiner Ansicht meist nicht das zugrundeliegende Bedürfnis eines chronisch erkrankten Patienten. Diese Vorgehensweise wird deshalb immer nur ein Teil der Lösung sein können.

Zudem erscheint es sehr fraglich, ob eine Medikamentensubstanz der Komplexität der Stoffwechselvorgänge in jeder einzelnen Körperzelle wirklich gerecht werden kann. Vielleicht sind viele positive Wirkungen von Medikamenten auch vor dem Hintergrund zu betrachten, dass der Betroffene als Kind ein (harmloses) Medikament bekommen hat und anschließend gesundete. Vermutlich wäre er auch ohne das jeweilige Medikament gesundet, doch könnte diese Form der positiven Assoziation ein Teilaspekt bei der Erklärung des Wirkmechanismus von Medikamenten bei Erwachsenen sein. Dies dürfte bei der positiven Wirkung von Scheinmedikamenten (Placebos) eine Rolle spielen. Ähnliches gilt für die weiße Kleidung von Ärzten. Hier wurde bereits in Untersuchungen festgestellt, dass eine Therapie unwirksamer ist, falls normale Alltagskleidung getragen wird. Offensichtlich ist zumindest bei einigen Menschen im Unterbewusstsein die Farbe weiß mit Heilungsprozessen verknüpft worden. So findet man immer wieder Beweise, dass Gedanken schöpferisch sind und Heilprozesse mit beeinflussen.

Die Macht der Suggestionen sollte im Gesundheitsbereich deshalb stärker berücksichtigt werden. So können beispielsweise durch medizinische Beiträge während eines meditativ entspannten Sitzens vor dem Fernseher oder beim Lesen einer Zeitschrift leicht Verängstigungen und krankmachende Bilder tief ins Unterbewusstsein gebracht werden.

Leider gibt es Bestrebungen in der EU-Kommission, zukünftig die Werbung für verschreibungspflichtige Arzneimittel zu erlauben – müsste an dieser Stelle nicht besser der behandelnde Arzt als Experte entscheiden, ob ein Medikament wirklich erforderlich ist? Wozu diese Werbung dienen soll und welche machtvollen Suggestionen hierbei wirken können, darf Jeder für sich selbst schlussfolgern. Es sollte hierbei nicht übersehen werden, dass es Menschen gibt, die zur „Einbildung" von Krankheiten neigen. Sie hören lediglich von einer Krankheit und bekommen diese anschließend selbst. Medizinstudenten können sich manchmal an komische, vorübergehende Hautirritationen bei sich erinnern, nachdem sie Vorlesungen über Hauterkrankungen besucht hatten. Bilder von Erkrankten können sehr machtvoll sein, wie auch Unfallhelfer bestätigen können, die Verkehrsunfallopfer noch lange im Gedächtnis behalten und manchmal davon Alpträume bekommen. Aufgrund zahlreicher Patientenfälle mit diesem Hintergrund konnte ich als Ursache meist eine Art panische Angst im Unterbewusstsein (vor einem diesbezüglichen Ereignis) oder die Aufnahme der Schockenergie des Unfallopfers in den eigenen Körper identifizieren.

Objektivität in der Medizin

Vieles, was heutzutage in der Medizin als wissenschaftlich bewiesen scheint, ist bei genauerem Hinsehen oft gar nicht so offensichtlich eindeutig, wie es den ersten Anschein hat. Nicht zuletzt auf die Macht individueller Gedankenenergie und ihren Einflüssen auf Experimente hatte ich bereits intensiv hingewiesen. Diese Argumente, die ihre wissenschaftliche Fundierung in der Quantenphysik haben, bleiben derzeit in der medizinischen Lehre leider häufig noch unberücksichtigt.

So konnte im Jahre 2004 der britische Therapeut Malcolm S. Southwood in einem Test unter Laborbedingungen mit der amerikanischen Universität in Utah zeigen, dass er in der Lage war, alleine mit seinen Gedanken Bakterienkulturen zum Wachstum anzuregen oder ihr Wachstum zu verlangsamen. Dies geschah teilweise ohne Berührung der Gefäße, in denen die Bakterien auf einem Nährboden ausgebracht waren.[23]

Letztlich beweist dies einmal mehr für den Bereich der Medizin, dass den Erkenntnissen der moderneren Quantenphysik Beachtung zu schenken ist. Die Gedanken, die ein Mensch aussendet, können sehr machtvoll sein und haben Auswirkungen auf jegliche Therapieformen. Was der Wissenschaftler Masaru Emoto bei seinen Eiskristallforschungen schon herausgefunden hatte, sollte deshalb nun folgerichtig auf den gesamten Bereich der Medizin übertragen werden.

Die Konsequenzen sind aus meiner Sicht weitreichend. Sie bedeuten im gedanklichen Umkehrschluss, dass beispielsweise alle Medikamentenstudien grundsätzlich in Frage zu stellen sind. In der Regel werden diese Studien als sogenannte Doppel-Blind-Studien konzipiert. Hierbei bekommt eine Gruppe von Patienten ein Medikament, während die andere Gruppe ein wirkungsloses Placebo bekommt. Doppel-Blind wird es deshalb genannt, weil keiner der Beteiligten jeweils Kenntnis hat, ob das Medikament oder das Placebo verabreicht wird. So soll vermieden werden, dass ein Patient oder sein behandelnder Arzt weiß, ob lediglich ein Scheinmedikament verabreicht wird oder das wirkliche Medikament (Verum). Wäre diese Kenntnis gegeben, könnte hierdurch die Studie einseitig verzerrt werden. Durch dieses Studiendesign sollen die Auswirkungen suggestiver Effekte auf den Patienten weitestgehend ausgeschlossen werden.

Doch die Experimente von Malcolm S. Southwood zeigen, neben vielen anderen Erkenntnissen der neuen Physik, dass es Effekte einer Behandlung gibt, die weit über das hinausgehen, was durch diese Art von Testverfahren herausgefiltert werden soll. Derzeit werden lediglich die Effekte von direkten Suggestionen und Wahrnehmungen als Einflussgrößen nicht materieller Art in Studien der Medizinwissenschaft mit berücksichtigt. Was jedoch bislang in der Medizin übersehen wird, sind die Einflüsse unausgesprochener Gedanken des Patienten und seiner Behandler, welche große Wirkung auf das Ergebnis haben können. So wird der Patient von der Summe der Gedanken und den Glaubensmodellen aller Beteiligten während einer Therapie mit beeinflusst. Diese Informationen sind hierbei als ein eigenständiges, energetisches Informationsfeld anzusehen, welches nicht an eine materielle Substanz gekoppelt ist. Derartige Auswirkungen werden niemals messbar sein – da permanent Gedanken ausgesendet werden und diese sich laufend verändern. Deshalb muss zukünftig in der wissenschaftlichen Lehre davon ausgegangen werden, dass eine wirkliche Objektivität selbst bei Studien mit Placebo-Kontrollgruppen niemals gegeben ist.

Ich gehe noch weiter und behaupte, dass Objektivität in keinem Lebensbereich erreichbar ist – denn jeder Beteiligte bewertet eine Sache immer rein subjektiv. Ein Mensch sendet permanent individuelle Gedanken aus – keiner kann „nicht denken". Hierbei hat jeder jeweils eine eingeschränkte Wahrnehmung bestimmter Lebenssituationen. Er nimmt den bestimmten Teil aller verfügbaren Informationen auf, welcher mit ihm in Resonanz steht. Insofern unterliegt alles im Leben dem Einfluss der Subjektivität.

Wie kann es dann wirklich objektivierbare Standard-Therapieverfahren geben?

Die angebliche wissenschaftliche Objektivität gerät noch weiter ins Wanken, falls mit einbezogen wird, wie Medikamentenstudien zustande kommen. Pharmafirmen stehen bei der Neuentwicklung von Medikamenten unter einem erheblichen Erfolgsdruck – auch von Seiten der Aktionäre. So mussten bis vor kurzem medizinische Studien, die kein positives Ergebnis lieferten, noch nicht einmal veröffentlicht werden. Es konnte quasi so lange geforscht werden, bis irgendwann einmal das gewünschte Ergebnis vielleicht zufällig zustande kam. Insgesamt wird derzeit von 400.000 bis 1.000.000 Studien zu medizinischen Behandlungsformen ausgegangen – diese Informationsflut ist für niemanden mehr objektiv zu überblicken.

Vor allem die positiven Ergebnisse werden in Fachzeitschriften veröffentlicht und Ärzten durch Pharmareferenten vermittelt, von denen es alleine in Deutschland 16.000 gibt. Zusätzlich gibt die Pharmaindustrie pro Jahr über 500 Millionen Euro für die Werbung in Publikumsmedien aus. Zu dieser Konsumentenbeeinflussung treten noch hohe Marketingbudgets von anderen Interessengruppen hinzu, die einen angeblichen, aber in der Tat häufig sehr fragwürdigen Nutzen von Nahrungsmitteln oder Ergänzungsstoffen belegen sollen. Auffällig ist hier, dass die Interessenlage von Patienten und den Herstellern sich in vielen Fällen entgegensteht. Die eine Gruppe möchte schnell und dauerhaft gesund werden, die andere Gruppe möchte langfristige Absatzchancen und benötigt hierfür meist chronisch kranke Menschen.

An einem konkreten Beispiel möchte ich verdeutlichen, dass bei der Information über die Behandlungserfolge einer Arzneimitteltherapie oftmals wichtige Informationen nicht auf den ersten Blick erkennbar sind:

Die mathematische Optimierung von Medikamentenstudien

Falls in einer wissenschaftlichen Studie von einhundert Patienten in der Medikamentengruppe einer stirbt und von einhundert Patienten in der Scheinmedikamentengruppe (Placebogruppe) zwei sterben, so ergibt sich ein Vorteil für die Mitglieder der Medikamentengruppe. Dieser besteht aus der Vermeidung eines einzigen Todesfalls – bei einer Gesamtanzahl von einhundert Menschen, die das Medikament einnahmen. Weil jedoch in der Medikamentengruppe lediglich ein Mensch starb, während es zwei Menschen in der Placebogruppe waren, ergibt sich als ein statistisches Ergebnis eine 50% bessere Wirkung bei Medikamenteneinnahme. In der „Bewerbung" des Präparates von Seiten der Pharmaindustrie werden anschließend nicht alle mathematischen Details der Studie klar herausgestellt, so dass die Zahl 50% für den umworbenen Arzt oder Wissenschaftler auf den ersten Blick extrem beeindruckend aussieht.

Mathematisch sinnvoller wäre vermutlich der Ausdruck, dass 1 % der Patienten der einen Gruppe verstarben, während es 2 % der anderen Gruppe waren. Dieses Ergebnis von absolut 1% Vorteil zu Gunsten der Medikamentengruppe relativiert sich doch sehr im Vergleich zu mit mathematischen Tricks erreichten 50% weniger Todesfällen. Die Zahl 50% klingt bei der Absatzförderung selbstverständlich viel beeindruckender. Es darf nicht vergessen werden, dass es hier um Milliardenmärkte geht.

In diesem Beispiel werden zudem 99 Menschen unnötig (=ohne positiven Effekt) mit einem Arzneimittel behandelt. Sie alle müssen die jeweiligen Nebenwirkungen – die vielfältiger Art sind – tragen und die Medikamente bezahlen. Am Ende scheint es sich in diesem Beispiel lediglich für einen einzigen Patienten zu lohnen, bei dem ein Nutzen dokumentiert wird – vielleicht aus purem Zufall und nicht wirklich aufgrund der Medikamentengabe. 199 Patienten der Arzneimittelstudie unterzogen sich einer nutzlosen medizinischen Behandlung, die vermutlich in vielen Fällen für die Krankenkassen mit Kosten verbunden war.

Dies ist kein völlig aus der Luft gegriffenes Beispiel, und diese Zahlen ähneln Studienergebnissen im Bereich der Cholesterinsenker. Falls ein Unternehmen 300 Millionen Euro für die Entwicklung eines Medikamentes ausgegeben hat, wird es geneigt sein, statistische Zahlen ins beste Licht zu rücken. Die Gesundheit des Einzelnen und die Betrachtung von individuellen Risiko-/Nutzenwerten im Sinne einer vernünftigen Balance verlieren hierbei vielleicht zu häufig an Bedeutung. Sicherlich dürfen Gewinne zur Finanzierung von Forschungen in Unternehmen erzielt werden, doch falls – wie häufig in den Geschäftsberichten der Unternehmen nachzulesen ist – der Marketingaufwand vieler Pharmakonzerne höher als ihr jeweiliges Forschungsbudget ist, sind Fehlentwicklungen in der Finanzierung des Gesundheitssystems wahrscheinlich. Es nagt aus meiner Sicht ein wenig an der Glaubwürdigkeit der Unternehmen, das Beste für die Menschen erzielen zu wollen. Mir fällt die Vorstellung schwer, dass ein derartiges Verhalten des Managements auf wahrhaftiger Nächstenliebe beruhen soll.

Zudem wurde in den letzten Jahrzehnten ein Element des hippokratischen Eids zunehmend relativiert. Es handelt sich um den Anspruch ärztlichen Handelns „nihil nocere – niemals zu schaden". Schädliche Nebenwirkungen von Medikamenten gelten mittlerweile als unvermeidbares, notwendiges Übel der ärztlichen Behandlungskunst mit teilweise besorgniserregenden Fallzahlen.

Doch langsam werden auch immer mehr Studien darüber publiziert, dass zahlreiche chronische Erkrankungen durch Nebenwirkungen medikamentöser (oder auch operativer) Behandlungsmethoden hervorgebracht oder zumindest begünstigt wurden.

Deshalb sehe ich es zielführend an, speziell bei chronischen Erkrankungen den Weg von sanfteren Verfahren einer alternativen Heilkunde zu den schwerwiegenderen Eingriffen der Schulmedizin (Medikamente/Operationen) zu gehen – und nicht umgekehrt.

Wer selbst zu einer eigenen Bewertung von Behandlungsverfahren kommen möchte, muss dies alles mitberücksichtigen. Jeder, der durch ein bestimmtes Behandlungsverfahren geheilt wurde oder dieses als Therapeut erfolgreich eingesetzt hat, wird es als wirksam einstufen, selbst falls keine wissenschaftlichen Beweise vorliegen. Hierbei sollte beachtet werden, dass wissenschaftliche Beweise eigentlich nur in den Bereichen erbracht werden können, in denen mit den erzielten Ergebnissen viel Geld verdient wird. Deshalb stehen für viele vielversprechende Forschungen im Bereich der Psychotherapie oder alternativer Medizin schlicht kaum Geldmittel und Universitätsressourcen zur Verfügung. Sei es, um diese publik zu machen, oder um an ihnen Patientenstudien zu erheben. Dies fördert die Dominanz von Standardtherapieverfahren immer weiter, während gleichzeitig oder vielleicht deshalb chronische Erkrankungen immer mehr zunehmen, deren Symptome anschließend bekämpft werden. Der Betroffene sollte deshalb bei der Wahl einer Therapie (möglichst angstfrei) auch die möglichen Nebenwirkungen mit einkalkulieren und sich im Vorfeld umfassend informieren.

Grundsätzlich stehe ich der häufigen Forderung nach Wirksamkeitsbeweisen im Bereich der alternativen Behandlungsmethoden offen gegenüber. Dies muss jedoch vernünftige Grenzen haben. Wie ich bereits ausführlich dargelegt habe, lässt sich ein Mensch mit seiner Individualität nicht in statistische Raster pressen.

Wenn Sie, lieber Leser, meine Meinung zur großen Bedeutung der Liebe als Heilkraft teilen, werden Sie sicher zustimmen, dass diese niemals wissenschaftlich quantifiziert werden kann. Liebe IST und kann niemals katalogisiert werden. Dies gilt für die Nächstenliebe eines Therapeuten wie auch für die Liebe zu sich selbst, deren Mangel grundsätzlich krankheitsfördernd ist. Andererseits hat Wertschätzung und Akzeptanz von anderen, gegebenenfalls kranken Menschen keine Nebenwirkungen.

Insbesondere für den Bereich der chronischen Erkrankungen gilt: „Wer heilt, hat Recht“, unabhängig von dem angewandten Verfahren und ob dieses bei anderen Menschen vervielfältigt werden kann. Ich habe so viele außergewöhnliche Erkrankungsursachen bei mir in der Praxis behandelt, dass ich fern von allem Schubladendenken bin. Diese Offenheit ist vermutlich ein Grund für die zahlreichen Erfolge, die ich bislang bei austherapierten Erkrankungsbildern vorweisen kann.

Wichtig hierbei: Letztlich hat sich immer der Patient (unter Anleitung) selbst geheilt. Bei jedem Heilungsprozess hat am Ende der Betroffene den größten Anteil am Erfolg. Dies schmälert in keiner Weise den Nutzen von Therapeuten, die sinnvolle Wege und Mittel aufzeigen können. Es weist jedoch darauf hin, dass ohne das Vertrauen, den Mut und die Anstrengungen des Patienten nicht viel zu erreichen sein wird.

Die Maxime meines Handelns ist deshalb,

Nächstenliebe im Sinne einer aktiven Hilfe zur Selbsthilfe einzusetzen.

Die Individualität eines Menschen muss mehr Berücksichtigung finden

Jedes Jahr werden neue Krankheiten beziehungsweise Krankheitsnamen definiert. Derzeit unterscheidet die Medizin rund 30.000 verschiedene Störungen. Meist sind es vergleichsweise komplizierte lateinische Namen, die ein Laie nicht verstehen kann. Manchmal tragen diese Erkrankungen auch den Namen desjenigen, der sie als Erstes entdeckt hat. Als Medizinwissenschaftler war derjenige oftmals in der Forschung hoch angesehen, der eine neue Erkrankung gefunden hat. Hinter dem Namen einer Erkrankung verbirgt sich dann eine Reihe von bestimmten Krankheitssymptomen. Trifft eine Mehrzahl der Symptome auf einen Patienten zu, dann wird davon ausgegangen, dass dieser unter der Krankheit XY leidet. Ich denke, dass hierin eine große Gefahr für Missverständlichkeiten liegt. Die Definition einer jeglichen Sache an sich ist einengend, denn wenn einmal etwas definiert wurde, kann es nur noch schwer verändert werden oder wachsen. Da es deshalb unmöglich erscheint, Unzulänglichkeiten oder Fehler im Nachhinein zu korrigieren, kann diese Art von Schubladendenken zu einem Dogmatismus führen, in dem sich einzelne Gruppen im Bereich der Medizin anschließend um die Krankheitsdefinition streiten. Zudem wird auch die Trennung zwischen einzelnen Erkrankungen irgendwann einmal willkürlich, wenn sich viele Erkrankungen von ihren Symptomen her stark ähneln. So gibt es mittlerweile unzählbar viele Schmerzarten. Doch alleine mit der Definition eines Schmerzes ist den Patienten nicht geholfen.

Grundsätzlich stehen dem Körper lediglich vergleichsweise wenige Symptome zur Verfügung, die er hervorbringen kann.

Einige dieser „Zeichen“ sind:

- Schmerzen an beliebigen Stellen
- Veränderung der Körperstatur über Muskelbeeinflussung
- Allgemeine Stressreaktionen (hoher Blutdruck/Pulsschlag)
- Psychische Verhaltensauffälligkeiten (Ängste/Phobien/Wutausbrüche)
- Hautreaktionen
- Verdauungsprobleme
- Schwächesymptome (Erschöpfung, niedriger Blutdruck)
- Unkontrolliertes Zellwachstum (gut- oder bösartige Tumore)

In Summe dürfte es sich nur um wenige Dutzend Hauptsymptome handeln. Diese repräsentieren nicht nur „echte“ Krankheiten, sondern können auch vom Unterbewusstsein (als Steuerzentrale des Körpers) als Ausdrucksmittel für Körpersprache beliebig verwendet werden. Letzteres ist der Bereich der psychosomatischen Erkrankungen, bei denen durch die Psyche bestimmte Symptome aus emotionalen Gründen hervorgebracht werden.

Nun werden von der Medizinwissenschaft die jeweiligen Symptome eines erkrankten Menschen in Gruppen kombiniert. Die Summe dieses Symptomenkomplexes wird anschließend Krankheit XY genannt. Genau diese Definition der Erkrankung wird in der Regel aufgrund von medizinischen Standard-Leitlinien behandelt. Es wird hierbei tendenziell davon ausgegangen, dass bestimmte Symptome immer kausal auf eine einzige Ursache zurückzuführen und deshalb auf die gleiche Weise zu therapieren sei. Hierbei bleibt die Individualität des Patienten mehr oder weniger auf der Strecke. Dies beginnt bereits bei der Dosierung von Arzneimitteln zu unterschiedlichen Tageszeiten. Diese Substanzen werden im Tagesverlauf unterschiedlich gut aufgenommen. Geschlechtsspezifische Unterschiede sind ebenfalls erwiesen.

Warum eine Reihe von Symptomen hervorgebracht wird, kann bei einem Menschen eine vollkommen andere Ursache haben als bei einem anderen Menschen. Selbst wenn das schulmedizinische Erkrankungsbild identisch aussieht, muss dieser Aspekt in der Therapie ausreichend Berücksichtigung finden. Dies gilt vor allem bei dauerhaften Erkrankungen. Deshalb sind aus meiner Sicht mehr Augenmaß und Weitblick in der Therapie gefordert. So sollte beantwortet werden, warum ein Erreger eine bestimmte Person krank machen kann, während eine andere Person hiervon vollkommen unbeeindruckt bleibt. Im Bereich der Medikamentenentwicklung ist es sicherlich sinnvoll, falls der Erreger genau analysiert und Wechselwirkungen mit chemischen Substanzen, die vielleicht als Medikament tauglich wären, untersucht werden. Der einzelne Forscher leistet hier meist auch eine gewinnbringende Arbeit. Diese beschäftigt sich jedoch nur mit einem Teilspektrum des Problems. Es handelt sich um einen Behandlungsansatz auf einer vergleichsweise tiefen Ebene, der besonders dann nützlich sein kann, wenn der Körper alleine eine Erkrankung nicht mehr heilen kann. Bildhaft ausgedrückt: „Falls das Kind bereits in den Brunnen gefallen ist." Dies ist häufig bei Akuterkrankungen der Fall und hier zeigt sich die Stärke eines Medikamenteneinsatzes oft sehr deutlich.

Im Bereich der chronischen Erkrankungen dagegen gibt es diesen einfachen Zusammenhang zwischen beispielsweise einem Erreger und einem Krankheitssymptom meist nicht. Da geistig-emotionale Aspekte und die Tatsache, dass das Unterbewusstsein beliebige Symptome absichtlich hervorbringen kann, oft völlig unberücksichtigt bleiben, werden Menschen zunehmend mit chronischen

Erkrankungen und psychischen Leiden konfrontiert. In diesen Bereichen sind die jährlichen Steigerungsraten besonders hoch und es scheint keine Lösungen mit den Mitteln der Schulmedizin zu geben. Der Ausdruck „chronisch“ bedeutet gewöhnlich, dass noch kein auf die wirkliche Ursache abzielendes Heilmittel gefunden wurde. Oft neigen Medizinwissenschaftler dazu, sich immer tiefer in Details einzelner körperlicher Prozesse einzuarbeiten und deshalb manchmal das große Ganze, die Perfektion des menschlichen Lebens und seine Selbstregenerationskraft aus den Augen zu verlieren.

Vermutlich wäre es besser, den Worten des römischen Dichters Publius Vergilius Maro (70 - 19 v.Chr.) zu folgen:

„Mens agitat molem“ — „Der Geist bewegt die Materie“
(Aneis 6, Vers 727)

Mit alternativen Ansätzen auf der geistigen Ebene haben zahlreiche Therapeuten bereits chronische Erkrankungen heilen und die Immunabwehr deutlich steigern können. Die Betroffenen sprechen meist von Heilung, die kritischeren Mediziner dagegen oft lediglich von einer Symptomfreiheit. Manchmal versuchen sie nach einer erfolgreichen Therapie dem Patienten „nur“ die Symptomfreiheit einzureden. Ich meine, wo ist in der Praxis der Unterschied zu sehen? Ist es nicht ausgesprochen negativ, die Hoffnung auf eine echte, ursachenbezogene Heilung gleich wieder zu zerstören? Wird der Patient nicht unnötig belastet, wenn ihm regelrecht eingeimpft wird, dass die Erkrankung wiederkommen kann oder wird? Machen genau diese Aussagen ihn letztlich vielleicht wieder krank? Wo ist am Ende die Abgrenzung zu einem „gesunden“ Menschen? Diese Sätze können sehr machtvolle und destruktive Suggestionen darstellen. Die Tatsache, dass solche Aussagen auch oft getroffen werden, ist schlicht erschreckend. Ich kenne Fälle, wo nach einer erfolgreichen Therapie durch solche Aussagen die Symptome wieder sofort zurück kamen. Vor allem sensiblere Charaktere sind durch derartige Fremdbeeinflussungen gefährdet. Meist kann die Gesundheit jedoch in einer weiteren Therapiesitzung wieder zurückerlangt werden. Im Mittelpunkt steht die zukünftige Immunität vor derartigen negativen Suggestionen. Gelingt dies, werden zukünftige Kommentare dieser Art die Krankheitssymptome nicht mehr wieder entstehen lassen. Der entsprechende Absender der negativen Aussagen dürfte zukünftig allerdings einen Patienten weniger haben.

Nicht zuletzt aufgrund meiner früheren Krankheiten, die allesamt ausgeheilt sind, plädiere ich dafür, den Menschen wieder in den Mittelpunkt des Gesundheitssystems zu rücken. Es sollte immer die Frage gestellt werden, warum von einem Menschen ausgerechnet eine Liste bestimmter körperlicher oder geistiger Symptome hervorgebracht wird. Neben den bereits erwähnten muskulären Zusammenhängen und Geburtsereignissen werden sich in vielen Fällen Parallelen zu früheren Erfahrungen, Unfallschocks oder auch den Problemen von emotional nahestehenden Personen finden lassen. In diesen Fällen ist die angezeigte Therapieoption dann keine oder jedenfalls nicht nur eine klassische schulmedizinische Intervention, sondern die Auflösung von Schock- oder Fremdenergie, Ängsten und Schuldgefühl.

Diese Art der Therapie findet sanfter und nicht zuletzt über die Heilkraft der Nächstenliebe statt. Die Ebene der Behandlung wird deshalb häufig nicht der Körper sein, sondern seine Steuerungszentrale. Es ist vielleicht ein wenig wie bei einem Auto, welches regelmäßig in einen Graben fährt – hier ist neben der Reparatur des Autos vor allem der Fahrer schulungsbedürftig, damit solche Unfälle sich nicht wiederholen. Dieser Fahrer ist beim Menschen in erster Linie das Unterbewusstsein. Zusätzlich sollten spirituelle Belange bei der Therapie mitberücksichtigt werden, um Selbstwert und Glücksgefühl wieder in das Leben treten zu lassen.

Ähnlich hat es bereits Prof. Dr. Carl Gustav Jung (1875-1961), ein bekannter Psychologe und Arzt aus der Schweiz vor vielen Jahren formuliert:

„Die Morgenröte einer neuen Zeit“

„Ich glaube, dass Heilen auf nicht-materiellem Weg, durch geistige Methoden, eine Zukunft ungeahnter Möglichkeiten hat. Und ich glaube, dass ihr Bereich allmählich über das, was wir heute, zu Recht oder Unrecht, als ‘funktionell‘ bezeichnen, hinauswachsen und auch alles Organischc umschließen wird.

Ich sehe die Morgenröte einer neuen Zeit vor mir aufleuchten, in der man gewisse chirurgische Eingriffe, z. B. an inneren Gewächsen, als bloße Flickarbeit ansehen wird, voller Entsetzen, dass es überhaupt einmal ein so beschränktes Wissen um Heilmethoden gab. Dann wird kaum noch Raum sein für althergebrachte Arzneimittel. Es liegt mir fern, die moderne Medizin und Chirurgie irgendwie herabzusetzen; ich hege im Gegenteil große Bewunderung für beide. Aber ich habe Blicke tun dürfen in die ungeheuerlichen Energien, die der Persönlichkeit selbst innewohnen, und in solche außerhalb liegenden Quellen, die unter gewissen Bedingungen durch sie hindurch strömen und die ich nicht anders als göttlich bezeichnen kann. Kräfte, die nicht allein funktionelle Störungen heilen können, sondern auch organisch bedingte, die sich als bloße Begleiterscheinungen seelisch-geistiger Störungen herausstellten.“

Das Wohlergehen des Patienten als oberstes Ziel

Die Medizin ist schon immer dem Wandel unterworfen gewesen, und viele der heutigen Therapieverfahren sind vergleichsweise jung. Jedes Medizinsystem dient den Anforderungen der aktuellen Zeit. Diese Anforderungen scheinen sich zu verändern. So sind es heute weniger Akuterkrankungen, Kriegsverletzungen oder Infektionskrankheiten, sondern mehr und mehr chronische Erkrankungen. Die Zeiten hoher Kindersterblichkeit und Seuchen haben wir glücklicherweise vor allem durch Erfolge in der Schulmedizin hinter uns gelassen. Doch heutzutage haben Allgemeinärzte mit etwa 75 % chronischen Erkrankungen bei ihren Patienten zu tun. Für eine Vielzahl dieser Beschwerden hat die traditionelle Medizin bislang keine Antwort gefunden. Operationen sind hier oft wenig sinnvoll und Medikamente verschaffen allenfalls Linderung oder Symptomfreiheit. Verbunden mit einem Medizinsystem, in dem einige Ärzte kaum noch ausreichend Gehalt verdienen, in immer mehr Bürokratie untergehen und für den Patienten durchschnittlich nur wenige Minuten zur Verfügung haben, werden letztlich sogar die Ärzte selbst krank. Gerade in ihrem Bereich sind die Burnout- sowie die Selbstmordrate extrem hoch.

Deshalb wird die Medizin sich wieder erneuern müssen, um diesen neuen Bedürfnissen Rechnung zu tragen. Es ist Zeit für einen Paradigmenwechsel. So besinnen sich derzeit zahlreiche Therapeuten zurück auf traditionelle Heilmethoden, wie die Pflanzenheilkunde oder die Akupunktur. Andere machen sich mehr die Erkenntnisse der neueren Quantenphysik zu Nutze. Sie erkennen die Macht der Gedanken sowie äußerer Beeinflussung und versuchen, im Unterbewusstsein Probleme aufzulösen, die Krankheitspotential darstellen. Das Gemeinsame an all diesen alternativen Ansätzen dürfte sein, dass sie die Fähigkeit des menschlichen Lebens, sich selbst wieder zu regenerieren und in Ordnung zu bringen, in den Mittelpunkt ihrer Tätigkeit stellen. Zusätzlich gehen sie mehr auf die Bedürfnisse eines Patienten ein – was letztlich ein Akt von Nächstenliebe ist.

Diese Bedürfnisse sind vor allem:

- Ausreichend Zeit mit dem Therapeuten zu verbringen, um das Problemfeld zu beschreiben
- Die wirkliche Ursache einer Erkrankung zu finden
- Sanfte, aber wirkungsvolle Therapien verabreicht zu bekommen
- Nebenwirkungsvollere, stärkere Mittel erst dann einzusetzen, wenn unbedingt erforderlich
- Selbst aktiv etwas unternehmen zu können, um das Problem aufzulösen
- Selbstvertrauen und Selbstwertgefühl wiederzuerlangen
- Sich als Person akzeptiert zu fühlen

Hinter einem chronischen Krankheitssymptom dürfte häufig ein bestimmtes (oft unterbewusstes) Bedürfnis des Patienten stehen. Nicht die Erkrankung selbst ist dann das wirkliche Problem, sondern die dahinter stehenden Emotionen, Glaubensüberzeugungen oder Gedanken. Sei es die Auflösung von Ängsten bei Verspannungen oder die Hilfe für ein früher traumatisiertes Kind bei Allergien – das Feld ist riesengroß und jeder Mensch individuell zu betrachten. Hinzu kommen nicht vollständig abgearbeitete Instinktprogramme, wie Geburt oder Pubertät. Viele Hausärzte hören von geistig-seelischen Problemen ihrer Patienten in der Sprechstunde, haben jedoch nicht die Zeit, sich diese erzählen zu lassen, geschweige denn, sie zu therapieren. Doch in diesem Bereich ist häufig das wirkliche Patientenbedürfnis zu suchen. Dieses zu befriedigen, wird wirkliche Heilung hervorbringen können und nicht lediglich eine Form der Symptombekämpfung darstellen. Selbst wenn anfangs hierfür mehr Zeit und Geld investiert werden muss, werden die Gesamtkosten am Ende niedriger liegen, falls das Problemfeld damit komplett beseitigt werden kann.

Insbesondere bei älteren Menschen kann hinter einer Erkrankung als Ursache Einsamkeit stehen. Die jeweiligen Symptome werden in diesem Fall nicht logisch bewusst absichtlich hervorgebracht, doch das Unterbewusstsein kann die Probleme erschaffen, weil es so sicherstellt, dass regelmäßig Besuche erfolgen oder Ansprache stattfindet. Sei es durch Verwandte oder Pflegekräfte. Dann kann der Versuch der Familie sehr lohnenswert sein, dem Menschen klarzumachen, dass es regelmäßige Besuche auch ohne Erkrankung geben wird. Ich kenne einige Fälle, bei denen chronische Krankheitssymptome anschließend vollständig verschwunden sind.

Viele Therapeuten wissen genau, dass die derzeitigen Behandlungsansätze bei chronischen Erkrankungen oft unzureichend sind. Zahlreiche Patienten vermissen zudem Nächstenliebe und Mitmenschlichkeit in ihrer Behandlung. Die meisten Kranken wollen nicht nur als Maschine betrachtet und analysiert werden, um dann Ersatzteile auszutauschen oder Worte zu hören wie „Damit müssen sie leben…“. Sie wollen als Mensch mit ihren Sorgen und Ängsten, aber auch mit ihrem vollen Potential wahrgenommen werden.

Ebenfalls ist es wichtig, die Verantwortung für die eigene Gesundheit wieder zurück auf den Patienten zu verlagern. Es sollte nicht sein, dass der Patient nur ein Konsument von Therapieverfahren ist und letztlich keine Möglichkeit mehr sieht, aktiv etwas für seine Gesundheit zu unternehmen. Häufig wird er jedoch zusätzlich mit

Schuldgefühlen überladen, sich nicht genügend bewegt zu haben oder sonst irgendetwas falsch gemacht zu haben. Noch schlimmer sind Sätze wie „Sie sind nicht therapierbar.“, falls ein Therapeut nicht helfen kann. Auf die Zusammenhänge zwischen Angst-/ Schuldgefühl und absichtlichem Hervorbringen einer Erkrankung im Unterbewusstsein habe ich bereits hingewiesen. Deshalb sollte es ein Therapeut unbedingt vermeiden, einem Patienten zusätzliches Schuldgefühl aufzuladen.

Therapeuten sollten es als Teil ihrer Aufgabe sehen, Mitmenschen emporzuheben und Selbstwertgefühl aufzubauen, und sie nicht mit noch mehr Ängsten oder Schuldgefühlen nach Hause zu entlassen. In den verschiedensten Bereichen wie Politik, Wirtschaft oder Gesundheit in unserer Gesellschaft sollte ebenfalls gelten: Niemals eine andere Person mit mehr Ängsten zu belasten und alles zu unternehmen, damit bestehende Ängste sowie Schuldgefühle verringert werden können. Leider ist Angst immer noch ein Machtinstrument verschiedener Gesellschaftsgruppen, um Menschen (energetisch) zu schwächen und in bestimmte Richtungen zu lenken.

Eines meiner Anliegen in einer Behandlung ist immer, auch eine gewisse „Leichtigkeit“ und Lebensfreude auszustrahlen. Insbesondere „austherapierte“ Patienten neigen oftmals ein wenig zu Melancholie und hier möchte ich bewusst ein Gegengewicht setzen.

Lachen ist gesund!

Insofern ist die Wiederherstellung von Lebensfreude immer ein anzustrebendes Ziel jeglicher Therapieformen.

Der richtige Zeitpunkt zum Umdenken

Wann ist der richtige Zeitpunkt gekommen, um unterbewusste Reaktionsmuster oder spirituelle Aspekte als Ursache einer Erkrankung in Erwägung zu ziehen? Zuerst sollte eine (einfache) schulmedizinische Abklärung stehen. Die Akutmedizin leistet – nicht zuletzt dank technischer Diagnoseverfahren – immens viel und kann viele Erkrankungen günstig beeinflussen. Doch falls eine Erkrankung als chronisch diagnostiziert wurde, solange es keine unmittelbar wirksame schulmedizinische Hilfe gibt und je weniger die Ursache der Erkrankung logisch erklärt werden kann, dürfte der Zeitpunkt gekommen sein, sich zusätzlich im Bereich der alternativen Therapien umzusehen. Gleichzeitig sollte hinterfragt werden, warum diese Erkrankung entstanden ist und wozu sie vielleicht dienen könnte. Viele Erkrankungen haben einen Nutzwert, wenn herausgefunden wird, was das Unterbewusstsein durch das Krankheitssymptom mitteilen möchte. Schwerwiegendere Eingriffe in den Körper sollten, sofern vertretbar und nicht unmittelbar erforderlich, somit als absolut letzte Therapieoption aufgehoben werden.

Manchmal schädigen derartige Eingriffe so stark, dass der Körper sich hiervon selbst nach Auflösung der wirklichen Krankheitsursache nicht mehr vollständig regenerieren kann. Diese Sichtweise mag einseitig klingen, aber ich kenne leider (zu) viele Negativbeispiele und deren Folgen. Heutzutage werden Patienten oft vorschnell operiert, obwohl andere sinnvolle und sanftere Therapieverfahren noch nicht eingesetzt wurden. Dies gilt in besonderem Maße für den Bereich chronischer Schmerzen. Leider begünstigt die Einführung von Fallpauschalen in der medizinischen Vergütung gewisse Anreize für diverse „Schnellschüsse“ und (gezielt) einseitige

Diagnosestellung. Einem Patienten muss deshalb angeraten werden, neben dem Vertrauen in den Therapeuten gleichzeitig auch immer eine kritische Haltung bezüglich der Notwendigkeit einer Behandlung zu haben. Diese Vorsicht empfiehlt sich umso stärker, je teurer das Behandlungsverfahren ist und je intensiver es in den Medien beworben wird.

Prophylaxe und Vorsorgemedizin

Dieser Bereich ist sehr wichtig. Allerdings hat die zunehmende Kommerzialisierung von Gesundheitsleistungen auch hier einige falsche Ansätze hervorgebracht. Vollständig freigesetzte Instinktenergie, Harmonie mit dem Unterbewusstsein, Unabhängigkeit von Fremdbeeinflussung, gesunde Ernährung und ein wenig sportliche Betätigung sollten weitgehend ausreichend sein, um ein gesundes Leben frei von vermeidbaren, chronischen Erkrankungen führen zu können. Das meiste hiervon liegt in der Verantwortung des Patienten selbst und es gibt nur Weniges, was hier sinnvoll zusätzlich prophylaktisch verordnet werden könnte.

Sofern in den genannten Bereichen Probleme bestehen, kann es sehr nützlich sein, diese im Vorfeld aufzulösen oder zu therapieren – bevor überhaupt erst größere Beschwerden entstehen. Insbesondere die Abarbeitung eines vielleicht unvollständigen Geburtsinstinktes über eine spezielle „Geburtstherapie“ oder die Auflösung von schweren traumatischen Erfahrungen der Vergangenheit kann sinnvoll sein. Der Zeit- und Kostenaufwand ist tendenziell gering, der anschließende Nutzen dagegen vielleicht sehr hoch.

Doch auch hier gilt: *Zurückhaltung vor zu schnellem oder übereifrigem Ehrgeiz.*

Auf diese Weise kann die Entstehung einer Vielzahl von Erkrankungen im Voraus vermieden werden. Die Kassenmedizin bezahlt in der Regel jedoch lediglich Früherkennungsleistungen, während Therapien zur Vermeidung von Krankheiten im Sinne einer echten Prophylaxe (= keine reine Früherkennung) meist selbst bezahlt werden müssen. Teilweise ist dies vermutlich eine Fehlallokation von Krankenkassenbeiträgen, da die Behandlung von Erkrankungen im nach hinein viel teurer ist, als im Vorfeld Menschen im Umgang mit ihrem Körper zu schulen und bestimmte Störungen auf der emotionalen oder spirituellen Ebene zu beheben. Die hier von mir im Rahmen dieses Buches vorgestellten „alternativen" Therapieformen neuerer Art stellen den Patienten selbst in den Mittelpunkt und führen ihn direkt und in einer bemerkenswerten Effektivität zu bereits bestehenden Störungen, die sich vielleicht noch überhaupt nicht körperlich äußern. So wird zielgerichtet vorgegangen, und unnötige Behandlungen werden vermieden. Keinesfalls würde ich diesbezüglich jedoch einen dauerhaften, regelmäßigen Vorsorgebedarf sehen.

Die als sogenannte Prophylaxe von der Schulmedizin angeratenen Vorsorgeuntersuchungen bei Erwachsenen vermeiden Krankheiten dagegen in der Regel nicht, sondern entdecken diese lediglich früher. Dies kann Schlimmeres verhindern, und deshalb sind sie oft sinnvoll. Aber sie werden immer mit dem Nachteil erkauft werden, dass einige Menschen sich erst richtig hineinsteigern und diese Erkrankungen aufgrund einer diesbezüglichen Angst anschließend selbst hervorbringen können.

Bestimmte Tumormarker sind ein Beispiel, da sich deren zeitweise Erhöhung nach Monaten am Ende als falscher Alarm herausstellen kann. Die Zeit dazwischen ist oft eine Zeit voller Angst und Sorge. Falls eine Vorsorgeuntersuchung ohne körperliche Beschwerden, lediglich aufgrund eines vorhandenen Testverfahrens, gemacht wird, sollte der Patient die Sinnhaftigkeit im Einzelfall gründlich hinterfragen. Dies gilt insbesondere, wenn es sich um Leistungen handelt, welche die Krankenkassen nicht übernehmen. Hilfreich bei der eigenen Bewertung ist vielleicht auch, dass heutzutage beispielsweise zahlreiche Tumore entdeckt werden, die als nicht aggressiv-bösartig eingestuft werden sollten und mit denen gefahrlos gealtert werden könnte. Vor einigen Jahren wären diese technisch noch nicht einmal diagnostizierbar gewesen. Dennoch lösen sie im Betroffenen Angst vor der Diagnose Krebs aus und führen trotz ihrer „Harmlosigkeit“ nicht selten zu den Standard Therapien bei dieser Erkrankung. Vereinzelt wäre es in diesen Fällen wohl besser, wenn der jeweilige Mensch von dem Befund überhaupt nichts erfahren hätte und letztlich an einer anderen Erkrankung als Krebs verstirbt. Es gibt mittlerweile zahlreiche Stimmen von Medizinern und Wissenschaftlern, die diese Meinung zum Thema Krebs und Vorsorge teilen und auch statistisch belegen können.

Eine Sache erscheint in der Argumentation wichtig, wenngleich sie im Einzelfall auch schwer bewertbar erscheint: Neben falsch-positiven oder falsch-negativen Befunden ist keinesfalls gesichert, dass ein zeitlich früheres Erkennen einer Krebserkrankung am Ende das Leben verlängert. Dies ist aber das entscheidende Kriterium in der Bewertung der Sinnhaftigkeit der Vorsorge. Insofern ist der Nutzen in zahlreichen Fällen marginal und wird manchmal mit einer großen Verminderung der Lebensqualität erkauft. Deshalb ist es erstrebenswert, sich als Mensch frühzeitig eine möglichst neutrale Meinung zu diesem Thema zu bilden; bevor vielleicht wirtschaftliche Interessen einiger Vertreter der Gesundheitsindustrie und eigene Ängste dies unmöglich machen.

Grundsätzlich sollte die Aufrechterhaltung der Lebensqualität immer im Mittelpunkt stehen. Ein von einer bedrohlichen Erkrankung Betroffener sollte sich deshalb genau informieren und vielleicht nicht vorschnell in Therapien und schwerwiegende Eingriffe einwilligen, deren Nutzen nicht bewiesen ist. Mir ist bewusst, dass es im Einzelfall schwer sein kann, hier eine Abwägung vorzunehmen. Doch die Verantwortung für die eigene Gesundheit kann niemals an eine andere Person abgegeben werden. Zudem wird nur ein für den Betroffenen „stimmiges“ Behandlungsverfahren den bestmöglichen Erfolg bringen.

Grundsätzlich bin ich der Meinung, dass bei lebensbedrohlichen Erkrankungen neben den medizinisch sinnvollen Therapien auch immer die Themenbereiche Schockauflösung, Traumatisierung und emotionale Konflikte mit einbezogen werden sollten. Alles, was das Wohlbefinden des Patienten steigern kann, macht Sinn und erhöht die Selbstheilungskapazitäten. Hier wird die besondere Bedeutung von Nächstenliebe in schwierigen Lebenssituationen wieder offensichtlich. Mit ihrer Hilfe gelingt es häufig, dem Betroffenen zu helfen, sich weitgehend entspannt und ausgeglichen seinem letztendlichen Schicksal zu fügen – in welche Richtung es auch immer gehen mag.

Labordiagnostik

Eine kurze Betrachtung des Bereiches der medizinischen Normwerte: Wer kann schon genau abschätzen, ob für einen jeweiligen Menschen dieser oder jener Blutwert jeweils zu hoch oder zu niedrig ist. Bei den extremen Ausreißern nach oben oder unten ist das sehr wahrscheinlich und muss in eine Diagnosestellung einbezogen werden

– aber „Laborwerte“ alleine sind lediglich ein Indiz und müssen umsichtig interpretiert werden. Innerhalb von Minuten können bestimmte Werte im Körper anders sein. Im Alter sind bestimmte Werte normal erhöht und ihre regelrecht standardisierte, medikamentöse Senkung kann zu körperlichen Schäden führen.

Zudem habe ich in der Literatur einige Hinweise finden können, wonach der Sichtkontakt zwischen Blutproben unterschiedlicher Herkunft zu einer Veränderung der Proben führen kann – so dass aus tatsächlich einem Erkrankten plötzlich mehrere Erkrankte diagnostiziert werden. Über diesen Weg würden sich beispielsweise zahlreiche „falsch-positive“ oder „falsch-negative“ Laborbefunde erklären lassen. Es sind hier wiederum Einflüsse elektro-magnetischer Qualität denkbar, welche die Proben wechselseitig im Sinne einer Resonanz beeinflussen. Vermutlich spielen die bereits erwähnten Lichtteilchen (Biophotonen) hier eine Schlüsselrolle, was erklären würde, warum der Sichtkontakt der Proben von Bedeutung ist.

Was die Labordiagnostik ebenfalls einschränkt, ist der Umstand, dass bestimmte Stoffe hauptsächlich innerhalb der Zellen konzentriert sind, so dass Normabweichungen des untersuchten Blutes (=außerhalb der Zelle) manchmal nur wenig aussagefähig sind. Deshalb sollten Laborwerte mit gesundem Fachverstand betrachtet werden und immer nur als Teil einer Diagnose gelten. Für den Patienten dürfte zudem die zu intensive Beschäftigung mit seinen Messwerten oftmals eher angsteinflößend als gewinnbringend sein. Insofern sind zahlreiche der im Handel erhältlichen Selbstdiagnosemittel nicht zielführend – insbesondere wenn sie von einem medizinischen Laien interpretiert werden. Doch auch hier gibt es einen Gewinner: Den Hersteller dieser Diagnoseartikel. Im Zweifelsfall sollte für einen Ratschlag der Hausarzt konsultiert werden. Aufgrund seiner Erfahrung weiß er am besten, ob ein selbst zu bezahlender Test zur Eigendiagnostik wirklich sinnvoll und erforderlich ist.

Ein Hinweis zur Blutdruckmessung: Es ist bekannt, dass viele Menschen unter einer „Blutdruckmessphobie“ leiden. Die Blutdruckmessung beim Arzt wird so manchmal überzeichnet. Auch die im Handel günstig zu erwerbenden Messgeräte überzeichnen mit ihrer Messung am Handgelenk häufig den echten Blutdruck. Insofern sollten derartige Messungen alleine nicht ausreichen, um von therapiebedürftigem, „hohem Blutdruck“ zu sprechen, wenn die Messwerte lediglich knapp oberhalb der Grenzen liegen. Ein Arzt wird aufgrund der Behandlungsrichtlinien zum Thema Bluthochdruck im Zweifelsfall rechtssicher eher früher therapieren, als vielleicht im Einzelfall wirklich angemessen wäre. Zudem profitiert er im Regelfall von einer derartigen Diagnose, da er durch die Feststellung einer derartigen, chronischen Erkrankung höhere Vergütungen durch die Krankenkassen erhält. Um Messfehler weitgehend auszuschließen, ist es daher sinnvoller, in einem Test beim Arzt über 24 Stunden den Blutdruck in einem vollständigen Tagesprofil aufzuzeichnen.

Im Rahmen der Diagnostik ist es schlicht nicht finanzierbar, alle Menschen auf Vieles, was theoretisch Krankheitspotential hat und messbar erscheint, im Vorfeld zu untersuchen. Bei Gentests ist ebenso Zurückhaltung geboten, denn das Unterbewusstsein ist selbstverständlich in der Lage, bestimmte Gene zu aktivieren oder zu deaktivieren. Deshalb wird grundsätzlich auch von genetischer „Disposition“ (Veranlagung) gesprochen. Es handelt sich allenfalls um eine erhöhte Wahrscheinlichkeit, aber nicht um eine definitive Entscheidung, dass der Betroffene erkranken muss. Die aktuelle Wissenschaft betrachtet Gene mittlerweile eher als Schalter, die entweder aktiviert werden oder nicht – wobei der jeweilige Zustand innerhalb eines Lebens grundsätzlich änderbar ist. So muss letztlich die Frage gestellt werden, was diese Schalter aktiviert. Die Regulation erfolgt durch elektrische Impulse, die beispielsweise absichtlich durch das Unterbewusstsein als Steuerungszentrale des Körpers hervorgebracht werden. Selbstverständlich gibt es auch Fälle, bei denen bestimmte Gen-Schalter nicht (de-)aktiviert werden können. Hierzu zählen beispielsweise „echte" Erberkrankungen, wie das „Down-Syndrom".

Wer sich also unnötige Ängste ersparen möchte, sollte die Sinnhaftigkeit von (möglicherweise in Mode kommenden) Gen-Tests grundsätzlich hinterfragen. Zu berücksichtigen ist auch, dass Angst ganz allgemein den Ausbruch einer Erkrankung begünstigt und das Immunsystem schwächt. Dennoch dürfte der sofortige Besuch beim Arzt mit entsprechender Diagnostik ratsam sein, wenn ein inneres Gefühl auftritt, dass irgendetwas mit dem Körper nicht stimmt. Meine Hinweise beziehen sich darauf, dass man sich nicht in mögliche Erkrankungen „hineinsteigern" sollte.

Sowohl bei Diagnostik wie auch Therapie sollte grundsätzlich das Prinzip „So viel wie erforderlich, aber so wenig wie möglich" gelten. Einige wenige Blutwerte, kombiniert mit Erfahrung, genügen einem Mediziner im Regelfall, um schwerwiegende Erkrankungen weitgehend auszuschließen. Erst wenn hier Auffälligkeiten sichtbar sind oder körperliche Anzeichen auftreten, dürften weiterführende Untersuchungen nötig und sinnvoll sein. Der einzelne Patient mag denken, dass nie zu viel diagnostiziert werden kann, aber in unserem Medizinsystem muss dies alles auch finanziert werden. Es ist offensichtlich, dass hier ausgeglichene Kompromisse gefunden werden müssen. Vermutlich ist es sinnvoll, an Teilen überflüssiger Diagnostik zu Gunsten menschenwürdiger Behandlungen zu sparen.

Ein Teil dieses Geldes kann weitaus besser in sinnvolle Therapien investiert werden. Wer einmal offene Beine bei einem Diabetiker gesehen hat und erfahren hat, dass eine zeitintensive Therapie, die eine Amputation vermeiden helfen kann, seit der letzten „Gesundheitsreform“ nicht mehr bezahlt wird, weiß von was ich hier spreche. Hier drängt sich die Vermutung auf, dass bestimmte Lobbyistengruppen laufend ihren Einfluss geltend machen und die Umverteilung der Gelder der öffentlichen Krankenversicherung direkt beeinflussen. Die Gesundheitspolitik scheint sich regelrecht im Würgegriff von Industrieinteressen zu befinden. Selten stehen erkrankte Menschen hier im Vordergrund der Überlegungen – da sie praktisch keine Mitsprache haben. Unterstützt wird diese Sichtweise auch durch aktuelle Medienberichte aus dem Jahr 2009, wonach Ärzte von Kliniken „Kopfgeldprämien“ für die Zuweisung von Patienten erhalten. Für mich haben derartige Praktiken, den Erkrankten als „Melkkuh“ anzusehen, einen faden Beigeschmack. Es widerspricht sicher einem ethisch-moralischen „Ehrenkodex“ – obwohl es meist nicht strafrechtlich verfolgt werden kann und die Qualität der Behandlung dennoch gut gewesen sein mag.

Wie weit zudem „fragwürdige“ Prophylaxemedizin gehen kann, ist in Amerika zu beobachten. Hier gibt es seit einiger Zeit die Empfehlung einer medizinischen Fachgesellschaft, wonach Frauen eines bestimmten Alters prophylaktisch beide Brüste entfernt werden sollten, damit kein Brustkrebs entstehen kann. Als Hauptargument wird eine familiäre Vererbung (genetische Disposition) angeführt. Diese Einschätzung einer Vererblichkeit von Brustkrebs teile ich nicht, sondern vermute, dass in viel größerem Ausmaß emotionale Hintergründe (auch bezüglich des Krebstodes eines Angehörigen) der Hintergrund sind. Ich meine, dass hiermit weit über das Ziel hinaus geschossen wird und die emotional-seelischen Bedürfnisse der

Frauen dabei zu sehr in Vergessenheit geraten. Ich neige zu der Auffassung, dass deshalb in Zukunft größere gesundheitliche Probleme bei diesen Frauen entstehen können und am Ende dieser Ansatz wieder verworfen werden wird.

Effizienz im Gesundheitswesen

Beständig ist zu hören, dass nicht ausreichend Finanzmittel im Gesundheitssystem vorhanden sind. Um dem entgegenzuwirken, ist ein starker Trend zur Zentralisierung und Schaffung größerer Einheiten zu beobachten. Krankenhäuser werden zusammengeschlossen und immer weiter spezialisiert, so dass immer mehr Kranke mit gleichartigen Erkrankungen an einem Ort konzentriert sind.

Energetisch betrachtet ist dies nicht unbedingt sinnvoll. Kranke Menschen sind häufig sehr schwach und auf Energiezufuhr durch ihre Umwelt angewiesen. Rein physikalisch fließt Energie immer von der stärkeren zur schwächeren Person, sofern die beteiligten Personen sich für diesen Fluss öffnen. Diese Öffnung ist automatisch bei Therapien gegeben, in denen der Behandler helfen möchte und der Patient Hilfe empfangen möchte (= Nächstenliebe). Aus diesem Grund fühlen sich Pflegekräfte am Ende eines Tages häufig so ausgelaugt. Auch über den Begriff „Krankenhaus" sollte im Sinne der Macht der Gedankenenergie einmal nachgedacht werden. Wäre „Zentrum der Heilung" nicht ein besserer Begriff?

Im Allgemeinen ist es sinnvoll, kranke und schwache Menschen in ein Umfeld zu bringen, an dem durch liebevolle, positive Menschen ein permanenter Energieüberschuss besteht. Es besteht kein Zweifel, dass die meisten Ärzte oder Pflegekräfte ihrer Berufung nachgehen, aber das Ungleichgewicht zwischen Patientenzahlen, Stress und

Überforderung macht die Sache in der Praxis (zunehmend) schwierig. Wie viel Energieüberschuss wird ein Arzt nach einem 24-Stunden Dienst noch haben? Wie stark ist seine Fähigkeit zu bedingungsloser Nächstenliebe nach 23 Stunden noch ausgeprägt? Nur ein starker Mensch kann schwachen Patienten helfen. Irgendwann ist der Punkt erreicht, wo aus reinem Selbsterhaltungstrieb keine Energie mehr an die Umgebung abgegeben werden kann. Heilkunde kann nicht optimal funktionieren, wenn mit prozentual immer weniger Pflegekräften und Ärzten gearbeitet werden soll. So wird einem Burnout von Ärzten oder Pflegekräften Vorschub geleistet. In vielen Fällen könnte es deshalb energetisch besser sein, wenn der Erkrankte so früh wie möglich in die familiäre Umgebung zurückkehrt, die ihm vertraut ist und wo ihn (hoffentlich) eine liebevolle Fürsorge erwartet.

Ein weiterer Aspekt ist die Spezialisierung der Krankenhäuser. Vor allem bei schweren, lebensbedrohlichen Erkrankungen ist der Kontakt der Patienten untereinander oftmals geeignet, machtvolle Suggestivwirkungen schädlicher Art auszulösen. Es ist eine Umgebung, in der alle Patienten an einer ähnlichen Erkrankung leiden. Sie tragen deshalb oft ähnliche Sorgen und Probleme in sich und kommunizieren diese an ihre Umwelt. So kommen zu den eigenen Ängsten noch die Belastungsfaktoren aus der Umgebung hinzu, was den Erkrankten zusätzlich schwächen kann. Bildhaft kann man es mit einem kühlen Raum vergleichen. Selbst bei eigener, innerer Wärme wird die niedrige Raumtemperatur dem Körper über eine Auskühlung Energie entziehen. Insbesondere schwerkranke Menschen sollten deshalb besser von vielen gesunden Menschen umgeben sein. Es mag der berechtigte Einwand kommen, dass die Abläufe in einem Krankenhaus es erforderlich machen, dass spezialisierte Ärzte in eine Abteilung konzentriert werden. Doch mit der Informationstechnologie der heutigen Zeit, beispielsweise Videokonferenzen, ist es denkbar, die Konzentration bestimmter Schwerstkranker zu entzerren. Was spricht dagegen, dass Leicht- und nicht intensivbetreute Schwerkranke unterschiedlichen Alters krankheitsübergreifend zusammengelegt werden? Abteilungen, in denen beispielsweise Dutzende von Krebskranken konzentriert sind, sind dagegen energetisch schwach und für alle Beteiligten in der Regel extrem auslaugend. Jeder Mensch, der sensitiv für Energien ist, kann die häufige Konzentration von Angst an einem solchen Ort deutlich spüren. Räumlich gesehen wäre der bestmögliche Ort von Heilung ein Umfeld, dass Freude, Leichtigkeit und Kraft ausstrahlt - vielleicht verbunden mit einer traumhaften Naturumgebung. Die meisten Kliniken dürften heutzutage diesem Idealbild einer Heilstätte noch wenig entsprechen.

Gleichzeitig wäre es auch sinnvoll, Ärzte und Pflegekräfte im Bereich der energetischen Medizin zu schulen und sie gegebenenfalls von ihren eigenen Schocks und Traumatisierungen zu befreien, damit sie dauerhaft einen permanenten Energieüberschuss und Nächstenliebe aufrechterhalten können. Eines sollte nicht vergessen werden: Manchmal wird der Therapeutenberuf auch deshalb gewählt, weil die Resonanz zu einem „Kindheitsereignis“ bezüglich eines familiären Todesfalls oder schwerer Erkrankung besteht. Abhängig von der „Verarbeitung dieses Traumas“ sind die vorhandene Energie und Kraft für die Arbeit oftmals erheblich schwächer oder auch stärker.

Patientenvertrauen

Eine der wichtigsten Rahmenbedingungen bei einer Behandlungssitzung ist das Vertrauen des Patienten in den Therapeuten und seine Therapie. Nur wenn der Patient glaubt, dass er durch die Hilfe seines Therapeuten gesund werden kann, sind die optimalen Voraussetzungen für den Behandlungserfolg gegeben. So profitieren berühmte Personen im Medizinbereich extrem von ihrem Ruf, der eine positive Erwartungshaltung in ihren Patienten weckt. Ein Therapeut hat mehr (positiven) Einfluss auf Patienten, wenn diese ihm keinen Widerstand und keine Zurückhaltung entgegenbringen. Häufig passiert diese Art von „Offenheit" automatisch, wenn ein Therapeut die „letzte Rettung" zu sein scheint. So werden einige Spontanheilungen erklärbar.

In meinem Therapiefeld ist das Vertrauen des Patienten ebenfalls unabdingbar. Mir ist die dahinter stehende Verantwortung bewusst. Deshalb muss das oberste Anliegen sein, den Menschen auf keiner seiner Ebenen – körperlich, geistig-emotional und spirituell – negativ zu beeinflussen. Sonst wird er auf der jeweiligen Ebene, in der das Problemfeld oft regelrecht erspürt werden kann, niemals erreicht werden können. Deshalb lasse ich mich bei der Behandlung, neben gesundem Menschenverstand, vor allem von bedingungsloser Nächstenliebe und Intuition leiten. Selbstverständlich in Kombination mit dem erlernten schulmedizinischen Wissen über Erkrankungen. Beides schließt sich nicht aus – sondern ergänzt sich.

Doch ich bin darauf angewiesen, dass der Patient absolut ehrlich zu mir ist. Wenn er Informationen absichtlich bewusst zurückhält, kann sich keine hohe Schwingung von Nächstenliebe, welche die Basis meiner Intuition ist, aufbauen. So wird sich kein bestmögliches Ergebnis erzielen lassen. Weil ich weiß, dass durch Schuldgefühl und Angst vieles blockiert werden kann, versuche ich meinen Patienten immer das Gefühl zu vermitteln, dass preisgegebene Informationen niemals meine Praxis verlassen werden und ich sie so akzeptiere, wie sie sind. Hinter dem Sprichwort „*Geheimnisse machen einsam*" steckt daher eine große Weisheit.

Gerade in Fällen, bei denen es bei einem Patienten mehr um spirituelle Daseinsaspekte geht, scheint eine höhere Kraft oder Dimension die Behandlung mehr oder weniger zu beeinflussen. Meine Rolle reduziert sich hier mehr auf eine Beobachter- oder Moderatorenrolle, in der ein Patient Erfahrungen machen kann, die jenseits dessen sind, was ich mit Worten beschreiben kann. Oft ist es die Rückkehr zu der Essenz dessen, was wir in Wirklichkeit sind – ein seelisches Bewusstsein mit dem Potential bedingungsloser Liebe und Akzeptanz. Die Persönlichkeitsveränderungen und das Glücksgefühl können nach so einem Moment wirklich sehr erstaunlich sein. Dies zu Bewirken ist nur möglich, sofern ein starkes und offenes Vertrauensverhältnis zwischen dem Patienten und dem Therapeuten besteht.

Beispielsweise ist es für die meisten Menschen eine beeindruckende spirituelle Erfahrung, sich noch einmal im Mutterleib zu spüren oder – vielleicht das erste Mal im Leben – echte, bedingungslose Liebe im Herzen zu erfahren. So kann man sich als Teil eines großen Ganzen fühlen und wird automatisch mehr Mitmenschlichkeit im Alltag leben. Nur sehr selten wird diese Art von Erfahrung anschließend vom Patienten angezweifelt – er braucht keine Beweise mehr für ihre Existenz. Ist es dem Behandler dagegen nicht möglich, eine vertrauensvolle Verbindung zu seinem Patienten herzustellen, werden die harmonisierenden Effekte einer Behandlung meist nur gering sein. Dies gilt für alle Therapeuten gleichermaßen – ob Heiler oder Schulmediziner. Sie tragen deshalb eine Verantwortung für den Aufbau eines möglichst großen Patientenvertrauens.

Selbstverständlich ist dies – vor allem bei Ärzten – stark von der Art der therapeutischen Tätigkeit abhängig. Oftmals ist ein rein „sachliches“ Vorgehen ohne lange Patientengespräche ausreichend. Dies dürfte im Bereich vieler Akuterkrankungen sinnvoll und kosteneffizient sein. Doch auch hier wird der Behandlungserfolg von Suggestionen und dem Vertrauen des Patienten in die Kompetenz des Arztes maßgeblich beeinflusst. Für bestimmte Facharztgruppen ist ein langer Patientenkontakt nicht notwendig und hat insbesondere im Rahmen einer Diagnostik keinen unmittelbaren Nutzen. Ein Radiologe, dessen Hauptaufgabe die Interpretation von Bildern ist, wird mit wenigen Minuten direktem Patientenkontakt seiner Aufgabe vollkommen gerecht, während der Psychologe sehr viel mehr Vertrauen aufbauen muss, um seine Arbeit gut zu erledigen. Allen Berufsgruppen ist jedoch gemeinsam, dass ein Mindestmaß an liebevollem Einfühlungsvermögen vorhanden sein sollte. Ohne sich dessen vielleicht bewusst zu sein, wird ein Radiologe häufig in besorgte Gesichter von beispielsweise Krebspatienten blicken, die voller Angst und Hoffnung seinem Befund entgegen blicken. Sein Urteil kann die Therapie oftmals maßgeblich mit beeinflussen. Die Patienten werden ihre Ängste aber vielleicht nur selten äußern (können). So trägt der Arzt eine gewisse ethische Verantwortung für Empathie, welche im Einzelfall auch tröstende oder aufmunternde Suggestionen mit umfassen kann. Er sollte sich auch bewusst sein, dass Betroffene nach ihrer Untersuchung oft Stunden und Tage therapeutisch alleine gelassen werden, ohne mit einem Arzt über den soeben erhobenen Befund sprechen zu können. Die Patienten haben während dieser Zeit der Unkenntnis einen Informationsnachteil und neigen manchmal in einer Art „Schockstarre“ psychologisch dazu, vom „schlimmsten Ergebnis“ auszugehen. Ihrer Gesundheit und Lebensqualität ist dies nicht zuträglich.

Meine Vision eines „ganzheitlichen Medizinsystems der Zukunft“ ist stark davon geprägt, derartig negative Effekte bewusst zu vermeiden und diesen organisatorisch und menschlich entgegen zu wirken. Ganz allgemein dürfte die Aussage gelten, dass „*je chronischer eine Erkrankung ist und je mehr die Psyche betroffen ist, umso mehr Empathie,*

Nächstenliebe und Einfühlungsvermögen sind erforderlich, um dem wirklichen Grund der Erkrankung auf die Spur zu kommen oder Heilung zu bewirken". Denn hier ist es dann sehr wahrscheinlich, dass emotionale Bedürfnisse in Wirklichkeit die Ursache der Krankheitssymptome sind.

Die wahre Liebe verausgabt sich nicht.
Je mehr Du gibst, umso mehr verbleibt Dir.
Und wenn du Dich anschickst, aus dem
wahren Brunnen zu schöpfen,
spendet er umso mehr, je mehr Du schöpfst.

Antoine de Saint-Exupéry

Resümee

In diesem Buch wurden viele Hintergründe von Krankheitsursachen aufgezeigt, die außerhalb eines „standardisierten“ Blickfelds der klassischen Schulmedizin liegen. Nach meiner Auffassung ist es für Ärzte und Medizinwissenschaftler an der Zeit zu erkennen, dass sie bislang nicht das ganze Ausmaß einer Krankheitsentstehung abschätzen. Jegliche wissenschaftliche Grundlagenforschung ist zu einem späteren Zeitpunkt in der Geschichte widerlegt oder erweitert worden. Hierfür scheint jetzt in einem größeren Umfang wieder die Zeit gekommen zu sein. So ist es notwendig, beispielsweise die neuen Erkenntnisse der (Quanten-)Physik nun auch in die Medizinwissenschaft zu übernehmen. Bislang ist dies nur ansatzweise geschehen. Dieses Postulat soll die aus meiner Sicht bislang erreichten Erfolge der Akutmedizin jedoch keinesfalls schmälern

Um nicht falsch verstanden zu werden: Ich habe Hochachtung vor der Leistung und dem Idealismus der Schulmediziner. Die Negativbeispiele, die teilweise erwähnt wurden, sind zur Verdeutlichung vermeintlicher Missstände gedacht und sollen bestimmte Dogmatismen in Frage stellen, die sich über Jahre hinweg manifestiert haben. Ohne Zweifel haben viele Schulmediziner ebenfalls Verbesserungsvorschläge und scheitern nicht selten an bürokratischen Hürden.

Persönlich ist mir eine sinnvolle, harmonische Zusammenarbeit aller Behandler zum Nutzen eines Patienten überaus wichtig – denn als Vertreter einiger neuer, alternativer Therapieansätze sind mir lediglich Teilaspekte der Heilkunst bewusst. Kein Vertreter der Heilkunde kennt die „ganze Wahrheit“ der Entstehung von Krankheit.

Ich bitte den Leser ausdrücklich, die hier postulierten Erkenntnisse selbst zu bewerten, zu hinterfragen und eigene Rückschlüsse zu ziehen. Selbst wenn ein Teil der hier aufgestellten Theorien in Frage gestellt oder widerlegt wird, haben sich die dahinter stehenden Therapiemodelle dennoch als wirkungsvoll in der Praxis herausgestellt.

Da ich Therapeut und kein Wissenschaftler bin, kommt es für mich hauptsächlich auf diesen Nutzwert an. Wer sich beispielsweise mit der Thematik „Energiemedizin“ wissenschaftlich auseinandersetzen möchte, dem sei das gleichnamige Buch von James L. Oschman empfohlen.

Die Art meiner Arbeit führt mich selten in die einzelnen Details von theoretischen Modellen. Ich versuche mehr, den Menschen als komplette Einheit zu sehen und zu hinterfragen, warum die Steuerung des Körpers bei Erkrankungen nicht mehr harmonisch funktioniert oder warum bestimmte Symptome „absichtlich“ im Sinne einer Körpersprache hervorgebracht werden. Deshalb interessiert mich therapeutisch das körperliche Problem meist weniger als die anderen beiden Aspekte – die geistig-emotionale Ebene und das spirituelles Bewusstsein.

Schon Hippokrates (der berühmteste Arzt des Altertums) sagte bereits:

„...es sei ihm lieber, zu erfahren, was für eine Art
Mensch eine bestimmte Krankheit hat,
anstatt welche Art von Krankheit ein bestimmter
Mensch habe...“

Alle Beteiligten im Gesundheitssystem müssen an einem Strang ziehen, und sowohl Schulmediziner als auch alternative Therapeuten sollten deshalb gemeinsam versuchen, das Beste für den Patienten zu erreichen, indem sie ihr Wissen bündeln und sich gegenseitig respektieren.

Ich bin sehr froh, dass ich häufig mit Schulmedizinern zusammenarbeiten darf – denn sie haben aufgrund ihrer Ausbildung Stärken in Bereichen, wo ich persönlich Schwächen (z. B. Ausbildung/Medizintechnik) habe. Wie in allen Lebensbereichen kommt es bei dieser Zusammenarbeit auf eine gesunde Balance an. Auf diese Weise kann in einem „Heilkundesystem der Zukunft“ auch weiterhin sichergestellt werden, dass im Notfall überaus sinnvolle, schulmedizinische Akutmedizin sofort eingesetzt wird. Andererseits gäbe es bessere Therapieoptionen bei chronischen Erkrankungen und Unfallschocks.

Meine Vision integriert die bisherigen Leistungen und Fortschritte der Medizin, die in vielen Bereichen sehr wirkungsvoll sind. Deshalb sollen die in diesem Buch angesprochenen Aspekte Impulse für eine weitere Fort-/und Weiterentwicklung unter Einbezug geistiger und spiritueller Kausalitäten sein – zum Nutzen der Patienten.

Eine derartige Erweiterung des Gesundheitssystems dürfte sinnvoll für alle Gesellschaftsgruppen sein. Es geht hierbei nicht um eine Einteilung in „richtig/falsch“ beziehungsweise „entweder/oder“. Eine komplementäre, ganzheitliche Heilkunde muss aus meiner Sicht in der Kategorie „sowohl als auch“ denken und die Konsequenzen eines Handelns im Sinne von „zweckdienlich/nicht zielführend“ ansehen.

Der Patient, seine Bedürfnisse und seine Gesundheit und nicht primär das Behandlungsverfahren müssen wieder in den Mittelpunkt rücken. Nur so wird das Gesundheitssystem langfristig finanzierbar bleiben. Eine ganze Bevölkerung dauerhaft mit Medikamenten zu versorgen, beständig teure, (manchmal auch zweifelhafte) Diagnoseverfahren sowie Therapien einzusetzen und dabei die Selbstheilungskraft des Menschen faktisch immer mehr aus den Augen zu verlieren, wird die finanzielle Leistungsfähigkeit des privaten und gesetzlichen Krankenversicherungssystems früher oder später sprengen. Im Ansatz ist dies bereits jetzt der Fall. Zu den Versicherungsbeiträgen kommen neben Praxisgebühr noch (Auf-)Zahlungen der Patienten für Heilmittel und alternative Heilverfahren hinzu. Im Durchschnitt bringt der „Durchschnittsdeutsche" so mittlerweile über 10% seines Einkommens für Gesundheitsleistungen auf. Private Krankenversicherungsunternehmen kalkulieren bei jüngeren Neumitgliedern bereits heute mit Behandlungskosten in der Größenordnung von etwa 250.000 € im Leben des Versicherten – Tendenz steigend. Eigentlich könnte diese Summe ausreichend sein, um in der Versichertengemeinschaft eine qualitativ wirkungsvolle Heilkunde bereitzustellen. Doch im Moment scheint das Geld nicht auszureichen. So stiegen im Jahr 2008 in der privaten Krankenversicherung die Beiträge im Schnitt um 6,8%, in manchen Tarifen sogar um 20%. Jedes Mitglied der Versichertengemeinschaft kann sich leicht ausrechnen, dass derartige Steigerungsraten von Jahr zu Jahr in kurzer Zeit zu Beitragszahlungen führen, die für den Einzelnen und die Gesellschaft kaum mehr tragbar sind. Es ist daher offensichtlich, dass es in Zukunft immer mehr Leistungseinschränkungen und Zuzahlungen geben wird, wenn sich die Behandlungsqualität, besonders chronischer Erkrankungen, nicht erheblich verbessert und damit kosteneffizienter wird. Das Ziel muss immer die vollständige Ausheilung von Beschwerden sein und nicht lediglich eine – vielleicht durch dauerhafte Medikamenteneinnahme bedingte – Symptomfreiheit.

Der Staat muss sich im Hinblick auf die Kosten fragen lassen, ob es innerhalb des Gesundheitssystems wirklich sinnvoll ist, das Gewinnstreben einiger Industriegruppen in so hohem Maße zuzulassen. So sind beispielsweise Arzneimittel in Deutschland meist teurer als in anderen EU-Ländern. Hinzu kommen starke Anreize innerhalb des Krankenversicherungssystems, den Patienten über eine Vielzahl unterschiedlicher Diagnosen (chronisch)

„kränker" zu machen, als er tatsächlich ist. Über diesen Weg lassen sich höhere Erstattungen von Leistungen generieren.

Nicht nur von Seiten der Lobbyisten der Gesundheitsindustrie wird häufig das Mantra wiederholt, wonach eine „älter werdende Gesellschaft auch automatisch mehr Kosten nach sich zieht, weil sie kränker ist". Ich stimme dieser Aussage nur sehr bedingt zu. Sollte es im Sinne einer „Aufklärung" durch ganzheitlich orientierte Wissenschaftler und Therapeuten gelingen, dass Menschen ihren Körper und ihre Einflussmöglichkeiten auf das Selbstheilungspotential umfangreicher wahrnehmen, ergibt sich mit großer Wahrscheinlichkeit die Möglichkeit zu größeren Kostensenkungen. Insbesondere Rentner werden dann ideale Voraussetzungen für eine Steigerung ihrer Vitalität haben, da sie zum einen wesentlich mehr Zeit für sinnvolle körperliche Betätigungen zur Verfügung haben und andererseits weniger den Stressfaktoren des Berufslebens ausgesetzt sind. Ich hatte bereits in den Anfangskapiteln erläutert, dass ein pauschales Vorurteil „*alt=krank*" nicht haltbar ist.

Die Verantwortung für die Aufrechterhaltung der Gesundheit sollte primär bei dem jeweiligen Menschen liegen. Hoffentlich konnte ich mit meinen Ausführungen verständlich aufzeigen, dass die eigenen Einflussmöglichkeiten auf das Wohlbefinden sehr viel größer sind, als vielleicht gemeinhin angenommen wird. Jeder Mensch kann aus Eigeninteresse daran arbeiten, auf körperlicher, geistig-emotionaler und seelischer Ebene gesund zu bleiben. Dies ist viel sinnvoller als zu reagieren, wenn „das Kind bereits in den Brunnen gefallen ist". Die persönlichen und gesellschaftlichen Anreize hierfür werden letztlich auch finanzieller Art sein müssen. Vielleicht in der Form einer in der Höhe begrenzten, prozentualen Selbstbeteiligung im Krankheitsfall, während dagegen die Krankenversicherungsbeiträge etwas gesenkt werden. So würde sich effektiv vermeiden lassen, dass einige Gruppen im Gesundheitswesen sich immer mehr bereichern, während der Großteil der medizinischen Versorgung immer mehr unter Finanzierungsengpässen zu leiden scheint. Gleichzeitig wäre hierdurch eine wirksame Kontrolle der erbrachten Leistungen gewährleistet.

Mit diesen Überlegungen endet dieses Buch. Vielleicht können Sie einige der angesprochenen Aspekte erfolgreich im Alltag umsetzen.

Von ganzem Herzen wünsche ich Ihnen ein zufriedenes, gesundes und glückliches Leben.

Dirk Ohlsen

München, Januar 2010
(2. Auflage)

Die fruchtbarsten Entwicklungen
haben sich überall dort ergeben,
wo zwei unterschiedliche Arten des Denkens
zusammengetragen wurden

Werner Heisenberg

Referenzen

1 Taylor, Doris et al, Studie am "Center of Cardiovascular Repair", University of Minnesota

2 Robert O. Becker, M.D. and Gary Selden , "The Body Electric", ISBN 0-688-06971-1 (amerikanische Ausgabe)

3 Fritz-Albert Popp, „Biophotonen - Neue Horizonte in der Medizin: Von den Grundlagen zur Biophotonik", ISBN 978-3830472674

4 Zhao, Min et al., "Electrical signals control wound healing through phosphatidylinositol-3-OH kinase-γ and PTEN ", veröffentlicht in Nature, 442, 2006, 457

5 Weitere Informationen über den Arzt Walter Packi und die Grundlagen seiner Schmerztherapie im Internet unter www.biokinematik.de

6 Anmerkung des Verfassers: Der Sequester wird mit der Zeit vom Körper resorbiert. Auf einer radiologischen Aufnahme ein Jahr später war von dem Schaden nichts mehr zu sehen.

7 Roos E.M., Dahlberg Leif , " Positive effects of moderate exercise on glycosaminoglycan content in knee cartilage: a four-month, randomized, controlled trial in patients at risk of osteoarthritis", im Internet abrufbar: www.ncbi.nlm.nih.gov/pubmed/16258919

8 Maureen C. Jensen et al, "Magnetic Resonance Imaging of the Lumbar Spine in People without Back Pain", veröffentlicht im New England Journal of Medicine, 14.Juli 1994, 331(2):69-73

9 Moseley J.B. , "A Controlled Trial of Arthroscopic Surgery for Osteoarthritis of the Knee", veröffentlicht im New England Journal of Medicine, 11.Juli 2002 , 347(2):81-88

10 Kramer, Michael S. et al, " Breastfeeding and Child Cognitive Development"; veröffentlicht in Archives of General Psychiatry, 2008;65(5):578-584

11 Charles A. Garfield/Hal Zina Bennett , „Peak Performance: Mental Training Techniques of the World's Greatest Athletes", ISBN 0-446-39115-8

12 European Agency for Safety and Health at Work, im Internet: www.osha.europa.eu/en/topics/stress

13 Iribarren, Carlos et al, "Association of Hostility With Coronary Artery Calcification in Young Adults", veröffentlicht im Journal of the American Medical Association, May 2000; 283: 2546 - 2551

14 Princeton Anomalies Research Center, weitere Informationen im Internet unter www.princeton.edu/~pear

15 Masaru Emoto, "Wasserkristalle. Was das Wasser zu sagen hat" , ISBN 3-929512-20-3 (deutsche Ausgabe)

16 Rupert Sheldrake, Informationen auf seiner Webseite: www.sheldrake.org

17 B.Köhler: Der Einfluß von Haltung, Fütterung und Beleuchtung auf die Biophotonenemission (delayed luminescence) sowie herkömmliche Parameter von Hühnereiern. Dissertation. Fachbereich Agrarwissenschaften der Gesamthochschule Kassel, 2000. J.Mehlhase: Herkunftsbestimmung von Hühnereiern durch Isotopenmassenspek-

trometrie und Biophotonenanalytik. Fachbereich Oecotrophologie, Universität Bonn 2002. U.Egerer, A. Grashorn: Ganzheitliche Beurteilung der Lebensmittelqualität: Die Biophotonenmessung bei Hühnereiern. Tierärztl. Umschau 63, 150-158 (2008) – weitere Informationen im Internet: www.biophotonik.de

18 Shin-ichiro Imai et al, „Transcriptional silencing and longevity protein Sir2 is an NAD-dependent histone deacetylase", veröffentlicht in Nature, Bd. 403, S.795, 2000

19 Pressemitteilung des Worldwatch Instituts, "Chronic Hunger and Obesity Epidemic Eroding Global Progress", 4. März.2000
Webseite im Internet: www. worldwatch.org

20 Lynn F. Cherkas et al, "The Association between physical activity in leisure time and leukozyte telomere length", veröffentlicht in Archives of Internal Medicine, 2008; 168(2):154-158

21 Lewis Gordon Pugh, Informationen auf seiner Webseite im Internet www.lewispugh.com

22 Website des Deutschen Cochrane Zentrums: www.cochrane.de

23 Jeffrey L. Denburg et al, "Alteration of Growth of Cultured Neurons by the Conscious Intent of an Energy Healer", Department of Biological Sciences, University of Iowa, USA. Im Internet abrufbar unter: www. southwoodhealing.de

Ein Rezept fürs Glück

Man nehme:

*12 Monate, putze sie ganz sauber von Bitterkeit, Geiz,
Pedanterie und Angst und
zerlege jeden Monat in 30 oder 31 Teile, so dass der
Vorrat genau für ein Jahr reicht.*

*Es wird jeder Tag einzeln angerichtet, aus einem Teil
Arbeit und zwei Teilen Frohsinn und Humor.*

*Man füge 3 gehäufte Esslöffel Optimismus hinzu,
1 Teelöffel Toleranz, 1 Körnchen Ironie und 1 Prise Takt.*

*Dann wird die Masse sehr reichlich
mit Liebe übergossen!*

*Das fertige Gericht schmücke man mit Sträußchen
kleiner Aufmerksamkeiten
und serviere es täglich mit Heiterkeit und einer guten
Tasse Tee.*

(von Goethe's Mutter Katharina Elisabeth 1731-1808)

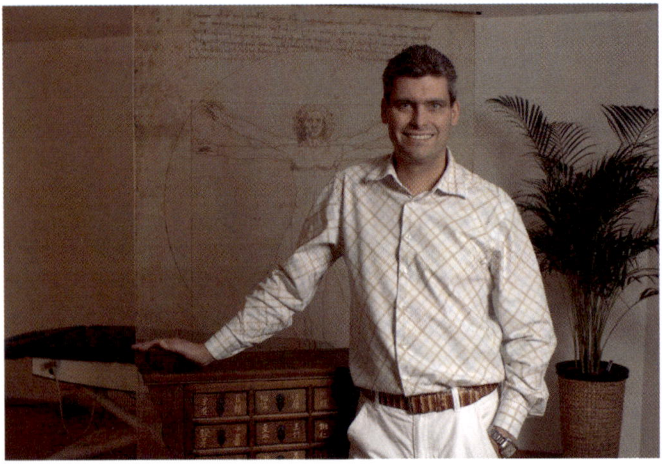

Neben individuellen Heilbehandlungen werden regelmäßig Seminare zu den angesprochenen Themenbereichen im In- und Ausland durchgeführt.

Darüber hinaus können Ärzte, Heilpraktiker und Therapeuten die dargestellten Behandlungsmethoden in praxisnahen Workshops erlernen.

Informationen erhalten Sie unter folgender Adresse:

www.ganzheitliche–Heilkunde.info

(Hier besteht die Möglichkeit, sich für einen Newsletter anzumelden)